A. BROCA

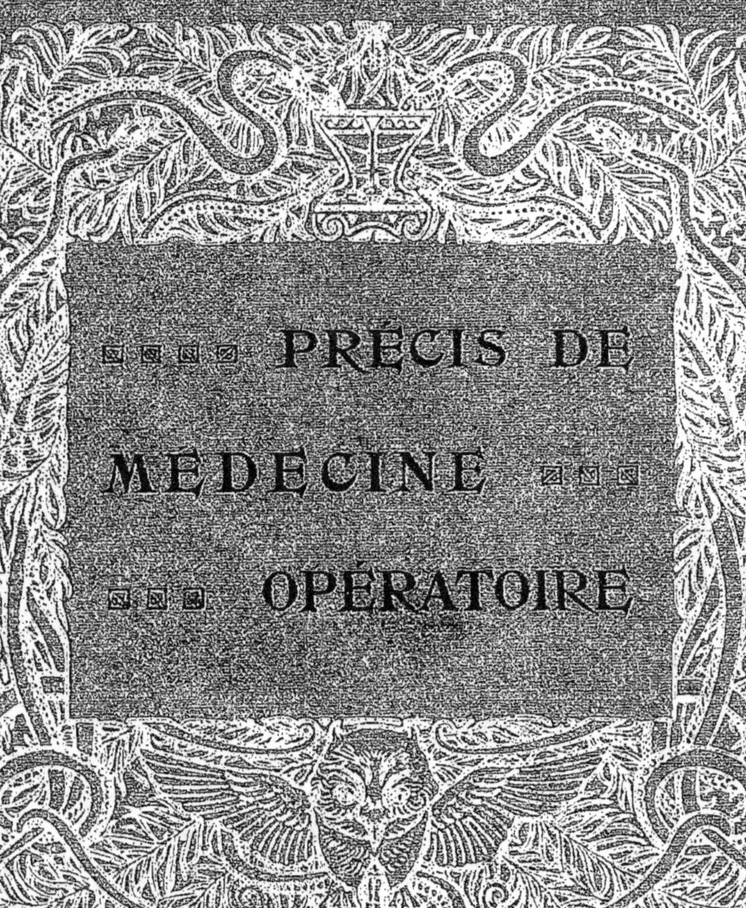

COLLECTION DE PRÉCIS MÉDICAUX

MASSON & Cⁱᵉ ÉDITEURS, PARIS

1916

PRÉCIS

DE

MÉDECINE
OPÉRATOIRE

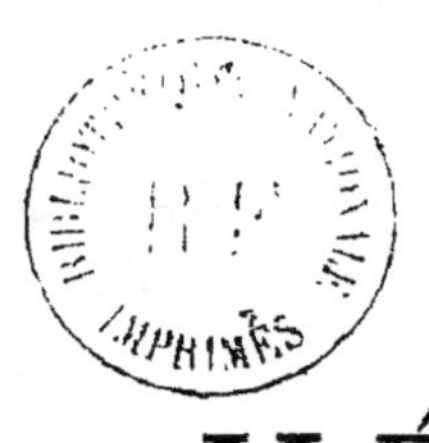

PRÉCIS

DE

MÉDECINE OPÉRATOIRE

PAR

A. BROCA

PROFESSEUR D'OPÉRATIONS ET APPAREILS

A LA FACULTÉ DE MÉDECINE DE PARIS

Avec 510 figures dans le texte

MASSON ET CIE, ÉDITEURS

LIBRAIRES DE L'ACADÉMIE DE MÉDECINE

120, BOULEVARD SAINT-GERMAIN, PARIS

1916

PRÉFACE

Ce volume a un but très précis : servir de guide aux étudiants qui préparent l'épreuve pratique de médecine opératoire. Je n'ai pas la prétention d'y avoir fait œuvre originale; et si l'on me reproche d'avoir démarqué l'admirable livre de Farabeuf, ce sera à vrai dire mon éloge. Tout ce que je sais — tout ce que mes camarades d'étude et mes cadets savent — en anatomie chirurgicale, en médecine opératoire pour ligatures, amputations, désarticulations, c'est Farabeuf qui me l'a appris par la plume, par la parole, par le geste. Mais l'étudiant ne lit guère ce livre, trop long pour lui, où les procédés opératoires décrits sont trop nombreux à son gré : et voilà pourquoi j'ai écrit ce manuel, où l'on trouvera pour chacune des opérations la description détaillée d'un seul procédé. Procédé de choix sur le cadavre et aussi — quoi qu'on en prétende parfois — procédé de choix sur le vivant, toutes les fois que l'état des parties molles permet de l'exécuter. Plus souvent qu'on ne le pense, on peut avoir intérêt à raccourcir un peu le membre pour tailler un bon lambeau, obtenir un bon moignon, réaliser une bonne prothèse. Nous en voyons, hélas, à foison, des moignons de toute qualité : et trop souvent nous constatons que l'appareillage sera médiocre parce que l'os est mal rembourré, parce que la cicatrice est en mauvaise place.

Sur ce point je n'insiste pas, car, je le répète, je ne m'occupe ici que des étudiants qui pour la première fois prennent le couteau. Les travaux pratiques de médecine opératoire auxquels ils sont astreints ont pour utilité principale de leur faire repasser *à* l'anatomie topographique, appliquée à l'exécution des opérations. Ils contribuent aussi à l'éducation manuelle dont tout praticien a besoin. Pour cela, rien ne vaut l'exécution des ligatures et des désarticulations.

Aussi ai-je insisté surtout sur ces opérations, en ayant soin de préciser les connaissances anatomiques nécessaires à la fois pour explorer les régions, pour repérer les organes et pour agir avec sécurité.

Les dessins anatomiques sont presque tous de Farabeuf : les uns sont pris dans son livre; les autres sont la reproduction des superbes planches murales qui servaient à son enseignement, à l'enseignement des prosecteurs.

L'illustration de la technique opératoire est composée de dessins faits, avec grand talent, par M. Reignier, d'après une collection de photographies stéréoscopiques que j'ai constituée personnellement. J'ai tâché que le lecteur pût y suivre la succession des gestes, des attitudes, y voir la position de l'opéré, de l'aide, de l'opérateur, y étudier le maniement et la direction du couteau, y comprendre les règles générales de la technique. Pour éviter toute confusion, les mains des aides sont teintées en grisé. Je crois avoir presque partout réussi à ce que l'on n'ait pas à tourner la page pour voir la figure correspondant au texte descriptif d'un temps ou d'un geste; presque partout aussi les gestes successifs d'un temps ont pu être groupés sur la même page. Cela a nécessité — outre des remaniements auxquels mes éditeurs se sont prêtés de très bonne grâce — un emploi abondant de petits caractères : mais je destine ce livre à des jeunes gens, capables sans doute de lire sans lunettes une typographie que j'ai corrigée sans besicles.

PRÉCIS

DE

MÉDECINE OPÉRATOIRE

PREMIÈRE PARTIE

LIGATURES DES ARTÈRES

I. — PRÉCEPTES GÉNÉRAUX

Les élèves ne pratiqueront jamais assez ces opérations qui sont excellentes pour exercer leur habileté manuelle et qui sont indispensables pour leur faire connaître le trajet des vaisseaux, des nerfs et des tendons, c'est-à-dire des organes qu'il ne faut pas couper dans les actes chirurgicaux quotidiens, en ou-vrant un abcès, par exemple.

Les *instruments nécessaires* sont :

1° Un bistouri ;

2° Une pince à disséquer, pinçant bien du bout ;

3° Une sonde cannelée ([1]) ;

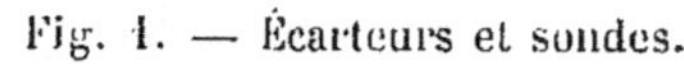

Fig. 1. — Écarteurs et sondes.

4° Deux écarteurs (dont le modèle le plus commode est celui de Farabœuf ; fig. 1) ;

5° Un porte-fil.

Les *temps successifs de l'opération* sont :

([1]) Mieux vaut en avoir deux : une cannelée jusqu'au bout (fig. 1, A), avec un bec qui permet de déchirer les plans conjonctifs et de couper facilement les aponévroses char-gées (voyez page 4) ; une, dont la cannelure s'arrête avant une extrémité mousse cylin-drique [sonde dite de Nélaton (fig. 1, B)], très commode pour dénuder les artères.

A. La recherche du paquet vasculo-nerveux ;

B. L'isolement de l'artère ;

C. La ligature de l'artère ;

Vous vous placerez toujours face à la direction de l'incision.

A. — *La recherche du paquet vasculo-nerveux* doit se faire méthodiquement, d'étape en étape, en coupant d'abord la peau, puis l'aponévrose, et en entrant ensuite dans un interstice musculaire, où l'on vérifie au passage la place de divers organes qui servent de jalons. Il faut toujours *s'assurer d'abord que les jointures sont souples*, et les assouplir si elles sont raides.

1° Avant d'inciser la peau, il faut y déterminer la *ligne opératoire*, qui presque toujours est parallèle au trajet du vaisseau, qui par exception la croise (ligature des artères iliaque externe, sous-clavière, axillaire sous la clavicule). Les débutants feront bien de tracer cette ligne avec un crayon dermographique.

On la marque en tenant compte des *repères extérieurs* fournis par l'inspection et la palpation : plis cutanés, reliefs musculaires ou tendineux et dépressions correspondantes, saillies osseuses, interlignes articulaires. Dans beaucoup de cas (artères carotides, humérale, radiale, fémorale) on la vérifie en palpant à pleine main le membre où l'on sent les gouttières intermusculaires sous-jacentes à la ligne cutanée (fig. 2). Aux membres, ces lignes sont parallèles à l'axe du membre : sachez que dans cette direction, en opérant avec prudence, vous atteindrez un abcès profond, un os sans crainte de couper artère et nerfs dont vous aurez d'abord repéré le trajet. N'hésitez pas à marquer au crayon, pour les avoir toujours sous l'œil, les repères extérieurs que je viens d'énumérer ; et prenez-en quelques autres qui vous permettent de préciser certains niveaux, au cou par exemple les cartilages cricoïde et thyroïde.

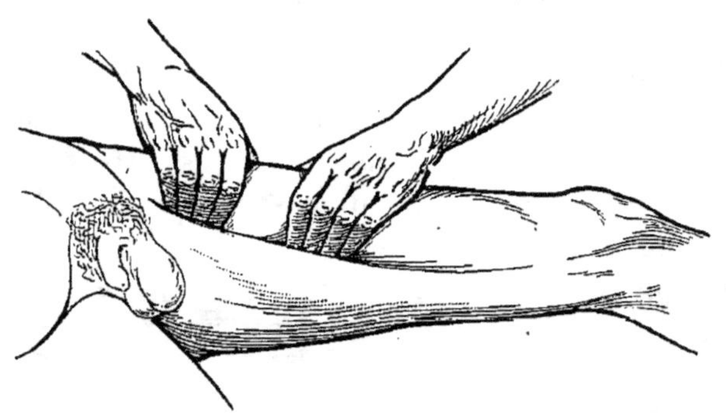

Fig. 2. — Palper la gouttière.

Pour *inciser la peau*, commencez par la fixer et par *la tendre entre le pouce et l'index gauches* que vous appliquez, joints, parallèlement à la ligne et sur elle, et que vous écartez, tout en appuyant, en sorte que cette ligne apparaît entre eux.

Avec un peu d'habitude, on arrive à couper d'un coup toute l'épaisseur de la peau sans entamer l'aponévrose sous-jacente ; les débutants sont souvent forcés de s'y reprendre une ou deux fois pour arriver au plan sous-cutané. Mais la faute la plus importante est de faire aux deux bouts une *incision incomplète*, ce que l'on appelle une *queue*. La peau doit être coupée à fond aux deux bouts ; sous elle les plans successifs doivent être fendus sur la même longueur : *vous devez travailler au fond d'un rectangle et non au fond d'un entonnoir* ; c'est la seule manière d'écarter convenablement les lèvres de la plaie et d'y voir clair.

Prenez donc votre bistouri à pleine main, comme un couteau, bout libre du manche appuyé contre votre éminence thénar, serré sur le plat près de la sertissure entre pouce et médius, index allongé sur le dos de la lame, au talon, et *piquez*-le, perpendiculairement à la peau, à l'extrémité gauche de la future incision ; lorsque vous avez dépassé toute l'épaisseur de la peau (sensation facile à acquérir), abaissez le manche et de la lame légèrement inclinée sur l'axe du membre, d'un trait, à plein tranchant, *tirez* de gauche à droite ; arrivé à l'extrémité droite, *relevez le manche* et ressortez de la pointe, de nouveau perpendiculaire à la peau.

Je répète : tirez de bout en bout et de gauche à droite ; c'est la direction typique de tous vos gestes, dans toutes les opérations. Faites bâiller les deux lèvres de l'incision également, en écartant pouce et index qui les bordent.

5° Dans le *plan sous-cutané*, les filets nerveux sont toujours négligeables : les *veines*, trop variables dans leur anatomie pour être des jalons utilisables, doivent être ménagées, sur le cadavre, parce que leur section inonde la plaie de sang noir. Connaissez donc à l'avance le trajet des principales (médiane basilique ; saphène ; jugulaire externe). Souvent elles font sur la peau du cadavre une ligne brunâtre ; ou bien prenez la précaution de les faire saillir avant d'inciser la peau, par pression centripète. Ayant vu une veine, libérez-la en traînant légèrement la pointe le long d'un de ses bords (au côté opposé à celui où vous voulez la récliner ensuite) ; et vous arrivez ainsi à l'aponévrose, que vous devez voir de bout en bout, blanche et nacrée, en regardant avec soin ses lignes blanches ou graisseuses, ses dépressions longitudinales possibles.

4° Deux procédés vous permettent de *fendre l'aponévrose*, en imprimant au membre l'attitude qui tend les muscles sous-jacents.

a) Si l'*artère est éloignée* (au fond d'un interstice ou protégée par un relief musculaire) *fendez directement*. Le bistouri étant tenu comme une plume à écrire, piquez deux ou trois millimètres de pointe à l'extrême gauche de l'incision, *perpendiculairement à l'aponévrose que vous rayez de bout en bout et de gauche à droite.*

b) Si l'*artère est juste sous l'aponévrose*, il est prudent de *charger celle-ci sur la sonde cannelée*, l'instrument de choix étant la sonde dont la cannelure va jusqu'au bout. A l'une des extrémités de l'incision (selon le cas à droite ou à gauche) tenant l'instrument perpendiculaire à l'aponévrose, vous y faites un petit trou, du bec qui déchire, puis, rabattant le pavillon, vous insinuez la sonde sous l'aponévrose et la poussez jusqu'à l'autre extrémité de l'incision. Agis-

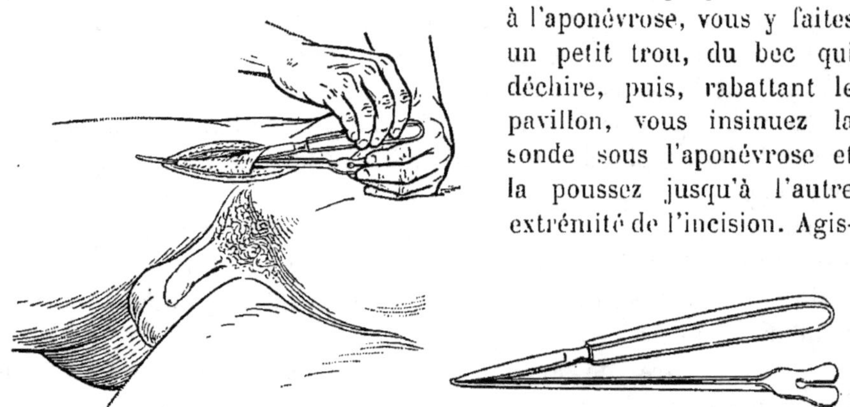

Fig. 3.   '   Charger l'aponévrose.   Fig. 4.

sez avec prudence, pour ne pas perforer l'artère en faisant le trou initial ; après avoir chargé, passez l'index gauche sur la cannelure, pour vous assurer de n'avoir pas chargé l'artère. Cela fait, appliquez le dos du bistouri dans la rainure de la sonde, manche contre le pavillon, et poussez (selon le cas de droite à gauche ou de gauche à droite) jusqu'à ce que la pointe butte contre le bec ; faites alors ressortir les deux instruments ensemble, parallèlement à la plaie, sans que la pointe quitte le contact du bec qui la coiffe et vous garde d'une échappée dans la profondeur (fig. 4).

Si vous employez la sonde dite de Nélaton, rien n'arrête la course du bistouri; aussi est-il prudent de faire ressortir le bout mousse à la deuxième extrémité de l'incision et de couper ainsi toute l'aponévrose à ciel ouvert (fig. 5).

Lorsque l'aponévrose d'enveloppe est fendue, les manœuvres sont très variables pour écarter les muscles (en imprimant au membre l'attitude qui les relâche), pour chercher un interstice, pour libérer un nerf ou une veine; vous y employez les écarteurs, que toujours vous placerez vous-même, la pince (toujours tenue de la gauche, comme une plume), la sonde cannelée, le bistouri, selon des préceptes qui seront donnés à propos de chaque ligature en particulier. Mais la règle générale est de ne jamais avancer sans avoir reconnu au passage les repères successifs, les organes satellites, muscles ou tendons, nerfs. Vous ne devez jamais garder l'écarteur dans la main gauche, et travailler de la droite avec sonde ou bistouri.

L'engorgement des ganglions est souvent gênant : ils accompagnent, il est vrai, de préférence les veines ; s'ils débordent sur l'artère (au cou surtout), extirpez-les avant de continuer.

B. — C'est ainsi que vous arrivez sur l'artère, accompagnée de deux veines (ou d'une seule pour les gros troncs) et qu'après l'avoir isolée de celles-ci vous devez la dénuder avant de la lier.

Dans un paquet vasculo-nerveux, on reconnaît sans peine les organes à leur *aspect*. L'*artère* est d'un gris rosé, un peu violacé, aplatie avec gouttière longitudinale-médiane très visible sur les gros vaisseaux ; sa paroi est épaisse et on la sent rouler sous le doigt (les débutants feront bien d'éduquer à cela leur index gauche), lorsqu'elle repose sur un plan résistant. La *reine* est flasque, bleue ; sa paroi mince ne se sent pas sous le doigt. Le *nerf* est un cordon blanc, régulièrement cylindrique, qui roule sous le doigt.

C. — *Dénuder une artère*, c'est la séparer de sa gaine conjonctive. Pour ce faire, de la gauche, avec une pince qui pince bien du bout, prenez cette gaine longitudinalement; vous faites ainsi un pli transversal que vous soulevez légèrement pour le décoller à sa base ; et d'un coup de pointe à plat sur l'artère, perpendiculairement au pli, en dédolant, vous faites à cette base une petite boutonnière. Ne lâchez pas votre pince, et contre elle insinuez le bout de la sonde cannelée, entre la lèvre qu'elle tient et l'artère : donnez d'abord deux ou trois petits coups longitudinaux, pour que la fente ait 8 à 10 millimètres de long, puis *roulez l'artère*. Cela consiste à agir transversalement, par petits coups où l'on abaisse le pavillon tout en poussant légèrement le bec qui s'engage ainsi entre la face profonde de l'artère et la

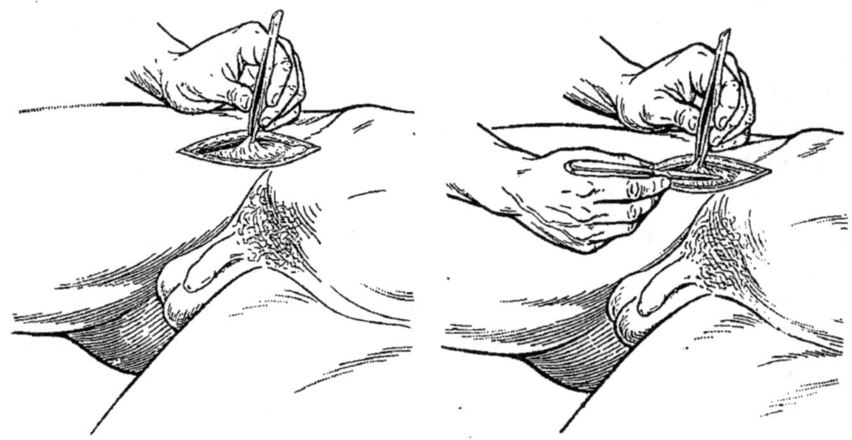

Fig. 5. — Pincer la gaine.   Fig. 6. — Dédoler.

gaine tendue par la pince. Ne vous arrêtez qu'au niveau du bord opposé de l'artère. Pincez alors la deuxième lèvre de la boutonnière et recommencez la manœuvre, d'abord en long, puis en roulant pour compléter le travail dont les trois quarts au moins sont déjà faits. Ne lâchez pas la gaine que vous pincez, et, à la place de votre sonde cannelée, faites passer le porte-fil dans le tunnel. C'est pour rouler les grosses artères que la sonde de Nélaton est l'instrument de choix (fig. 5, 6, 7).

Presque toutes les artères doivent être chargées sur le porte-fil dans un sens déterminé, la règle étant d'entrer au côté où l'on connaît un voisinage dangereux (veine, nerf), pour ressortir au côté opposé. Si donc

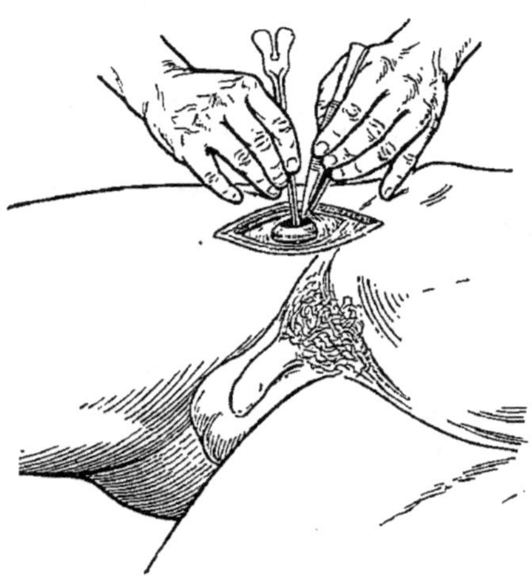

Fig. 7. — Rouler l'artère.

vous désirez ne pas perdre votre temps en des mouvements inutiles, il faut commencer la dénudation par le côté où vous voulez ressortir et la finir par le côté où vous voulez entrer, ce qui vous permet de faire succéder le porte-fil à la sonde dans la boutonnière sans changer la position de la pince.

Le *fil* doit être passé à mi-longueur de l'incision et très exactement perpendiculaire au vaisseau. Il est assujetti par un nœud plat, en double boucle, que l'on serre sans tirer à soi, pour ne pas décoller l'artère tout du long de la plaie. Le premier demi-nœud est serré en donnant un petit coup sec aux deux chefs tenus dans le plan du vaisseau, sans décoller celui-ci en tirant à vous. Le deuxième demi-nœud doit être *droit* ; de travers, il glisse.

Pour faire un *nœud droit*, voici la manœuvre, à laquelle vous vous exercerez sans peine, avec une ficelle et un morceau de bois. Prenant d'abord les deux chefs par chaque bout, de la main correspondante, entre pouce et index, vous faites passer celui de droite en avant et à gauche et le fixez entre index et médius de votre gauche, qui à ce moment tient les deux chefs à la fois, croisés en X très allongé ; vous prenez de votre droite le chef gauche (dont le bout est à droite), et le faites sortir d'avant en arrière sous le chef droit (dont le bout est à gauche). Le nœud sera droit si le second demi-nœud est fait en sens inverse, c'est-à-dire si vous faites croiser en avant le chef qui est à votre droite (chef primitivement gauche), et si vous passez sous lui d'avant en arrière dans la boucle celui qui est à votre gauche (chef primitivement droit).

II. — LIGATURES DU MEMBRE SUPÉRIEUR

§ 1. — TOPOGRAPHIE GÉNÉRALE DES ARTÈRES

Au bras, l'artère humérale forme un gros tronc situé en dedans. On la trouve sous le bord interne du biceps accompagnée par le nerf médian, qui la croise de dehors en dedans, en passant, 9 fois sur 10, en avant d'elle.

En dehors et en haut, naît de cette artère une grosse collatérale, l'*humérale profonde*, qui contourne la face postérieure de l'humérus, tout contre l'os, dont elle se dégage en dehors, entre lui et le long supinateur, vers la jonction du 1/3 supérieur et des 2/3 inférieurs.

Elle n'est pas dangereuse, mais elle est accompagnée par le *nerf radial* (que menacent les fractures de la diaphyse humérale). Donc

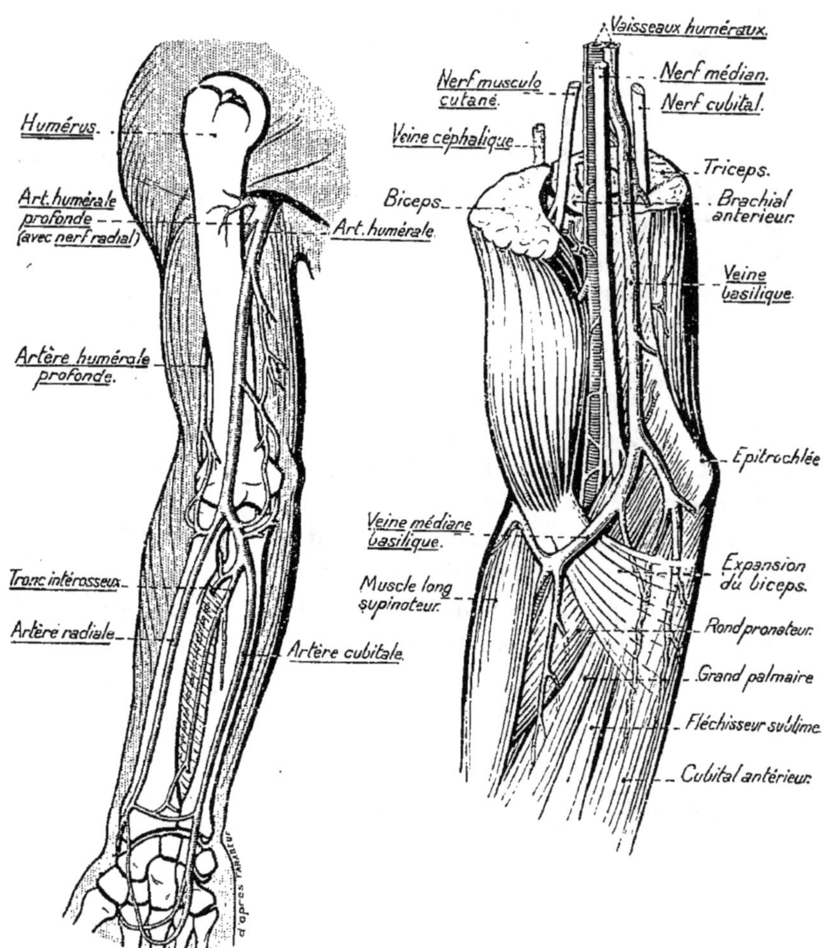

Fig. 8 et 9. — Topographie artérielle du membre supérieur.

les faces postérieure et externe du bras peuvent être incisées sans danger *presque* jusqu'à l'os.

En dedans, derrière l'artère humérale dont il est séparé par la cloison intermusculaire, descend le *nerf cubital*.

On se rend compte de ces rapports en examinant les fig. 8 et 9, et l'on conclut, qu'en somme, la ligne dangereuse interne répond à la fois à l'artère humérale; aux nerfs médian et cubital (voy. aussi les coupes, p. 15).

Au pli du coude (fig. 9), l'artère humérale est entre le tendon du biceps en dehors et le nerf médian en dedans ; au-devant d'elle passe l'expansion aponévrotique du biceps, qui la sépare de la veine médiane basilique.

La région postérieure n'est dangereuse qu'en dedans (fig. 8 et 9), où le nerf cubital passe entre l'olécrane et l'épitrochlée, saillies osseuses faciles à sentir.

A l'avant-bras également, la face postérieure peut être incisée sans crainte d'hémorragie ou de section nerveuse. A la face antérieure sont tous les gros vaisseaux et nerfs (voy. p. 16 et 18).

On voit, figure 8, qu'au niveau de l'interligne du coude (soit à 1 doigt au-dessous de l'horizontale épitrochléo-épicondylienne), l'artère humérale se bifurque en radiale et cubitale (voy. p. 18). La cubitale donne un gros tronc interosseux.

§ 2. — LIGATURES DU TRONC AXILLO-HUMÉRAL

Limites, trajet. — L'opérateur doit diviser l'artère axillaire en deux segments très différents : le segment inférieur, qu'on aborde par l'aisselle et qui doit être étudié en même temps que le tronc huméral : le segment supérieur, qu'on aborde sous la clavicule à travers les muscles pectoraux, et qui doit être étudié avec la sous-clavière.

Le tronc axillo-huméral ainsi envisagé, commence à hauteur de *l'apophyse coracoïde* et se termine à l'avant-bras, à 5 *centimètres au-dessous du pli du coude*, au milieu de ce pli, par bifurcation en radiale et cubitale (fig. 10, p. 10). C'est la radiale (voy. p. 17) qui prolonge sa direction.

Le repère supérieur correspond au *sommet de l'aisselle*, que vous marquez en enfonçant votre index aussi haut que possible dans l'aisselle, bras en abduction légère, au ras de la face postérieure du grand pectoral, pulpe dirigée vers la tête humérale.

Pour *marquer le pli du coude*, on prend une sonde cannelée et d'une main on la présente transversalement, cannelure vers la peau, à la face antérieure du membre, puis de l'autre main on fléchit *ad maxi-*

mum : on la coince ainsi dans l'angle de flexion et si alors on l'appuie contre le sommet de cet angle, elle marque par deux sillons la pression de ses lèvres (fig. 11).

Pour marquer le *milieu du pli du coude*, serrez l'épitrochlée et l'épicondyle entre pouce et médius d'une main, et exercez votre

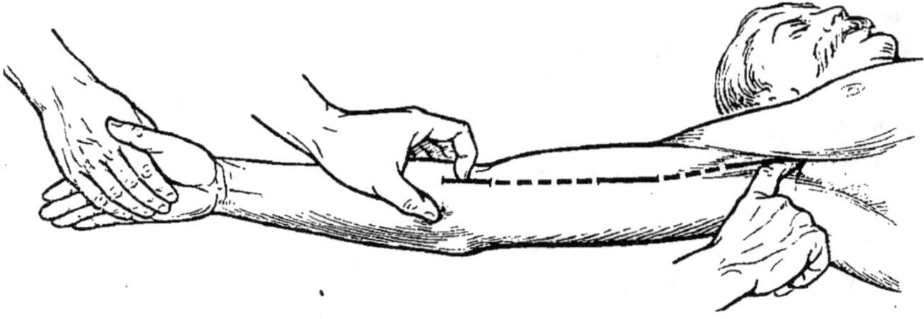

Fig. 10. — Ligne du tronc axillo-huméral.

médius à jalonner le milieu de ce compas. Mais vous avez un repère fixe, car ce milieu est *contre le bord interne du tendon du biceps*. Sur un sujet maigre, vous voyez et sentez tout de suite cette corde,

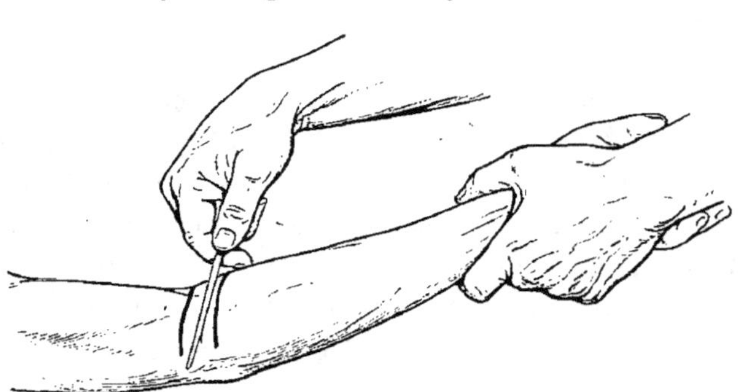

Fig. 11. — Marquer le pli du coude.

tendue par extension et supination de l'avant-bras. Sur un sujet gras ou infiltré, d'une main fléchissez le coude à angle droit, de l'autre pincez le pli du coude entre pouce et index, puis étendez en supination : le biceps, que vous avez saisi relâché, vous échappe en se tendant, et d'un coup d'ongle vous marquez son bord interne.

Sur cette ligne, que l'opérateur doit toujours considérer comme horizontale et transversale, bras en abduction à angle droit, l'artère a pour *satellite*, la *courte portion du biceps* (à laquelle est annexé dans l'aisselle le muscle *coraco-brachial*) qui la longe en dehors et en aut (en avant sur le sujet supposé vertical).

Ce corps musculaire fait, à la face antéro-interne du bras, un relief qui même se prolonge dans l'aisselle chez les sujets maigres et musclés; en bas, il se termine par une pointe tendineuse qui s'enfonce dans le pli du coude. Au bras, de sa jonction avec la cloison inter-musculaire interne (vaste interne du triceps), résulte une gouttière dépressible, facile à sentir avec les doigts.

Sur le bras en abduction à angle droit, on y sent (quelquefois même on y voit), chez les sujets maigres, une corde tendue, celle du nerf médian, qui peut même se prolonger dans l'aisselle par celle du plexus brachial.

Opération. — Pour toutes les ligatures de ce tronc, le bras est présenté en abduction à angle droit, aide en dehors, chirurgien en dedans.

Les ligatures classiques se font :

A. Dans l'aisselle ;

B. Au milieu du bras;

C. Au pli du coude.

A. *Axillaire dans l'aisselle*. — Le sujet doit être tout au bord de la table, bien à plat sur le dos; l'aide, placé en dehors, prend d'une main le membre par l'avant-bras et le présente en abduction au moins à angle droit, avant-bras un peu fléchi et en demi-pronation, *sans rotation*.

L'opérateur s'accroupit, face à l'aisselle, et, à l'extrémité supérieure de la ligne indiquée p. 9, il fait une *incision* de 8 centimètres, qui doit dépasser un peu en dedans le sommet de l'aisselle, avoir environ 2 centimètres sur la paroi thoracique. Elle doit être : derrière le bord inférieur du grand pectoral, facile à voir et à sentir et contre ce bord ; sur le relief, souvent perceptible, du coraco-biceps; en avant de la ligne des poils et (quand on le voit) du relief du plexus brachial. Car il faut se souvenir, pendant toute l'opération, que l'artère est contre la paroi antéro-externe de l'aisselle et qu'on n'a rien à faire en arrière.

La peau se rétractant vous laisse voir le bord inférieur du grand pectoral, au ras duquel, contre sa face postérieure, il faut *fendre l'aponévrose, le bistouri horizontal*; et cela fait on peut passer la grande branche de l'écarteur sous le *grand pectoral*, que l'aide doit *relever verticalement*. Juste derrière ce muscle, contre la paroi humérale, repérez le *coraco-biceps*, de bout en bout fendez sa gaine, dégagez son bord postérieur avec la sonde cannelée et chargez-le sur l'écarteur, enfoncé profondément (fig. 12). A ce moment, l'aide diminue l'abduction pour relâcher le muscle.

A la place où était ce muscle, vous voyez et sentez une corde tendue ; c'est le *nerf médian*, que vous dégagez de bout en bout par un coup de sonde cannelée, toujours donné du bras vers le sommet de l'aisselle, sans quoi vous risquez de dilacérer, en y pénétrant, la

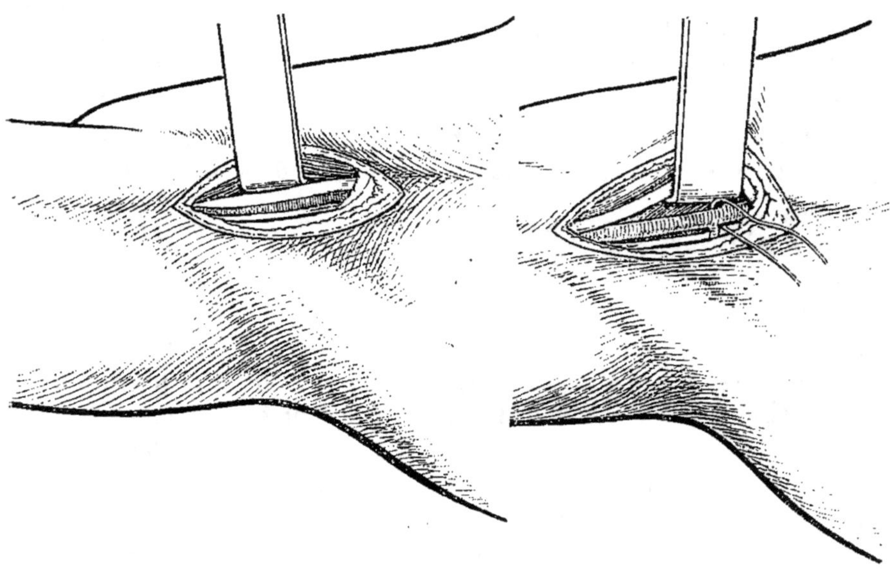

Fig. 12 et 13. — Ligature de l'axillaire.

fourche des deux racines de ce nerf. Le nerf libéré est chargé sur l'écarteur et *relevé verticalement* (fig. 13).

A la place où il était, vous êtes sur l'*artère*, qu'il faut d'abord *isoler des veines*. Il y a toujours *une grosse veine*, située *en dedans et en arrière*, donc un peu en bas et vers vous, et qu'il faut rejeter en arrière ; elle continue la veine humérale interne (renforcée par la basilique). Mais l'*humérale externe*, avant de se joindre à elle, remonte plus ou moins haut et croise la face superficielle de l'artère ; elle reçoit souvent les veines circonflexes (canal collatéral externe). Donc, avant d'aller plus loin, il faut vérifier avec soin si ce système veineux ne vous masque pas la face accessible de l'artère.

Cette libération étant faite, vous dénudez l'artère et la chargez d'arrière en avant (de bas en haut par rapport à vous) à cause de la veine. Il faut dénuder aussi haut que possible dans l'aisselle, pour lier au-dessus des circonflexes, dont on vérifie l'origine avant de nouer le fil (fig. 13) ; elles naissent l'une en avant, l'autre en arrière, perpendiculairement à l'artère et marquent la limite entre l'axillaire et l'humérale.

Je reviens sur ce fait que vous ne devez jamais décoller l'aisselle en arrière du nerf médian ; en opérant, portez-vous toujours en haut et non en bas. Quelquefois, tout contre le coraco-biceps, vous arriverez ainsi d'abord sur le nerf musculo-cutané et non sur le médian : vous le reconnaîtrez à son volume et à sa direction vers le coraco-brachial, dans lequel il s'engage ; et, sachant qu'il vient de la racine externe du médian, vous trouverez facilement ce dernier nerf.

B. **Humérale au milieu du bras.** — Faites à la *peau* une *incision* de 5 centimètres, de préférence à 2 ou 3 millimètres en avant de la ligne, en tout cas pas en arrière, de façon à être sur le corps charnu du biceps, et non en arrière du bord musculaire. Dans ce premier temps et le suivant, le coude est étendu.

Rien à craindre dans le *plan sous-cutané* : la veine basilique est ainsi sûrement en arrière de l'incision.

Rayez l'*aponévrose* de bout en bout, sur le muscle dont vous devez toujours voir le bord avant d'aller plus loin. (C'est quand on incise en arrière de la ligne et quand on ne voit pas dans la lèvre antérieure le bord du biceps que l'on arrive sur la cloison intermusculaire interne et que l'on est exposé à ouvrir l'aponévrose en arrière d'elle, puis à prendre le nerf cubital pour le nerf médian et l'artère collatérale interne pour l'humérale).

Sous le *bord du biceps*, donnez de bout en bout et de gauche à droite un coup de sonde qui le décolle et faites-le relever (verticalement) par un écarteur (grand côté), coude fléchi pour relâcher le muscle.

A la place où il était, sous un mince feuillet aponévrotique, se trouve le *paquet vasculo-nerveux*. Selon que vous êtes plus ou moins adroit, ouvrez ce feuillet de bout en bout avec la sonde cannelée ou avec la pointe du bistouri, et neuf fois sur dix vous verrez apparaître le *nerf médian*.

De la sonde cannelée, d'un coup longitudinal, passez à plat sous la face postérieure de ce nerf, que vous faites relever (verticalement), par votre aide en même temps que le biceps.

A la place où il était vous voyez l'artère, avec ses deux veines latérales. Dénudez et chargez *ad libitum*.

Sachez qu'une fois sur dix environ le nerf est derrière l'artère.

C. **Humérale au pli du coude.** — Le pli du coude est présenté en extension et supination.

On conseille parfois une *incision* presque transversale, très disgracieuse à mon sens et ne donnant pas plus de facilité que l'incision *parallèle au vaisseau*, c'est-à-dire un peu oblique en bas et en dehors, comme la jonction entre la ligne de l'humérale au bras et celle de la radiale à l'avant-bras, au bord interne du tendon du biceps.

L'*incision* a 6 centimètres de long; en principe 3 au-dessus et 3 au-dessous du pli du coude. Mais comme l'artère devient profonde en descendant, en même temps que le tendon du biceps, vous rendez la besogne plus facile si vous incisez à 4 centimètres au-dessus et 2 centimètres seulement au-dessous du pli du coude : légère tricherie qu'on ne vous reprochera jamais à l'examen (voy. fig. 10 et 11).

Toujours vous devez commencer par tâcher de *préciser le trajet de la médiane basilique* (fig. 9) que vous faites saillir en la remplissant par pression centripète sur la face antérieure de l'avant-bras. Si vous la voyez, il vous est facile de déplacer votre ligne opératoire en conséquence, de 2 ou 3 mm. en dehors. En tout cas, il faut inciser avec légèreté, pour ne couper que la peau, et traverser ensuite avec précaution le plan sous-cutané. Si vous y rencontrez (c'est la règle) la *médiane basilique*, vous la libérerez en traînant le bistouri le long de son bord externe et vous la ferez récliner en dedans (petit côté de l'écarteur).

Après cela, il n'y a plus rien à craindre jusqu'à l'*aponévrose*, qu'il faut nettoyer avec grand soin pour y voir l'*expansion du biceps*.

Un peu au-dessus du pli du coude, du côté interne du tendon du biceps, se détache une lame tendineuse aplatie, qui, oblique en bas et en dedans, s'élargit en éventail pour aller se fixer à la crête du cubitus. Ce tendon cubital du biceps enfourche, avec le tendon radial, arrondi, les vaisseaux huméraux, le nerf médian, le haut des muscles épitrochléens. Il fait corps avec l'aponévrose d'enveloppe, dans laquelle il intrique ses fibres, que l'on reconnaît à leur obliquité : si l'aponévrose est bien nettoyée, le bord supérieur de l'expansion est facilement visible; et en outre, si vous appuyez le bec de la sonde, vous sentez une différence d'épaisseur et de tension à partir de ce bord et au-dessous de lui (voy. fig. 9 et 19).

L'*artère*, accompagnée de deux veines, est *juste sous l'expansion apo-*

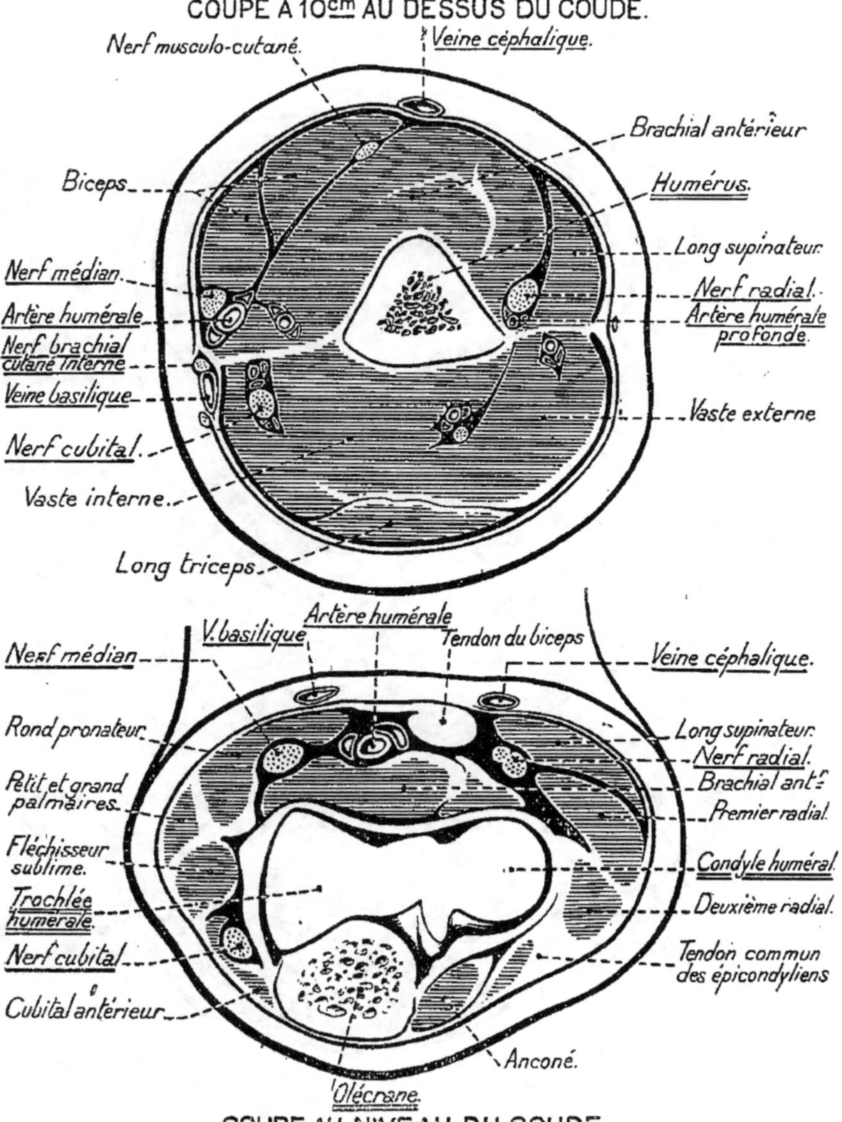

Fig. 14 et 15.

névrotique du biceps, au ras du tendon radial du biceps. Pour *fendre*
l'expansion du biceps, piquez le bec de la sonde contre le bord supé-

rieur de l'expansion, reconnu ainsi qu'il vient d'être dit, et chargez

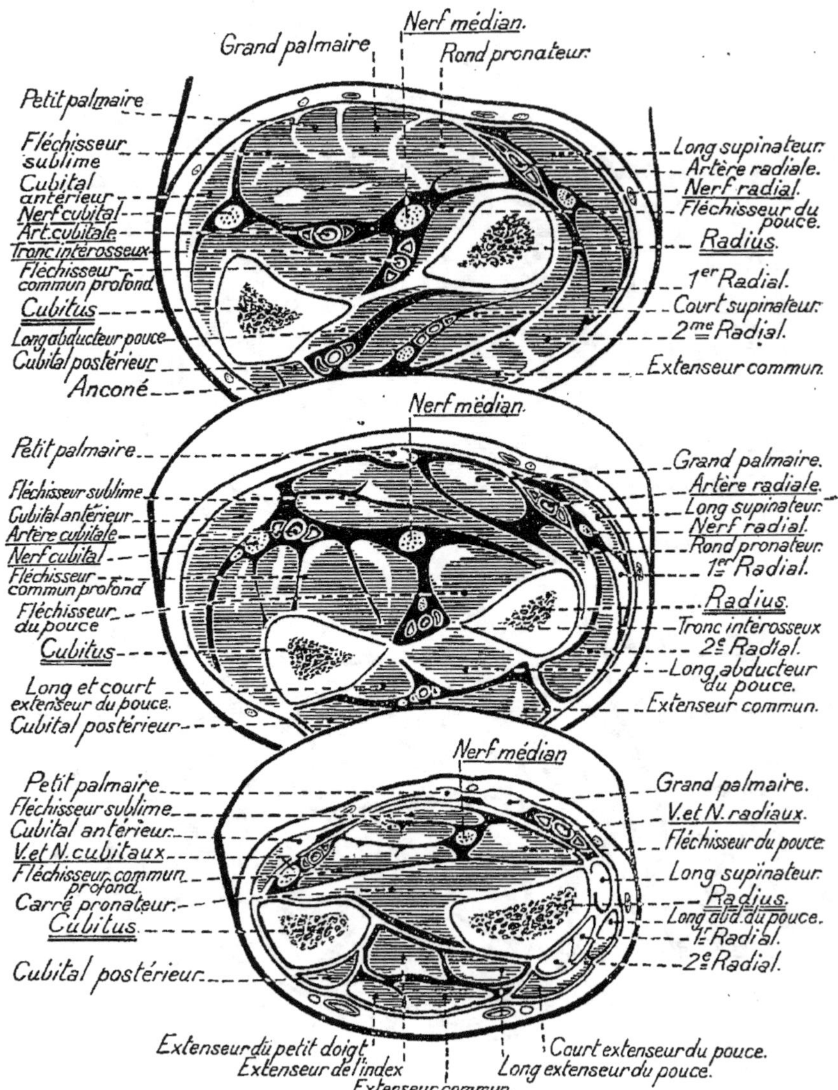

AVANT BRAS : COUPES DE HAUT EN BAS.

Fig. 16, 17 et 18.

obliquement en bas et en dehors, donc perpendiculairement à ce bord.

Passez l'index gauche, puis fendez; et prenez ensuite chaque lèvre de l'aponévrose successivement de votre pince, écartez-la, libérez-la par un coup longitudinal de sonde cannelée, et faites-la écarter (petit côté de l'écarteur). L'artère est entre les deux écarteurs. Si vous opérez bien, vous ne verrez presque jamais ni le tendon du biceps (en dehors) ; ni le nerf médian (en dedans).

Chargez de dedans en dehors.

§ 3. — LIGATURES DE L'ARTÈRE RADIALE.

Cette artère se lie : A. à l'avant-bras ;

B. dans la tabatière anatomique, au point où elle passe à la face dorsale de la main.

A. *A l'avant-bras*. — **Limites et trajet**. — L'artère radiale commence (bifurcation de l'humérale) à 5 cm environ au-dessous du pli du coude. Elle devient externe, puis dorsale (voy. p. 20) au-dessous de l'apophyse styloïde du radius. On peut la lier facilement en n'importe quel point de ce trajet.

Les incisions se font sur une *ligne* qui prolonge celle de l'artère humérale et qui va *du milieu du pli du coude à la gouttière du pouls*.

Pour marquer le *milieu du pli du coude*, voy. p. 10, fig. 11.

La *gouttière du pouls* est la dépression sentie, au-dessus de la base de l'apophyse styloïde du radius, entre deux tendons superficiels, celui du long supinateur en dehors, celui du grand palmaire en dedans.

Ce tracé suit, tout le long de l'avant-bras, le *relief du bord interne du muscle long supinateur*, musculaire et large en haut, tendineux et étroit en bas, et contre ce bord la gouttière du pouls se prolonge en haut par une ligne dépressible, bordée en dedans par deux muscles épitrochléens, le rond pronateur en haut, le grand palmaire en bas : on vérifie cette dépressibilité avec la pulpe des quatre doigts, appliqués en long sur la face antérieure du membre (voy. coupes, fig. 16 à 18).

L'*artère* est flanquée de *deux veines*. Le *nerf radial* la longe en dehors, mais assez loin d'elle (en haut surtout) et pas dans la même gaine, en sorte qu'on ne doit pas le voir en opérant.

Opération. — L'aide, placé en dedans, présente au chirurgien le membre en abduction à angle droit, avant-bras en extension et en supination. L'opérateur est placé en dehors (donc, on peut opérer membre à plat sur la table).

1° Ligature au tiers supérieur. — Que votre *incision* s'arrête à trois travers de doigt au moins au-dessous du pli du coude, de façon

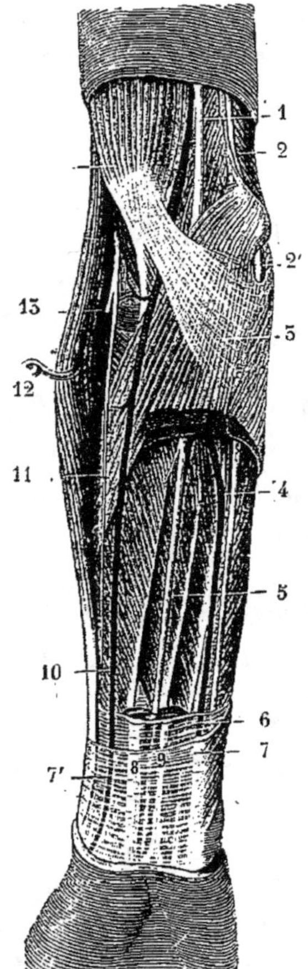

1. *Nerf médian* et *artère humérale* reposant sur le muscle brachial antérieur.

2 et 2'. *Nerf cubital* situé au bras derrière la cloison intermusculaire interne, passant derrière l'épitrochlée et se dégageant, pour devenir antérieur, entre les deux faisceaux du muscle cubital antérieur.

5. *Expansion aponévrotique du biceps,* bridant les muscles épitrochléens et allant à la crête du cubitus. Au-dessous d'elle, ces muscles sont coupés (sauf le rond pronateur), et plus bas on voit

4. *l'artère cubitale* se réunissant au nerf qui la longe en dedans.

5. *Nerf médian.*

6. *Aponévrose* passant successivement sur les tendons du grand et du petit palmaires (8 et 9), puis sur l'artère cubitale et le nerf, recouverts en outre par

7. *l'aponévrose superficielle* recouvrant le tendon (coupé) du muscle cubital antérieur (voyez plus loin).

14. *Le biceps,* au pli du coude, envoie en dedans de son tendon radial l'expansion (5) par laquelle il s'insère, en réalité, au cubitus.

15. En dehors et en arrière, le *nerf radial* envoie sa branche postérieure dans le muscle court supinateur.

12. *Long supinateur,* écarté pour laisser voir

11. la branche antérieure du *nerf radial,* satellite (situé en dehors) de

1 *l'artère radiale* reposant en haut sur le rond pronateur, plus bas sur le fléchisseur sublime, et recouverte en bas par

7'. *l'aponévrose superficielle* qui forme devant elle un feuillet unique entre les tendons du long supinateur et celui du grand palmaire (8) visibles par transparence. Elle est indépendante de la gaine des deux palmaires et passe directement du long supinateur au cubital antérieur.

Fig. 19. — Topographie de la région antérieure de l'avant-bras.

que la ligature de l'humérale à ce pli reste possible en de bonnes conditions.

Il est prudent de vérifier, en les faisant saillir par pression centripète, si une des veines superficielles ne passe pas dans le champ opératoire.

L'incision sera longue de 5 à 6 centimètres. Sous l'*aponévrose d'enveloppe,* qui doit être bien nettoyée, on voit souvent une ligne blanche

ou jaunâtre qui marque l'interstice, au *bord interne du long supinateur*.
De la pointe, fendez cette aponévrose sur ce bord, que vous devez voir
et faire récliner en dehors (petit côté de l'écarteur). Vous ne voyez pas
le grand palmaire, uni au rond pronateur par un *feuillet aponévrotique*,

dans lequel, pré-
cisément, sont ar-
tère et veines : à
la place où était
le bord du long
supinateur,   les
vaisseaux transpa-
raissent sous ce
feuillet, que vous
devez   traverser.
Cela se fait, par
un novice, en le
déchirant de bout
en bout à la sonde
cannelée ; par un
opérateur un peu

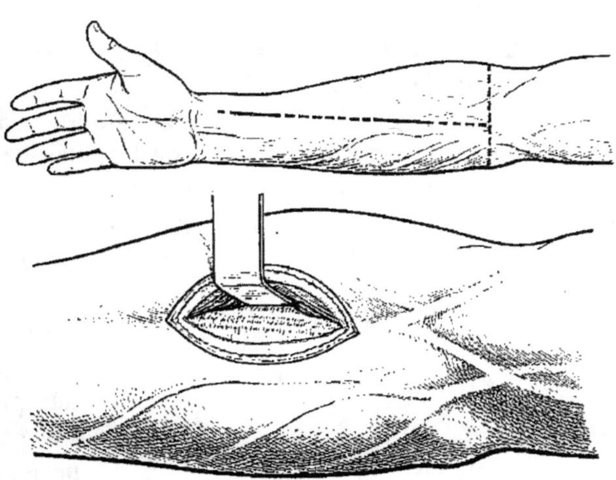

Fig. 20 et 21. — Ligature de la radiale.

exercé, en dédolant un pli (par le même mouvement que pour ouvrir
la gaine artérielle), ce qui ouvre une fenêtre longue d'environ 1 centimètre.

Dénudez.

Chargez de dehors en dedans. quoique le nerf soit loin.

2° **Ligature en bas de l'avant-bras.** — La *limite inférieure* est la
pointe du radius.

L'aide tient le poignet en extension, ce qui tend peau, aponévrose,
et tendons.

Dans la *gouttière du pouls*, un peu plus près du long supinateur
que du grand palmaire, faites une *incision* verticale, longue de 5 centimètres.

Sous la peau et le tissu sous-cutané, arrivez à l'*aponévrose*, que vous
nettoyez bien par quelques légers coups de pointe.

L'artère est juste sous cette aponévrose que vous incisez : si vous
êtes sûr de vous, en une petite boutonnière (en dédolant) au milieu
de la plaie ; ou bien en la chargeant de bas en haut, sur la sonde
cannelée piquée à l'extrémité inférieure, puis insinuée horizontale-

ment. Passez votre doigt sur la sonde avant de couper, car l'artère, très superficielle, peut avoir été chargée.

Dites à l'aide de fléchir le poignet pour relàcher les tendons. Mettez un écarteur (petit côté) sur chaque lèvre de la plaie; dénudez et chargez *ad libitum.*

B. *Dans la tabatière anatomique.* — **Limites, trajet.** — Pour passer de la face palmaire de l'avant-bras à la face dorsale de la main, l'artère radiale contourne la pointe de l'apophyse styloïde du radius et passe sous les tendons de la tabatière anatomique (long abducteur et court extenseur en dehors; long extenseur en dedans). Oblique en bas, en arrière et en dedans, elle suit une ligne qui va de la pointe de l'apophyse styloïde à l'extrémité supérieure du premier espace interosseux; elle est appliquée profondément contre le trapèze; donc il faut la chercher dans la moitié inférieure de la tabatière.

Opération. — L'aide, placé à la pointe du membre, présente la main de champ, bord radial en haut. D'une main, il abaisse les quatre doigts; de l'autre il élève le pouce, phalangette fléchie, en tirant sur lui, ce qui fait saillir

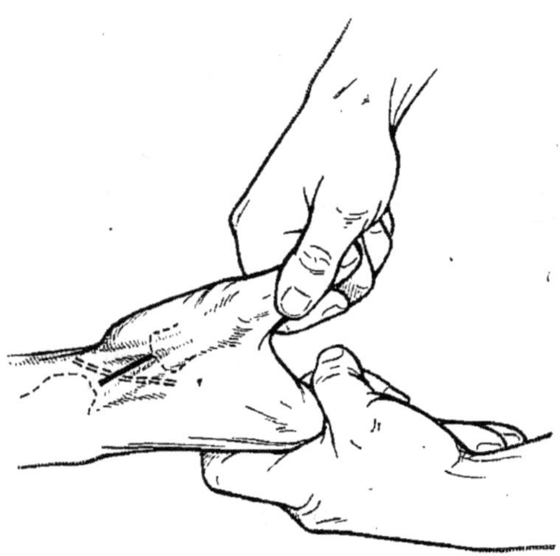

Fig. 22. — Radiale dans la tabatière.

les tendons de la tabatière, dès lors faciles à toucher et à voir.

L'opérateur se met en dehors.

L'*incision* est une *ligne,* longue d'environ 3 centimètres, *allant de la pointe de la styloïde à la base du premier métacarpien,* suivant la *bissectrice de la tabatière,* entre les deux bords tendineux et à égale distance de ces bords.

Coupez la *peau* avec légèreté, pour ménager la *veine céphalique* du pouce, qui longe presque toujours, dans le plan sous-cutané, l'axe de la tabatière; contre un de ses bords traînez la pointe de votre bistouri, puis, l'ayant ainsi dégagée, fendez l'aponévrose. Vous pouvez alors mettre un écarteur (petit côté) sur chaque corde tendineuse, mais cela est presque toujours inutile. Prenez la sonde cannelée et dans la partie inférieure de l'incision (en haut vous ouvririez l'articulation du poignet) vous grattez de son bec le dos du trapèze : cela se fait par deux coups en va-et-vient, bien alignés selon l'obliquité de l'artère, un au-dessus, un au-dessous de celle-ci. Le vaisseau est ainsi libéré et, sans le dénuder au bistouri, vous le chargez (sens indifférent), perpendiculairement à sa direction.

§ 4. — LIGATURES DE L'ARTÈRE CUBITALE

Limites, trajet. — Née par bifurcation de l'humérale à 3 centimètres au-dessous du milieu du pli du coude, l'artère cubitale suit deux directions (fig. 19) :

1° *Au tiers supérieur de l'avant-bras,* elle est oblique en bas et en dedans, recouverte par le fléchisseur superficiel des doigts, reposant sur le fléchisseur commun profond. Elle arrive ainsi à l'alignement de *l'interstice entre le bord externe du cubital antérieur et le bord interne du fléchisseur sublime* et, à partir de là,

2° *Aux deux tiers inférieurs de l'avant-bras* elle se redresse, pour descendre verticalement tout le long de cet interstice (qui en bas devient tendineux), au côté externe du nerf cubital.

Celui-ci descend verticalement depuis le coude : donc en haut il est à grande distance de l'artère et en dedans d'elle.

La *ligne opératoire* doit être placée sur *l'interstice entre le cubital antérieur et le fléchisseur sublime,* c'est-à-dire du *sommet de l'épitrochlée au bord externe du pisiforme.* La faute habituelle (je ne parle pas du repérage vicieux, inexcusable, du pisiforme) est de se repérer en avant de l'épitrochlée, d'où une ligne tracée sur la face antérieure de l'avant-bras. Or, si au poignet la ligne devient antérieure, en haut elle doit être franchement interne (fig. 25).

Opération. — L'aide, placé en dehors, présente le membre en extension et supination, bras en abduction à angle droit, dépassant la table. L'opérateur se met en dedans.

1° **Ligature au tiers supérieur.** — L'opérateur s'accroupit devant la face interne du membre, tenu horizontal.

La limite supérieure de l'*incision* doit être à *trois travers de doigt au-dessous de l'épitrochlée,* pour deux motifs :

1° L'artère est, à son origine, au milieu de l'avant-bras, donc fort loin du bord interne.

2° Les deux muscles cubital et fléchisseur s'insèrent ensemble, face à face, à une cloison tendineuse qui descend de l'épitrochlée et l'interstice libre ne commence entre eux qu'au-dessous du quart supérieur de l'avant-bras.

Les débutants feront même bien de s'arrêter à 5 doigts 1/2 au-dessous de l'épitrochlée.

Ainsi limitée en haut, l'incision sera longue de 6 cm.

Lorsque la peau est incisée et que *l'aponévrose est bien mise à nu*, il faut y repérer l'interstice musculaire le long duquel vous devez fendre l'aponévrose (fig. 24).

Vous ordonnez à votre aide de mettre le *poignet en extension*, pour tendre muscles et tendons : du pouce gauche vous attirez vers la crête du cubitus la lèvre postérieure de l'incision, et vous regardez. Presque toujours vous voyez descendre de l'épitrochlée un *tractus blanc*, qui s'amincit vers le bas tandis qu'apparait devant lui une ligne blanchâtre ou jaunâtre, dépressible sous le bec de la sonde cannelée : vérifiez d'un coup d'œil, si cela correspond bien à votre ligne pisi-épitrochléenne et de bout en bout, de gauche à droite, *rayez de la pointe en avant de la cloison blanche*, qui adhère au cubital et pas au fléchisseur au moins en bas.

La *recherche de l'interstice* doit se faire *dans la partie inférieure de la plaie*, contre le muscle qui, n'adhérant pas à l'aponévrose en ce point, fait hernie dans la fente, c'est-à-dire contre le fléchisseur : vous voyez une petite ligne cellulo-graisseuse et vous y introduisez le bec de la sonde, un peu oblique en bas et en dedans car souvent le bord du cubital recouvre un peu le fléchisseur. Dès que vous avez mis le bec de la sonde dans l'interstice, *dites à votre aide de relâcher les muscles par flexion du poignet* (fig. 25), engagez environ 2 cm. de sonde et, instrument horizontal, perpendiculaire à l'axe du membre, décollez de bas en haut. Il faut décoller de bas en haut, car les fibres du fléchisseur forment un angle ouvert en bas avec la cloison sur laquelle elles s'insèrent. Sous le fléchisseur ainsi décollé, remplacez la sonde par un *écarteur* (grand côté) que vous confiez à l'aide en lui ordonnant de tirer droit en l'air (et pas obliquement vers soi, comme il fait presque toujours).

Le premier organe aperçu, près de l'aponévrose est le *nerf cubital*

qui longe la plaie de bout en bout. Vous devez toujours le voir avant
d'aller plus loin ; si vous ne le voyez pas, assurez-vous d'abord que
vous ne l'avez pas chargé sur l'écarteur ; si cela n'est pas, c'est que
vous passez à travers le fléchisseur et non dans l'interstice.

Le nerf étant vu, c'est *en dehors de lui, vers l'axe du membre, que*

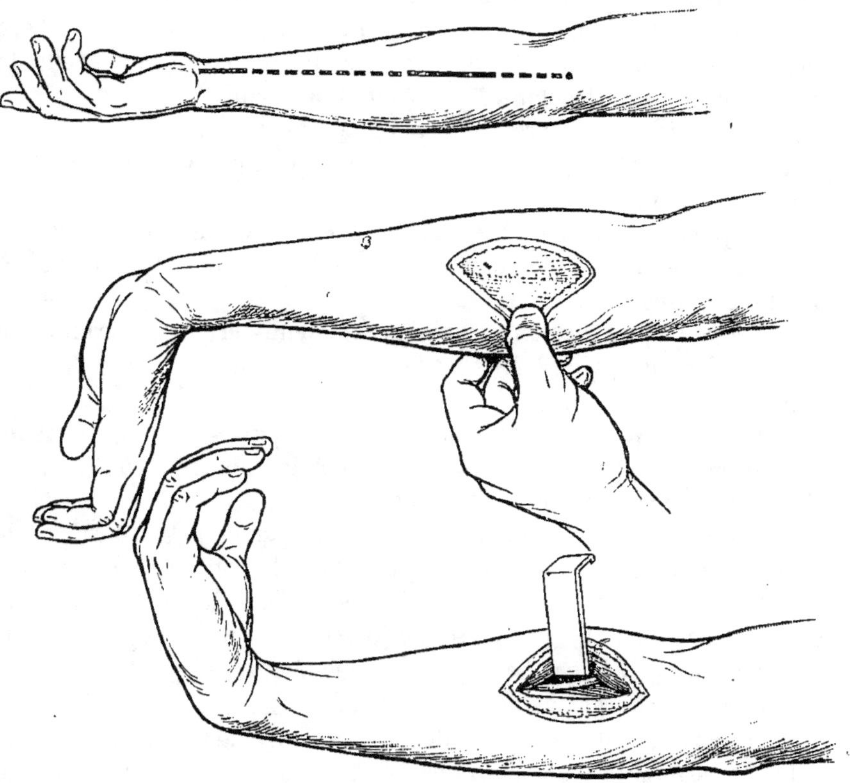

Fig. 23. 24 et 25. — Ligature de la cubitale en haut.

se trouve l'artère, appliquée sur le fléchisseur profond. Près du
coude, elle est loin du nerf, dont elle atteint le bord externe vers le
bas de l'incision : vous la voyez arriver obliquement et, de dedans
en dehors, vous la chargez au milieu de l'incision.

Anomalie. — Si l'artère n'est pas en cette place, vérifiez d'abord
si vous ne l'avez pas chargée sur l'écarteur. Puis dites-vous qu'elle
est probablement superficielle et que vous la trouverez sous la lèvre

antérieure de la fente aponévretique, soulevéo de la pince, entre l'aponévrose et le fléchisseur sublime.

2° Ligature en bas. — Le poignet étant en extension, pour tendre
tendons et aponévroses, vous faites une *incision* verticale, de 5 cm,
au-dessus du pisiforme, *à quelques millimètres en dehors du tendon
cubital antérieur*. L'artère est sous le tendon, donc vous êtes un peu
en dehors d'elle : mais la peau va se rétracter et l'incision alignera
alors le bord du tendon. Si vous incisez droit sur le tendon, elle le
découvrira en se rétractant et le résultat sera laid.

Nettoyez bien l'aponévrose d'enveloppe du membre.

L'artère est très superficielle, mais recouverte par *deux feuillets
aponévrotiques :*

1° *L'aponévrose d'enveloppe* jetée en pont, au-devant du fléchisseur
superficiel, entre les tendons cubital antérieur et petit palmaire,
qu'elle engaine.

2° *L'aponévrose profonde* qui va, en demi-cercle, du radius au
cubitus, formant gaine à tous les fléchisseurs.

Donc :

1° De la pointe, rayez de bout en bout l'aponévrose superficielle,
sous la lèvre interne de votre incision, contre le tendon cubital antérieur, tendu par l'extension du poignet.

2° Faites fléchir le poignet, mettez un écarteur (petit côté) sur le
tendon cubital récliné en dedans et ouvrez l'aponévrose profonde :
soit directement par boutonnière si vous êtes exercé ; soit en la chargeant de bas en haut sur la sonde (passez votre index gauche, car
vous risquez de charger l'artère avec l'aponévrose).

Dénudez et chargez de dedans en dehors.

3° Arcade palmaire superficielle. — Contrairement à la radiale, la
cubitale reste antérieure pour descendre à la main et y former l'arcade palmaire superficielle.

Donc, vous pouvez la suivre au flanc externe du pisiforme, dans la
racine de l'éminence hypothénar, et si au-dessous de cet os vous pro-
longez votre incision selon la *bissectrice de l'angle formé par les deux
plis palmaires supérieur et moyen*, vous suivez la ligne de *l'arcade
palmaire superficielle*, immédiatement sous-jacente à l'aponévrose
palmaire.

III. — LIGATURES DU MEMBRE INFÉRIEUR

§ 1. — LIGATURE DE L'ARTÈRE ILIAQUE EXTERNE

Limites et trajet. —. L'artère iliaque externe longe le détroit supérieur, contre le bord interne de la loge du psoas, dans le plan conjonctif sous-péritonéal. Une grosse veine l'accompagne, en dedans et en arrière, devenant franchement interne à sa terminaison, à l'anneau crural. Elle s'étend de la symphyse sacro-iliaque à l'anneau crural, et ce *trajet* est représenté par une ligne qui va *de l'ombilic au milieu du pli de l'aine* (voy. fig. 27). Elle ne donne de collatérales que tout près de l'arcade de Fallope (épigastrique en dedans : circonflexe iliaque en dehors).

Opération. — Le sujet est à plat sur le dos; chirurgien du côté à opérer, aide en face.

La *ligne d'incision* (7 cm. de long) est une *parallèle à l'arcade de Fallope, à un travers de doigt au-dessus de cette arcade*, ayant son milieu au milieu du pli de l'aine, donc au niveau de l'artère (fig. 27). On facilite l'opération si on recourbe en haut l'extrémité externe de l'incision, ce qui rend plus large le décollement de la fosse iliaque.

Sous la *peau* et le *plan sous-cutané*, il faut nettoyer, puis fendre *l'aponévrose du grand oblique* : et l'on a sous les yeux les fibres des *muscles petit oblique et transverse*. Un opérateur exercé les coupe au bistouri, à pleine lame, en plusieurs coups et sait s'arrêter à temps, au plan conjonctif sous-péritonéal, sans ouvrir le péritoine. Un débutant est plus en sécurité s'il cherche avec la sonde cannelée le bord de ces muscles en dehors du canal inguinal, contre l'arcade de Fallope, et s'il les décolle de dedans en dehors, en rasant la face supérieure de l'arcade avec la sonde cannelée dont le bec est dirigé vers la cuisse, de façon à ne pas ouvrir le péritoine.

Même précaution pour *effondrer le fascia transversalis*. Cela se fait au milieu de l'arcade et tout près d'elle, sur environ 2 centimètres de long : de quoi introduire le grand côté d'un écarteur, dont on aligne le manche entre ce point et l'ombilic; et l'on tire de bas en haut, manche un peu en l'air pour que l'écarteur soulève le péritoine sous lequel il est glissé. On décolle ainsi le plan de clivage, sous-péritonéal, de la fosse iliaque, tout le long de l'artère que l'on voit apparaître.

Dénudez aussi haut que possible et chargez de dedans en dehors.

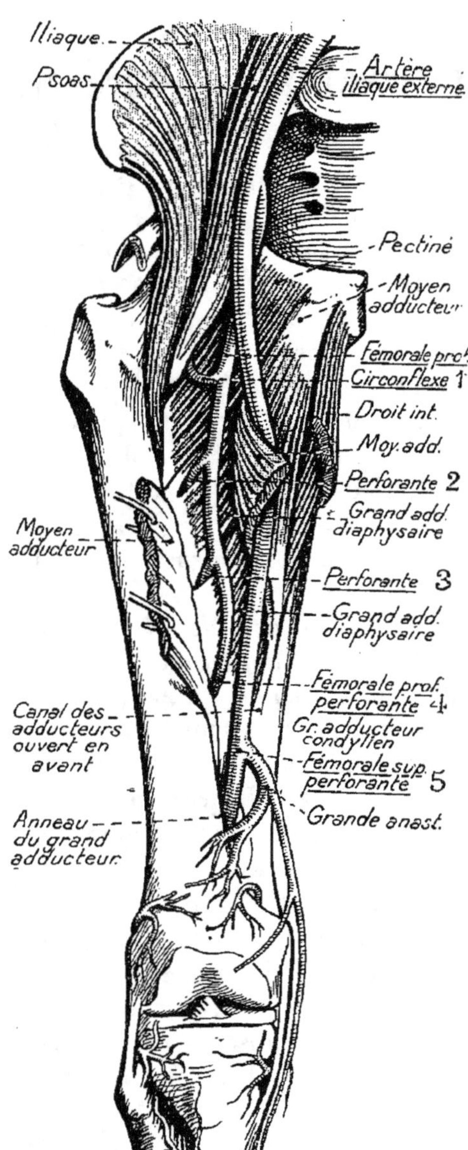

Fig. 26. — Face antérieure de la cuisse.

§ 2. — LIGATURES DE L'ARTÈRE FÉMORALE

Limites et trajet. — L'*artère fémorale*, qui fait suite à l'iliaque externe, entre à la *face antérieure de la cuisse* à travers l'*anneau crural*, c'est-à-dire entre l'arcade de Fallope en avant, le ligament de Gimbernat en dedans, la bandelette ilio-pectinée en dehors, l'éminence ilio-pectinée en arrière. De là, elle descend presque verticalement (car c'est le fémur qui s'enroule pour ainsi dire autour d'elle) et elle croise le bord interne du fémur à *4 travers de doigt au-dessus du condyle interne*. En ce point, traversant l'*anneau du troisième adducteur*, elle devient postérieure et prend le nom d'artère poplitée.

Ce trajet correspond à une ligne qui va *du milieu du pli de l'aine à la partie postérieure du condyle interne du fémur*, mais s'arrête à 4 travers de doigt au-dessus de ce condyle.

La *ligne du pli de l'aine va de l'épine iliaque antérieure et supérieure* (toujours facile à sentir) *à l'épine du pubis*. Pour sentir celle-ci, il faut la prendre de bas en haut et non de haut en bas. Entre pouce et médius

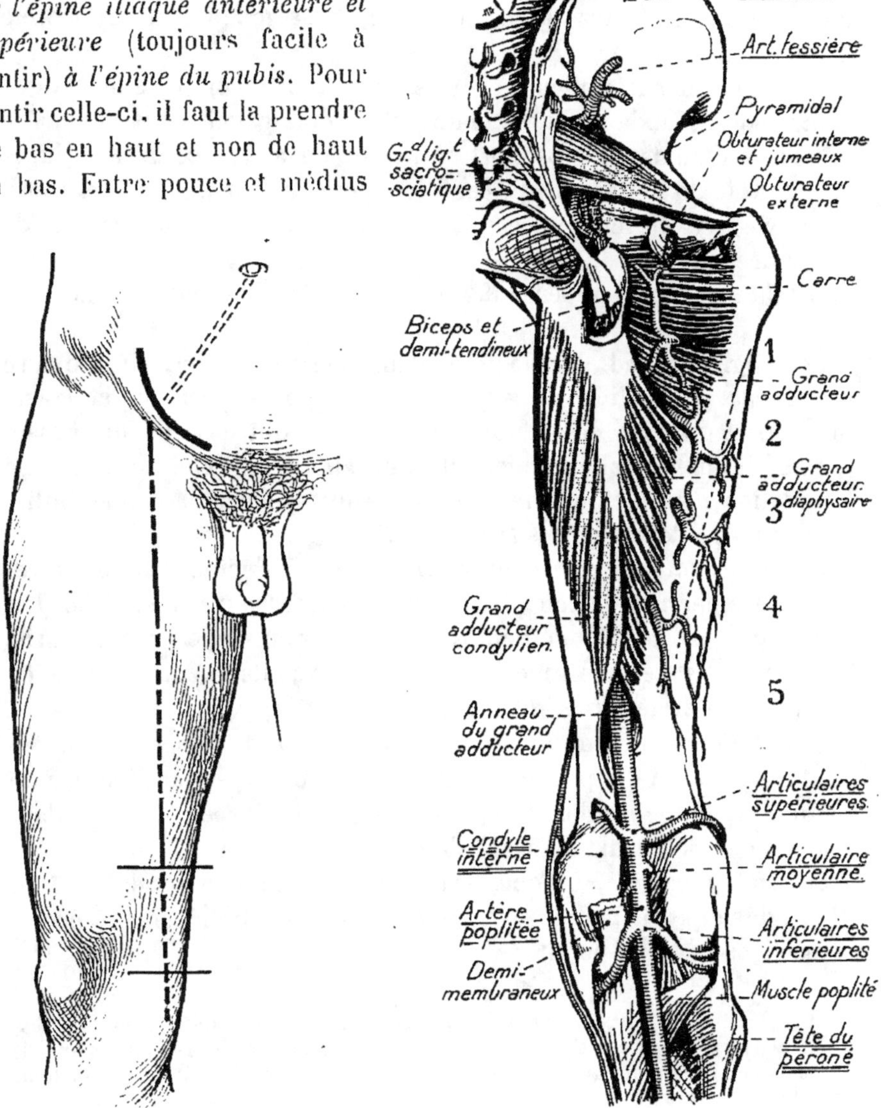

Fig. 27. — Ligne de la fémorale.   Fig. 28. — Face postérieure de la cuisse

d'une main, vous pincez, en bas, le mont de Vénus et tout en serrant pour sentir l'os, vous poussez vos doigts, en remontant vers l'abdomen : ils s'écartent puisque le squelette s'élargit, et ils s'arrêtent sous la saillie des épines pubiennes, qui surplombent, pour ainsi dire, la partie la plus large du pubis, à sa jonction avec la crête pectinéale.

Pour marquer le milieu du pli de l'aine, faites compas sur les deux épines correspondantes avec pouce et médius gauches, et alignez le milieu avec l'index. L'artère est un peu en dedans de ce milieu. Sur le vivant, vous la sentez battre, car elle repose sur un plan osseux (bord du cotyle, tête du fémur), ce qui vous permet, en outre, d'y exercer de la compression.

Il faut marquer le repère inférieur *en arrière du condyle*, donc dans le creux poplité.

Cette ligne répond, dans la profondeur, au *lit de l'artère*, angle dièdre formé par la jonction du manchon musculaire périfémoral (vaste interne) et du plan des adducteurs, éventail qui descend du bassin (pubis, branche ischio-pubienne) pour aller à la ligne âpre et à sa bifurcation poplitée interne ; lit dont vous vérifiez la dépressibilité sous la pulpe de vos doigts (voy. fig. 2).

Le *muscle satellite* est le *couturier*, qui va de l'épine iliaque antérosupérieure derrière le condyle interne, et qui se trouve ainsi d'abord en dehors de l'artère (et loin d'elle) ; puis au-devant d'elle (et à partir de là seulement il sert de repère), au tiers moyen de la cuisse ; puis en dedans et en arrière (fig. 29).

Contenu dans la gaine du psoas, le *nerf crural* est séparé de l'artère par la bandelette ilio-pectinée. Sorti de la gaine, il se termine par un bouquet de branches dont une, le *nerf saphène interne*, s'engage dans la gaine des vaisseaux, en avant de l'artère.

La *veine fémorale*, unique, est à l'origine en dedans de l'artère : elle se dévie peu à peu en arrière pour devenir franchement postérieure dans le creux poplité.

Sur les figures 26 et 28 on peut étudier en détail la topographie et la distribution des artères de la cuisse, ce qui permet de comprendre le rétablissement de la circulation collatérale après ligature. Ce rétablissement se fait par le système des artères perforantes.

Au-dessous de l'arcade, quelquefois très près d'elle, naît le gros tronc de la *fémorale profonde*, formant avec la fémorale superficielle un A qui enfourche le bord supérieur du moyen adducteur ; en sorte que ce tronc descend entre le moyen et le grand adducteur, près du bord interne du fémur, et de son bord postéro-interne naissent une série de branches perforantes qui, à travers des interstices

musculaires et tendineux, vont à la face postérieure de la cuisse, derrière le grand adducteur pour se diviser en deux branches, une ascendante et une descendante, qui s'anastomosent entre elles à plein canal, d'où une voie collatérale postérieure, toute prête à se dilater au besoin. Il y a deux, quelquefois trois perforantes proprement dites, mais *en haut*, piquant au-dessus du pectiné et sortant entre le carré et le faisceau supérieur du grand adducteur, la *circonflexe* constitue le premier échelon de ce système et par sa branche ascendante, avec la terminaison de l'ischiatique (branche de l'hypogastrique); *en bas*, c'est la terminaison du tronc lui-même qui fait la 4e perforante. Enfin, le passage de la fémorale superficielle dans l'anneau de Hunter constitue la 5e perforante, ou artère poplitée sur laquelle, par les anastomoses périarticulaires, aboutit le canal collatéral postérieur. Sur les figures 26 et 28 on voit le départ en avant et l'arrivée en arrière de ces perforantes 1, 2, 3, 4, 5.

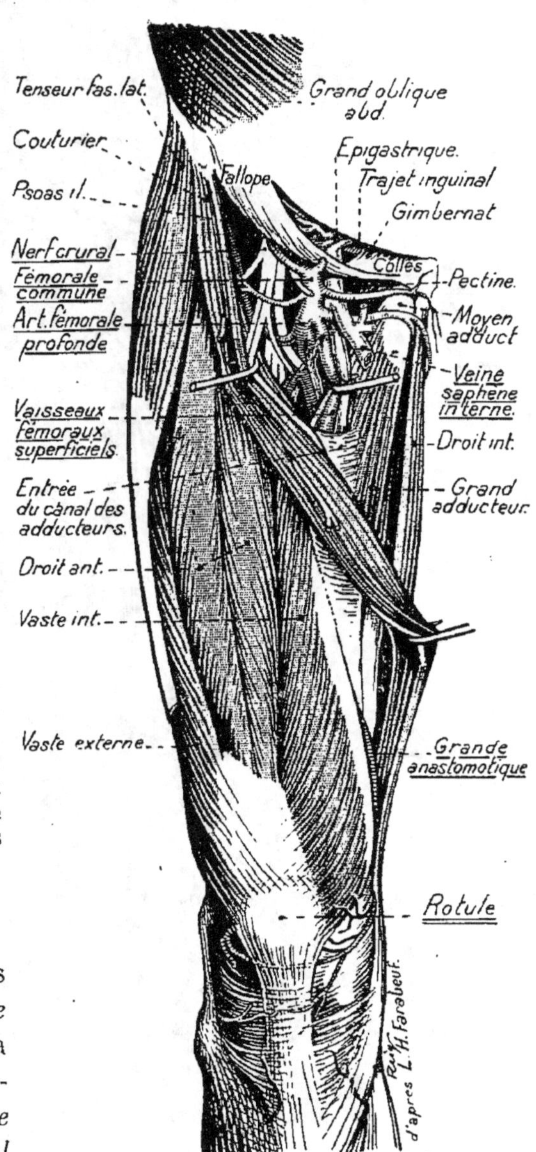

Fig. 29. — Couturier et fémorale.

Opération. — Les *trois places classiques de ligature* sont : 1° à la *base du triangle de Scarpa*; 2° à la *pointe de ce triangle*; 3° *dans le canal de Hunter.*

Toujours le chirurgien se place en dehors du membre, qui est étendu à plat sur la table; l'aide est en face.

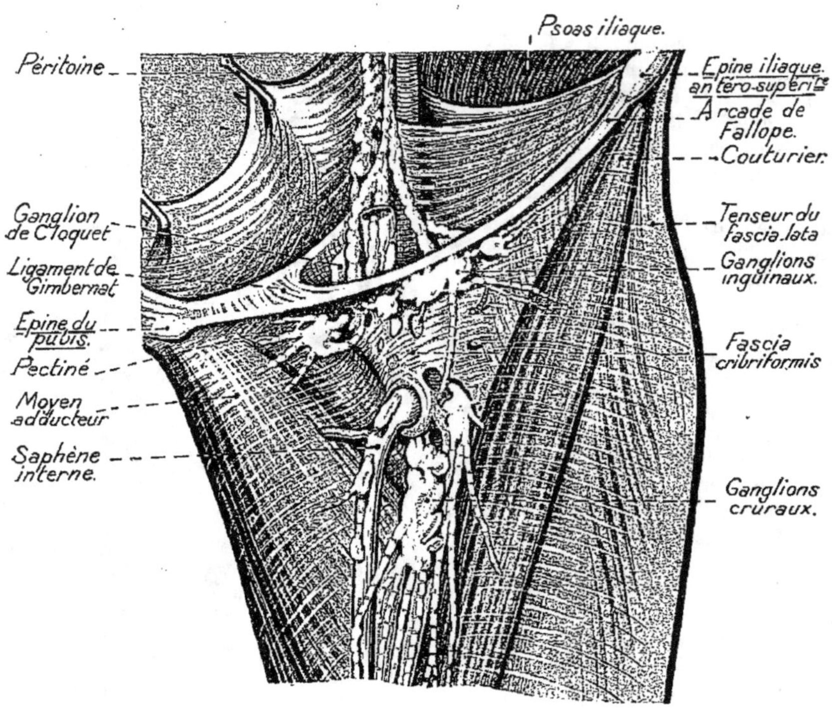

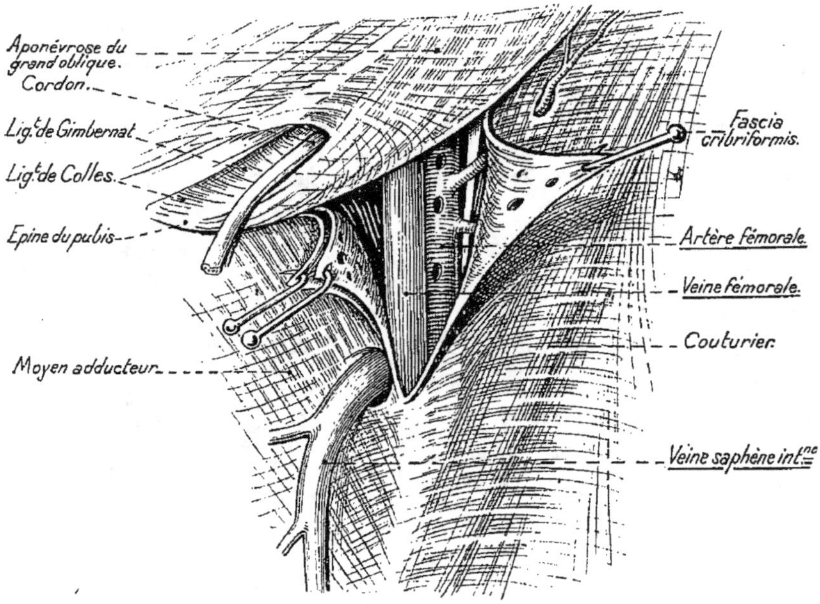

Fig. 30 et 31. — Le pli de l'aine.

1º **Ligature à la base du triangle de Scarpa.** — Ce triangle est limité en haut par l'arcade de Fallope ; en dehors et en dedans par les bords du couturier et du moyen adducteur. L'artère y repose sur l'angle très obtus formé par coalescence du psoas iliaque en dehors, du pectiné en dedans. Elle est recouverte par le plan sous-cutané (*fascia superficialis*) et par l'aponévrose d'enveloppe (*fascia cribriformis*) jetée en pont entre le couturier et le moyen adducteur. Entre les deux monte la saphène interne, qui en haut se recourbe en crosse pour traverser l'aponévrose et se jeter dans la veine fémorale. De nombreux ganglions, situés il est vrai de préférence au-devant de la veine, peuvent gêner l'opérateur. Pour n'être gêné ni par eux ni par les veines saphène et fémorale, vous inciserez au milieu de l'arcade, ce qui vous met au bord externe de l'artère (voy. p. 6).

Il faut *lier aussi près que possible de l'arcade*, pour être sûr que le fil porte au-dessus de l'origine de la fémorale profonde, laquelle naît d'ordinaire à 3 ou 4 centimètres au-dessous de l'arcade, mais quelquefois bien plus haut.

L'incision cutanée, longue de 5 centimètres, se fait sur une *verticale*, au milieu du pli de l'aine, remontant de 1 centimètre au-dessus du pli de l'aine, sur la paroi abdominale.

Il faut, en effet, *repérer en route l'arcade de Fallope* : pour cela, coupez le plan sous-cutané sur les 15 millimètres supérieurs de l'incision, jusqu'à voir les fibres blanches, bien nettoyées, de l'aponévrose du grand oblique et le bord transversal qui la termine.

L'arcade étant vue, vous *couperez les fascias* superficialis et cribriformis *sur la sonde cannelée*, en faisant avec celle-ci un petit trou juste sous l'arcade et en chargeant de haut en bas (voy. p. 4). Piquez avec précaution, pour ne pas embrocher l'artère ; chargez au besoin en deux ou trois fois les feuillets successifs, et chaque fois passez le doigt sur la sonde ; et vous devez arriver sur le paquet vasculaire sans avoir vu le nerf crural (voy. fig. 29 et 31).

L'aponévrose étant fendue, sur chaque lèvre placez un écarteur (petit côté) ; abordez l'artère par son côté externe, en vous méfiant de la veine qui parfois déborde sur la face antérieure, libérez le bord externe de la veine, que vous réclinez en dedans sous l'écarteur correspondant ; dénudez *juste sous l'arcade* et chargez de dedans en dehors.

2º **Ligature à la pointe du triangle de Scarpa.** — Au tiers moyen de

la cuisse, le couturier atteint le bord externe de l'artère, puis il passe
en avant d'elle. Il est contenu dans une gaine aponévrotique formée

COUPE AU MILIEU DE LA CUISSE DROITE

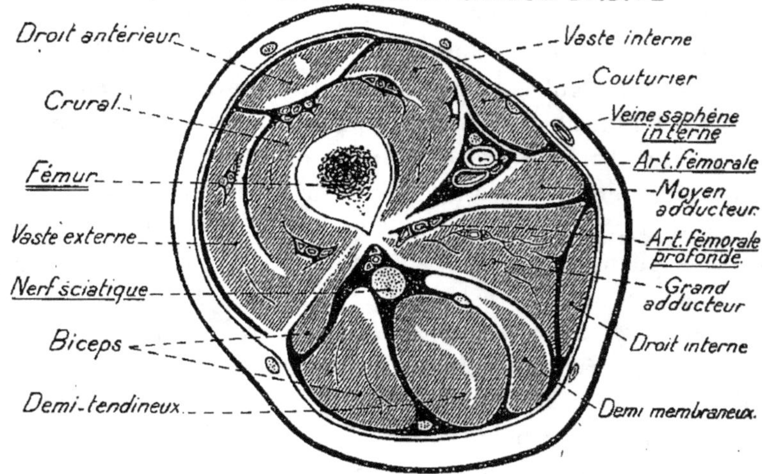

COUPE DE LA CUISSE DROITE AU CANAL DE HUNTER

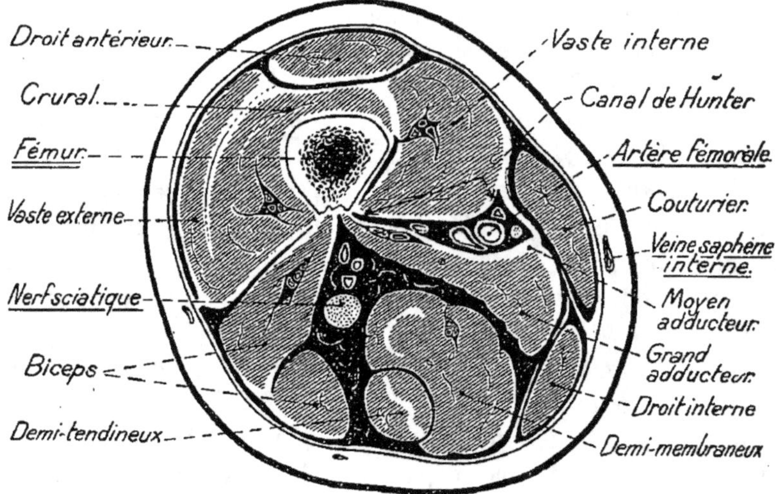

Fig. 32 et 33.

par division de l'aponévrose d'enveloppe, et dont le feuillet postérieur,
continu avec la gaine cellulaire des muscles vaste interne et moyen
adducteur, passe en pont sur l'angle dièdre compris entre ces mus-

cles ; en sorte que cet angle est transformé en un triangle curviligne, dont la gaine du couturier forme la base antéro-interne (voy. fig. 32).

Donc, après avoir coupé la peau, il faudra, pour atteindre l'artère, ouvrir le feuillet superficiel de la gaine du couturier, écarter ce muscle, et ouvrir le feuillet profond de sa gaine.

Le membre, à plat sur la table, est mis en légère abduction et en rotation externe.

Sur la ligne indiquée (voy. fig. 27) faites une *incision* de 7 à 8 centimètres ; dans le plan sous-cutané, méfiez-vous de la saphène interne, nettoyez bien l'*aponévrose d'enveloppe*, et fendez-la, en la rayant directement sur le muscle, de bout en bout. Vous reconnaissez le *couturier*, à la direction de ses fibres, obliques en bas, en dehors, un peu en arrière. Assuré de ce repère, pincez la lèvre interne de l'incision aponévrotique, écartez-la un peu en dedans et, contre elle, libérez à la sonde cannelée (au bistouri si vous êtes adroit) le bord interne du muscle. *Réclinez ce muscle en dehors*, mettez un deuxième écarteur sur la lèvre interne (petits côtés de l'écarteur) et vous voyez le *feuillet aponévrotique profond*, sous lequel transparaît d'ordinaire le paquet vasculaire. Vous pouvez ouvrir ce feuillet de bout en bout en le chargeant sur la sonde cannelée, ou mieux (si vous êtes adroit) par une fenêtre de 15 à 20 millimètres faite en dédolant.

Pincez alors successivement chacune des lèvres de cette fente, libérez-la d'un coup longitudinal de sonde cannelée et placez-y un écarteur. Entre les deux écarteurs, vous voyez artère et veine ; libérez le bord externe de la veine à la sonde cannelée, réclinez cette veine en dedans sous l'écarteur ; dénudez et chargez de dedans en dehors.

3° Ligature dans le canal de Hunter. — Le canal de Hunter commence, en réalité, à la pointe du triangle de Scarpa, là où le feuillet profond de la gaine du couturier s'unit aux aponévroses d'enveloppe du vaste interne et du moyen adducteur. Mais au-dessous du point où le couturier est devenu interne, après avoir croisé la face antérieure des vaisseaux, cette *jonction aponévrotique entre le vaste interne et le moyen, puis le grand adducteur*, devient très épaisse (fig. 33). De là un *canal à paroi antérieure résistante*, limité en dehors par le vaste interne, en dedans par la forte corde tendineuse du faisceau condylien du grand adducteur ; en arrière par le tendon aplati par lequel se fixent à la ligne âpre le moyen adducteur puis, plus bas, le grand adducteur. Entre ces deux tendons du grand adducteur, contre le bord interne du fémur, à 4 *doigts au-dessus du condyle interne*, est un orifice, l'*anneau du grand adducteur*, que franchit l'artère pour passer en arrière sous le nom d'artère poplitée.

Après avoir fendu l'aponévrose antérieure (jonction entre la corde condylienne du grand adducteur et le vaste interne), on arrive sur l'artère, que la veine accompagné, en dedans et en arrière ; il y a souvent un canal collatéral antérieur. Au-devant de l'artère descend le nerf saphène interne, qui perfore la paroi antérieure, pour devenir sous-cutané, à l'extrémité inférieure du canal. Avec lui, ou un peu au-dessus de lui, sort une branche de la fémorale, la grande anastomotique.

C'est pour cette ligature surtout qu'il importe de *bien marquer derrière le condyle le point inférieur de la ligne opératoire*, sans quoi on tombe en avant et en dehors du canal, dans les fibres du vaste interne.

Le membre étant en extension et rotation externe, faites sur la ligne indiquée une *incision de 8 centimètres, s'arrêtant à 4 travers de doigt au-dessus du condyle interne* ; sachez que dans le plan sous-cutané il peut y avoir des veines superficielles à ménager ; nettoyez bien l'aponévrose d'enveloppe.

Vous devez alors *fendre la gaine du couturier* et voir ce muscle (1er repère). La tendance habituelle des débutants est de couper l'aponévrose en dirigeant vers eux le tranchant du bistouri, comme pendant l'incision de la peau : et ils arrivent dans le vaste interne, reconnaissable à ses fibres obliques en bas et en dehors. Il faut *diriger la lame presque verticalement sous la lèvre interne de l'incision* : comme cela, on l'engage *à plat sous la face externe du couturier*, qui à ce niveau est presque de champ contre la face interne de la cuisse, et l'on dégage le muscle (en complétant au besoin par un coup de sonde cannelée), reconnaissable à ses fibres parallèles, longues, obliques en bas, en arrière, en dedans. Le muscle dégagé tombe en arrière par son poids et il ne faut pas à ce moment le récliner et le décoller davantage ; faute fréquente, qui vous conduit derrière la corde du grand adducteur, dans le creux poplité.

Le couturier étant repéré, *changez la position du membre*, que vous mettez en *abduction, genou fléchi, portant à faux*, ce qui a pour but : 1° de tendre la corde du grand adducteur ; 2° d'exposer devant vous la *paroi antérieure du canal de Hunter* (fig. 34).

Cette paroi doit être coupée tout contre le bord externe de la corde (2e repère), le long d'elle, en dehors d'elle, parallèlement à elle. Un débutant n'hésitera pas à la sentir, tendue, avec l'index gauche ; à chercher en dehors d'elle, en bas, une petite rainure (analogue à celle que l'on sent en appuyant sur le bout du nez) qui est l'orifice de sortie du *nerf saphène interne* (3e repère). Un opérateur exercé nettoie avec la sonde cannelée le plan tendineux, voit la corde et les fibres

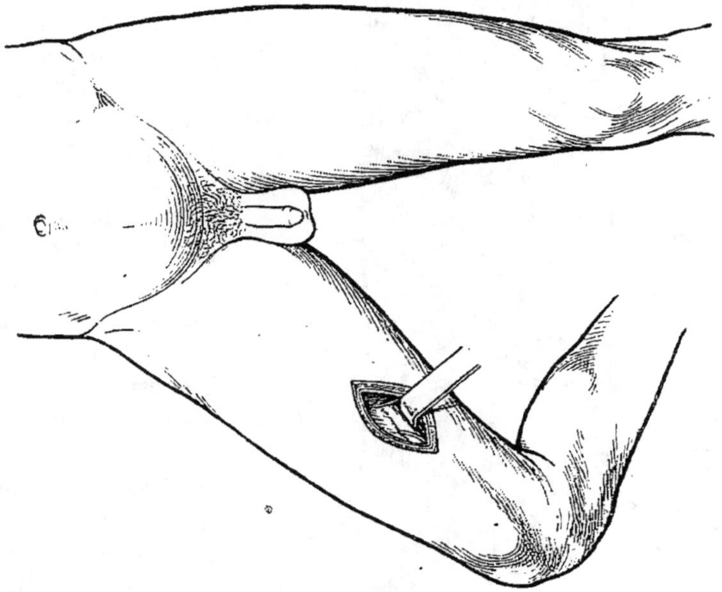

Fig. 34. — Le canal de Hunter et le nerf saphène.

transversales de là paroi antérieure, voit en bas et dégage directement le nerf saphène. Par cet orifice, engagez la sonde de bas en haut, passez le doigt et fendez le canal de bout en bout : ayez soin d'être tout près de la corde, sans quoi vous entrez dans le vaste interne.

Pour *isoler les vaisseaux*, pincez successivement chacune des lèvres aponévrotiques, décollez-les d'un coup de sonde longitudinal (bec dirigé vers la paroi du canal) et chargez-les sur le grand côté d'un écarteur : manœuvre très facile, car il y a un véritable plan de clivage entre les vaisseaux et la paroi aponévrotique. Entre les deux écarteurs sont les vaisseaux ; isolez l'artère (en vous méfiant de la possibilité d'un canal collatéral antérieur) et chargez de dedans en dehors.

§ 3. — LIGATURE DE L'ARTÈRE POPLITÉE

Limites et trajet. — L'artère poplitée est limitée en haut par l'*anneau du 3e adducteur* (entre le faisceau diaphysaire et le faisceau condylien de ce muscle) où elle fait suite à l'artère fémorale : c'est le point où le tronc vasculaire passe de la face antérieure à la face postérieure du membre. Elle est limitée en bas par l'*anneau du soléaire* (arcade tendineuse entre la tête du péroné et la ligne oblique tibiale, fig. 36) et elle se bifurque en tronc tibio-péronier et tibiale antérieure (voy. fig. 37). Elle est d'abord un peu oblique en bas et en dehors, puis descend verticalement sur la ligne médiane du jarret d'abord, dans l'espace intercondylien, à la jambe ensuite.

Elle descend donc dans le *creux poplité*, formé par la jonction de deux triangles musculaires (fig. 35) :

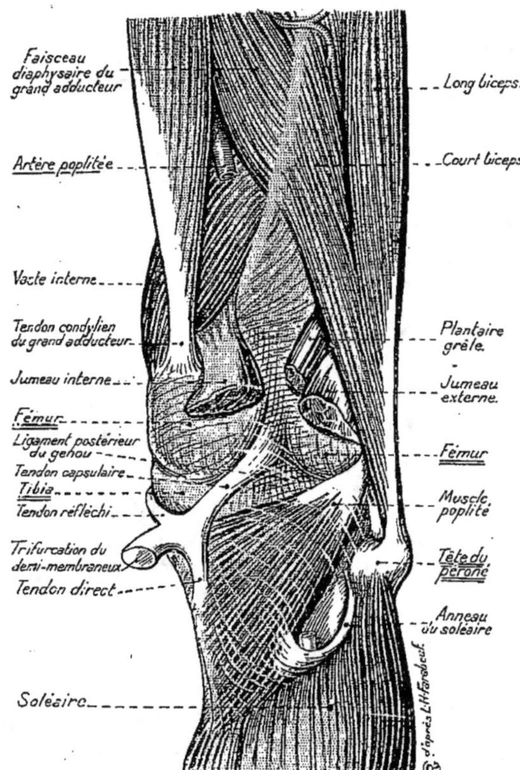

Fig. 55. — Plan poplité profond.

1° Un *triangle fémoral*, allongé, formé par la divergence des muscles longs ischiatiques, biceps en dehors, demi-membraneux (et demi-tendineux) en dedans : tendons faciles à sentir et même à voir ;

2° Un *triangle jambier*, court, formé par la coalescence des deux jumeaux.

L'aire de ces triangles est comblée par l'*aponévrose d'enveloppe du*

membre. Sous celle-ci, le creux est rempli par du tissu cellulo-graisseux (avec des ganglions lymphatiques) dans lequel se trouvent les
vaisseaux et nerfs.

Un peu en dehors de la ligne médiane descend le *nerf sciatique*,
directement prolongé par sa branche de bifurcation interne, le nerf
sciatique poplité interne : le poplité externe ne nous intéresse pas ici.

Ce nerf est sous l'apo-
névrose et près d'elle.

Les *vaisseaux* sont
en dedans et en avant
de lui, à assez grande
distance, car ils sont
contre le squelette (fémur, ligament posté-
rieur du genou, tibia
doublé par le muscle
poplité, fig. 55). On
doit les atteindre au
niveau du fémur (sur-
face plane entre les
deux branches de
bifurcation de la ligne
âpre) : l'artère est
contre l'os, dont elle
n'est séparée que par
un peu de tissu con-
jonctif ; la veine lui
est directement acco-
lée en arrière et en
dehors. C'est donc en
dedans que la face
postérieure de l'artère

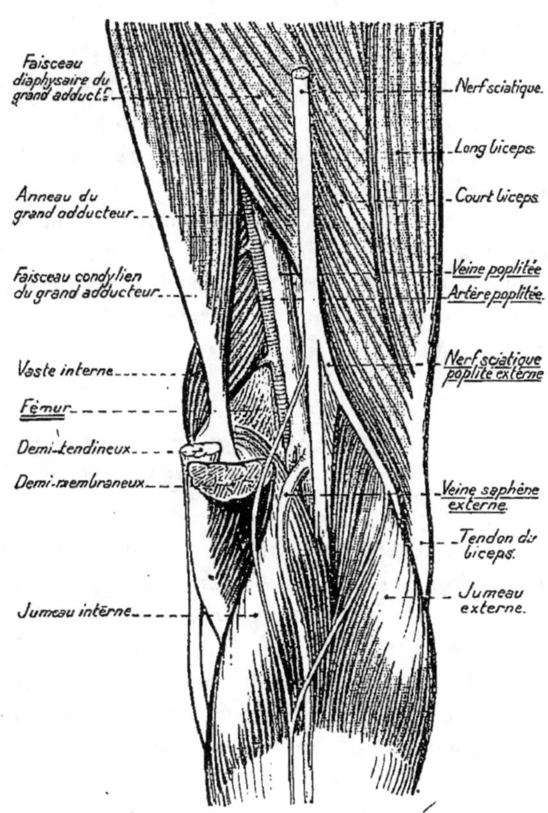

Fig. 56. — Le creux poplité.

présente une bande que ne recouvre pas la veine. Retenez que cette
veine a des parois épaisses ; qu'elle donne souvent à l'œil, et même
au doigt, l'impression d'une artère.

Opération. — Le sujet est à plat sur le ventre, chirurgien en
dehors, aide en dedans.

La *ligne opératoire* est la *ligne médiane du jarret.* Il faut opérer

dans le triangle fémoral, donc *au-dessus du pli du jarret*, ligne transversale que l'on marque par flexion du genou sur la sonde cannelée,
comme il est dit p. 10 pour le pli du coude.

Tracez une *incision de 10 centimètres*; coupez la *peau*, puis, sans
crainte, le *plan sous-cutané* ; et, directement, l'*aponévrose*. Mettez un
écarteur (grand côté) sur chaque lèvre de la plaie et, sous la lèvre
externe, près d'elle, apparaît la corde tendue du *nerf sciatique*, dont
vous libérez le bord interne et que vous écartez en dehors. Continuant
dans la profondeur (en sentant l'artère avec le doigt contre le plan
osseux, si vous n'êtes pas très exercé), toujours dans le plan médian,
vous arrivez sur le *paquet vasculaire*, entre les deux écarteurs enfon-
cés profondément.

Ce que vous avez alors sous l'œil, c'est la *veine*, que l'artère déborde
en dedans. Il faut donc, avec la sonde cannelée maniée longitudinalement, *libérer le bord interne puis la face antérieure de la veine*.
Réclinez celle-ci en dehors, après libération ; dénudez l'artère, et
chargez de dehors en dedans.

§ 4. — LIGATURE DES ARTÈRES TIBIALE POSTÉRIEURE
ET PÉRONIÈRE

Limites et trajet. — Arrivée à l'anneau du soléaire, la *poplitée
se bifurque* en *tronc tibio-péronier*, qui continue sa direction sous le
soléaire, et *tibiale antérieure*, qui s'en détache perpendiculairement
pour franchir le ligament interosseux (fig. 37).

Le *tronc tibio-péronier*, long de 5 à 4 centimètres, se bifurque à
son tour en deux branches, qui divergent pour se ranger au bord
correspondant de l'espace interosseux puis le suivre verticalement :
la *tibiale postérieure* et la *péronière*, à peu près symétriques par
rapport au *nerf tibial postérieur* qui, sur la ligne médiane du mollet,
descend verticalement, sur le prolongement du sciatique poplité
interne. Au-dessous de la moitié supérieure du mollet, ce nerf oblique
en dedans pour s'aligner contre le bord postéro-interne de l'artère
tibiale et passer avec elle derrière la malléole interne. Au-dessous de
cette malléole, vaisseaux et nerfs se recourbent en avant pour suivre
le *canal calcanéen* et s'y *bifurquer en vaisseaux et nerfs plantaires*.
L'*artère péronière* se perd d'habitude au-dessous du mollet dans le

fléchisseur propre du gros orteil; ses anomalies sont intéressantes pour la ligature de la pédieuse (voy. p. 46 et 50).

Au *mollet* ces vaisseaux et nerfs sont situés sous la face profonde du *muscle soléaire*, lame musculaire épaisse qui s'insère, par un bord oblique en bas et en dedans, à la tête du péroné, à la ligne oblique du tibia, au bord interne du tibia. Ils sont annexés à un *mince feuillet aponévrotique* qui, jeté transversalement du tibia au péroné, recouvre les trois muscles qui remplissent l'espace interosseux, jambier postérieur au milieu, fléchisseur commun des orteils en dedans, fléchisseur propre du gros orteil en dehors (fig. 58-59).

Ce feuillet s'épaissit à mesure qu'il descend vers les malléoles. Au niveau du cou-de-pied, *derrière la malléole interne*, il est épais et il constitue deux fortes

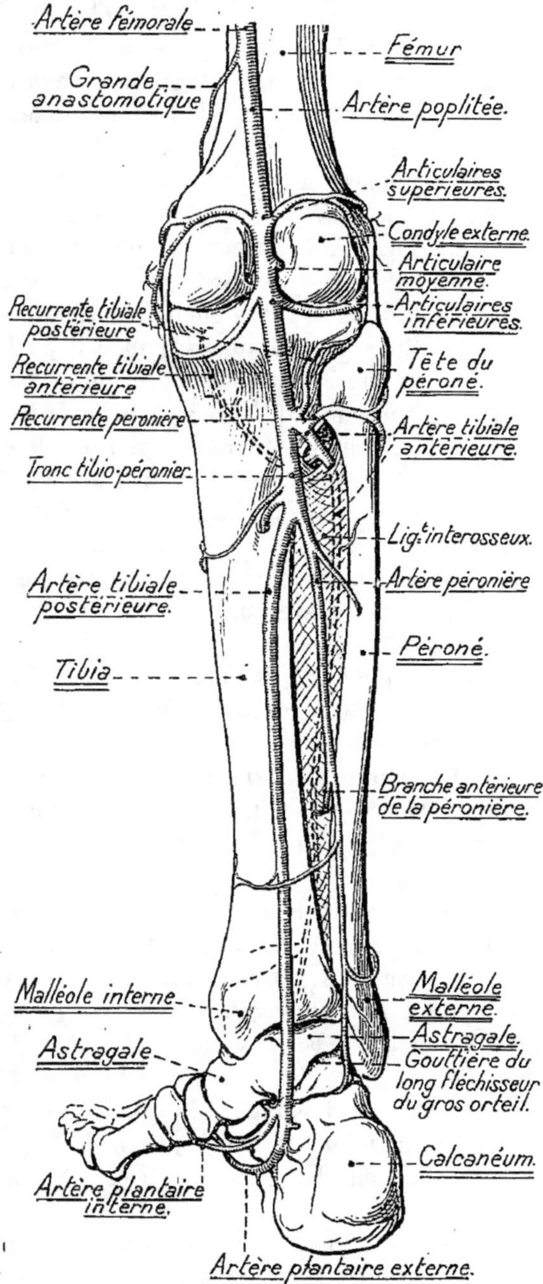

Fig. 57. — Artères de la jambe.

gaines aux tendons, une *gaine moins forte aux vaisseaux et nerfs tibiaux*, celle-ci entre les deux précédentes : jambier et fléchisseur commun en avant et en dedans ; fléchisseur propre (qui va passer sur la queue de l'astragale) en avant et en dehors. Derrière ces gaines, l'aponévrose d'enveloppe va de malléole à malléole, en engainant le tendon d'Achille (fig. 40). Je m'en tiens à cette topographie générale, réservant certains détails pour leur application opératoire.

Opération. — A l'extrémité supérieure de la jambe, sous le « gras » du mollet, il y a donc un système artériel complexe, à branches multiples et volumineuses, et, s'il y a hémorragie, le diagnostic précis de la source est impossible ; souvent même plusieurs vaisseaux sont lésés ensemble. Le procédé opératoire en pratique le meilleur est donc celui d'Arnott : fendre le mollet sur la ligne médiane, se repérer sur le nerf tibial postérieur et chercher à la face profonde du soléaire le vaisseau qui saigne. Mais à l'amphithéâtre on fait la ligature typique de l'artère tibiale postérieure ou de la péronière en haut, par incision latérale : je ne décrirai pas celle de la tibiale, car celle de la péronière, par le bord externe du mollet, lui est identique.

L'*artère tibiale postérieure* peut être liée en n'importe quel point de son trajet. Les opérations classiques se font à la partie supérieure et derrière la malléole interne.

A. Ligature à la partie supérieure. — Le sujet est couché sur le dos, genou en flexion et abduction moyennes, en sorte qu'il porte à faux ainsi que le mollet. Le chirurgien se place en dehors, aide en face.

Après avoir fait refluer le sang des veines superficielles par pression centripète, pour repérer à peu près le trajet des veines principales devenues saillantes, vous tracez une *incision de 10 centimètres de long*, sur une *ligne verticale qui descend à un travers de pouce en dedans du bord postéro-interne du tibia* (fig. 41) et se termine en haut à « la jarretière ». On appelle ainsi la partie rétrécie, à peu près au niveau de la tête du péroné, entre le creux poplité et le commencement de la saillie du mollet : c'est là qu'autrefois les dames portaient la jarretière ; c'est là que serre le bracelet des culottes courtes.

On coupe la peau, le plan sous-cutané, l'aponévrose d'enveloppe, et on arrive ainsi sur un *premier repère* : le *bord interne du jumeau*

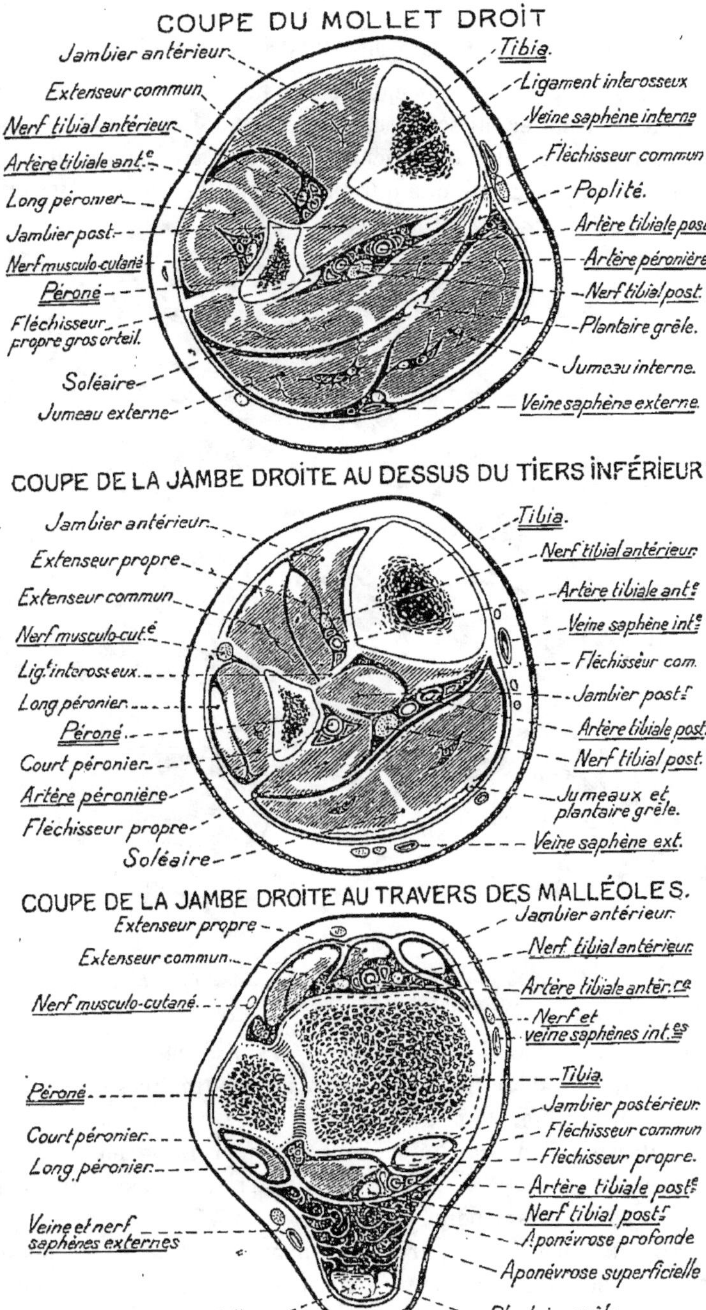

Fig. 38, 59 et 40.

interne. Engagez environ 2 centimètres de sonde cannelée sous ce bord, pour le décoller du soléaire, auquel il n'adhère pas à ce niveau, et perpendiculairement à lui placez en haut et en bas vos écarteurs, grand côté; confiez-les à l'aide qui tirera vers la table, pour écarter

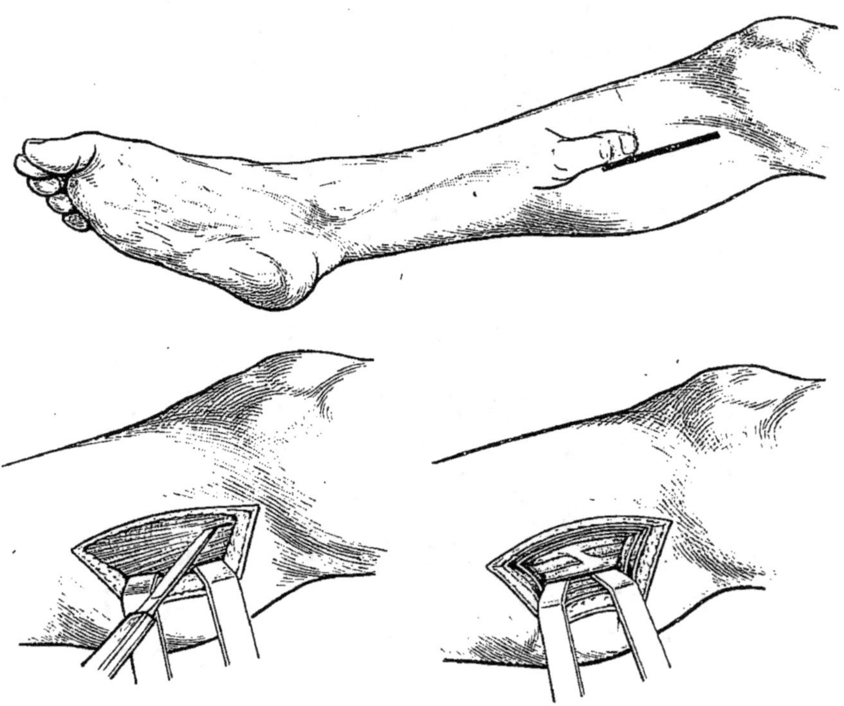

Fig. 41, 42 et 43. — Ligature de la tibiale postérieure en haut.

le jumeau sans le décoller du soléaire, ce qui a lieu s'il tire manche en haut. Il doit y avoir un écart de 3 à 4 centimètres entre le bord du jumeau et le tibia.

Dans cet espace apparaît le soléaire, aponévrotique en haut, rouge en bas : il faut *fendre le soléaire* pour arriver sous lui à l'artère. Penchez-vous en avant pour y voir et coupez à 3 *centimètres environ en dedans du tibia, le bistouri tenu horizontal* (fig. 42), en plusieurs coups successifs toujours donnés de *bout en bout* et de *gauche à droite*; à chaque fois, rabattez avec le plat de votre lame la lèvre interne de la tranche musculaire sur laquelle l'aide met un écarteur en haut quand vous arrivez en bas, un écarteur en bas quand vous repartez en haut (ou inversement, selon le côté). Vous continuez ainsi jusqu'à votre *deuxième repère*, qui est l'*aponévrose intramusculaire du soléaire*. Nom vicieux, car elle n'est pas toujours intramusculaire : et voici l'anatomie qu'il faut connaître.

Le soléaire s'insère à la ligne tibio-péronière entre deux lames tendineuses verticales et transversales en A, une postérieure, une antérieure. Celle-ci, qui descend très bas, donne souvent naissance à des fibres musculaires par sa face antérieure (ou profonde), mais pas toujours : quelquefois donc elle est directement au contact des vaisseaux ; quelquefois au contraire (et alors seulement elle est intramusculaire) elle en est séparée par un matelas musculaire, d'épaisseur d'ailleurs très variable.

Il faut donc couper le soléaire, ainsi qu'il vient d'être dit, jusqu'à ce que l'on voie apparaître une *lame aponévrotique, blanche et résistante*, et fendre celle-ci en la *rayant de bout en bout avec l'extrême pointe* (car vous ne savez pas s'il y a ou non des fibres qui la matelassent), bistouri tenu perpendiculairement à son plan. Quand elle est fendue, placez vos écarteurs sur chaque bout de sa lèvre interne, et vous voyez alors s'il y a ou non des fibres musculaires sous elle : s'il y en a, coupez-les comme vous avez fait pour les fibres postérieurs, mais avec précaution, car vous ignorez leur épaisseur, et vous vous arrêtez quand vous arrivez à un plan conjonctif sur lequel glisse la face profonde du muscle. Sur la lèvre interne placez vous-même vos écarteurs, au ras de la tranche musculaire (fig. 45), pour être sûr de n'y pas charger vaisseaux et nerf, et faites récliner en dedans, sans trop tirer, pour ne pas décoller.

Vous devez alors voir votre *troisième repère* qui est le *nerf tibial postérieur*, et ne pas décoller le mollet au delà. L'*artère*, en effet, est en dedans de lui, vers vous par conséquent.

Elle est *difficile à dénuder* : 1º parce qu'auprès d'elle ses *veines satellites*, latérales, s'envoient des anastomoses transversales ou obliques, souvent variqueuses et pleines de sang ; il faut donc avec la sonde cannelée passer dans une de ces mailles ;

2º parce qu'elle est *souvent athéromateuse*, donc facile à déchirer.

Vous *chargez de dehors en dedans* (nerf en dehors).

B. Ligature derrière la malléole. — Le membre repose à

plat sur la table, en rotation externe. Le chirurgien se place en dehors. En face de lui, l'aide tient le pied à angle droit pour tendre le tendon d'Achille.

Sur une *ligne verticale*, à *égale distance entre le bord interne du tendon d'Achille et le bord postérieur de la malléole interne*, faites une *incision de 5 à 6 centimètres*, ayant pour *limite inférieure la pointe de la malléole* (fig. 44). Rien à signaler dans le *plan sous-cutané*.

Il faut alors couper successivement :

1° L'aponévrose d'enveloppe ;

2° L'aponévrose profonde, formant gaine aux vaisseaux, comme il est dit p. 40 (et fig. 40).

1° *L'aponévrose d'enveloppe* va du bord postérieur de la malléole au bord interne du tendon d'Achille, qu'elle engaine. Mais, pour s'insérer à la pointe du calcanéum, ce tendon s'écarte du plan profond, dont il est séparé par du tissu cellulo-graisseux. Sur le membre tel qu'il vous est présenté, pied à angle droit et reposant sur la table par son bord externe, l'aponévrose forme donc un plan à peu. près horizontal et antéro-postérieur : vous la couperez avec certitude complètement et de bout en bout si vous engagez votre bistouri contre le bord du tendon d'Achille, à plat sous la face profonde de ce tendon, tranchant vertical, comme si vous vouliez aller couper la table (fig. 45). Quand elle est coupée, le tendon s'écarte et vous voyez le tissu cellulo-graisseux sous-jacent.

2° *L'aponévrose profonde* est appliquée contre la face postérieure des os, dont elle n'est séparée que par l'épaisseur des tendons. Donc, sur le sujet supposé debout, elle forme une cloison verticale et transversale ; pour l'opérateur, une cloison verticale et antéro-postérieure. Sous elle sont trois gaines : une derrière la malléole interne, pour le jambier et le fléchisseur commun ; une, pour le fléchisseur propre, qui descend du péroné et passe sur la queue de l'astragale, obliquement en bas et en dedans ; une entre les deux, pour vaisseaux et nerf.

Un opérateur exercé peut *fendre directement la gaine vasculo-nerveuse*, dans l'axe de l'incision cutanée, lame horizontale puisque l'aponévrose est devant lui verticale. Il est plus prudent de la *charger sur la sonde cannelée* (fig. 45). Pour cela, faites tendre le tendon d'Achille par flexion du pied, et dans l'angle inférieur de l'incision appliquez la sonde bien horizontale, perpendiculaire au tendon ; appuyez pour déprimer un peu le tendon et poussez : vous perforez l'aponévrose juste sur la gaine vasculaire. Faites alors basculer la sonde, pavillon vers le pied, son bec étant sous l'aponévrose, et poussez longitudinalement, du pied vers la jambe; vous chargez ainsi l'aponévrose; vérifiez, en passant l'index gauche, si vous n'avez chargé qu'elle; imprimez au pavillon quelques petits mouvements, pour vous assurer que le bec de la sonde n'est pas serré dans un tube aponévrotique étroit (ce qui est le cas si vous êtes par erreur

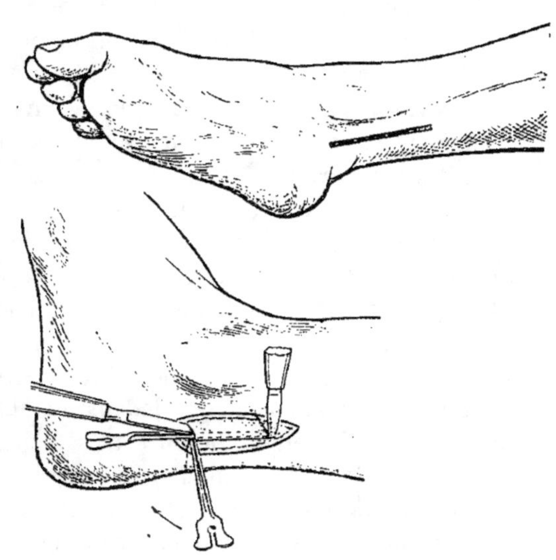

Fig. 44 et 45. — Ligature de la tibiale postérieure en bas.

dans une gaine tendineuse) et coupez. Dites à votre aide d'étendre le pied pour relâcher vaisseaux et nerfs; libérez à la sonde cannelée le nerf, qui est en dedans et un peu en arrière; réclinez-le en dedans sur un écarteur (petit côté); dénudez et chargez de dehors en dedans.

§ 5. — LIGATURES DES ARTÈRES TIBIALE ANTÉRIEURE ET PÉDIEUSE

Limites, trajet. — L'artère tibiale antérieure *naît à la face postérieure de la jambe*, par bifurcation de la poplitée à l'anneau du soléaire, l'autre branche étant le tronc tibio-péronier (fig. 37). Elle se porte directement en avant pour passer *au-dessus du bord supérieur du ligament interosseux*, au ras duquel elle *se coude* une seconde fois *à angle droit* pour descendre de haut en bas dans la loge antéro-externe de la jambe. Cette partie antérieure est seule à considérer en ce moment, la partie postérieure devant être annexée chirurgicalement au tronc tibio-péronier.

D'abord appliquée profondément contre le ligament interosseux, l'artère tibiale antérieure, flanquée de deux veines, s'en éloigne peu à peu à mesure qu'elle descend, et en même temps elle se rapproche du tibia. En haut, en effet, elle est séparée de cet os par le ventre épais de son *satellite*, le *muscle jambier antérieur*, lequel, au quart inférieur de la jambe, se condense en un tendon en arrière et en dehors duquel l'artère est directement contre la face externe (à ce niveau devenant antérieure) du tibia.

Son *côté externe* est longé : en haut par le corps charnu de l'*extenseur commun* des orteils ; à partir de la moitié supérieure de la jambe par le corps charnu, puis par le tendon de l'*extenseur propre du gros orteil*.

Au-dessus du cou-de-pied, elle est donc située entre deux tendons : celui du jambier antérieur en dedans, celui de l'extenseur propre en dehors, le premier étant toujours très facile à sentir et à voir ; elle est au milieu de l'espace intermalléolaire.

A partir de là, elle s'engage sous le ligament annulaire, puis passe sous le tendon de l'extenseur propre et en ce point prend le nom de *pédieuse*, pour se porter de là directement à l'extrémité postérieure du premier espace interosseux, qu'elle perfore pour se terminer à la plante du pied. Dans ce trajet, elle rampe entre le squelette et le bord interne du pédieux, qui la recouvre. Tel est le cas normal, mais il n'est pas exceptionnel que la tibiale antérieure s'éteigne au cou-de-pied et, pour le trajet dorsal, soit suppléée par la perforante péronière qui, sous le pédieux, se dirige obliquement en avant et en dedans vers l'extrémité postérieure du premier espace interosseux.

A la jambe, le *nerf tibial antérieur* aborde le côté externe de l'artère, la croise très obliquement en avant et arrive en dedans d'elle au cou-de-pied.

A. *Ligature de la tibiale antérieure*. — L'*interstice musculaire* au fond duquel est l'artère est celui qui sépare le jambier antérieur des extenseurs (commun en haut, propre en bas) : il répond à une *ligne tracée de la dépression anté-péronière au milieu du cou-de-pied*.

Pour *marquer la dépression anté-péronière*, il faut, sur la jambe demi-fléchie, appliquer la pulpe du pouce, bout en dehors et en haut, derrière la tête du péroné, dans le creux poplité, puis contourner cette tête d'arrière en avant, en appuyant, jusqu'à ce qu'en avant d'elle on tombe dans une dépression, qu'on marque d'un coup d'ongle (fig. 46).

Pour *marquer le milieu du cou-de-pied*, prenez la base des deux malléoles entre pouce et médius formant compas, l'index marquant le milieu. Point facile à vérifier, car il est au ras du bord externe du tendon jambier, celui-ci étant presque toujours saillant, marqué par un petit durillon ; en tout cas très aisé à tendre et à sentir en mettant le pied en varus équin.

On peut quelquefois, sur cette ligne, sentir la dépressibilité de l'interstice musculaire.

1° **Ligature en haut.** — On met la jambe en demi-flexion, en

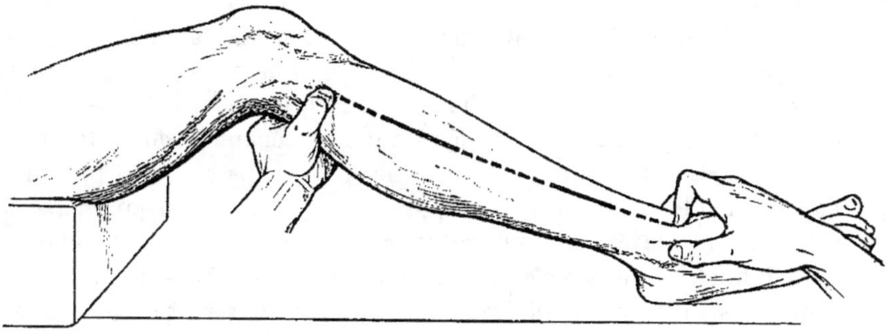

Fig. 46. — Ligne de la tibiale antérieure.

appuyant le bas de la cuisse sur un billot. L'aide, placé en dedans, la présente en légère rotation interne pour exposer la face antéro-externe. Placé en dehors, le chirurgien fait une *incision* de 8 centimètres environ, remontant au plus jusqu'à 5 doigts au-dessous de l'interligne articulaire (et même restez à 4 doigts, car la ligature est d'autant plus facile que vous opérez plus bas).

Vous fendez la *peau*, le *tissu cellulaire*, puis l'*aponévrose* bien nettoyée, en ayant soin de *faire tendre les muscles sous-jacents par extension du pied*. Rayez l'aponévrose de la pointe, sans enfoncer, pour ne pas entamer le muscle.

Il faut alors *rechercher l'interstice musculaire*, entre le jambier et l'extenseur commun, et pour cela connaître exactement sa disposition anatomique. Deux choses sont à savoir :

1° *Dans le sens longitudinal*, l'interstice n'existe que dans le bas de votre incision, car en haut les deux muscles s'insèrent chacun à une face d'une cloison tendineuse commune. Vous agirez donc comme il est dit p. 22 pour la cubitale : regardez dans l'angle inférieur de la plaie si vous ne voyez pas une ligne grisâtre ou jaunâtre, et insinuez-y le bec de la sonde, en décollant de bas en haut. Mais, en outre, il faut que votre sonde soulève un peu la lèvre musculaire interne, car :

2° *Dans le sens transversal*, l'interstice n'est pas plan, mais concave en arrière et en dedans. Sur une coupe transversale, en effet, le jambier antérieur, toujours très épais, a la forme d'une virgule dont la queue recouvre plus ou moins l'extenseur commun : elle peut même aller presque au contact de la cloison des péroniers, lame tendineuse puissante, fixée au bord du péroné d'une part, à l'aponévrose d'enveloppe de l'autre, et donnant insertion à l'extenseur commun en avant, aux péroniers latéraux en arrière. Donc, si vous ne voyez pas tout de suite devant vous la ligne celluleuse de l'interstice, il faut pincer la lèvre externe de l'incision aponévrotique et, tenant la sonde transversalement, diriger son bec d'abord en arrière, puis en avant (en ramenant le pavillon vers vous) pour passer sous le bord du jambier et le relever. Vous devez voir apparaître un corps charnu lisse, arrondi, le long duquel la sonde décolle sans effort. Les deux faces de l'interstice sont lisses, et perpendiculairement à leur axe vous voyez, sur chacune d'elle, des vaisseaux qui y rampent, partant de l'artère tibiale antérieure en arête de poisson.

Pour *écarter cet interstice*, le meilleur procédé consiste à introduire les deux grands côtés des écarteurs, dos à dos, au milieu de la fente et transversalement, puis à les faire tourner de 90°, l'un en haut, l'autre en bas, et tirer. Vous avez ainsi un écartement rectangulaire aussi large en haut qu'en bas, à la surface qu'à la profondeur.

Dans cet écartement on voit d'abord le nerf, puis l'artère avec deux veines ; elle est difficile à dénuder, à cause de la profondeur.

Pour *charger*, introduisez le porte-fil de champ dans l'espace intermusculaire, de façon que le dos de sa convexité arrive au contact du ligament interosseux, entre l'artère et le nerf ; puis abaissez le manche, avec un peu de rotation, pour engager le bec sous l'artère, et ressortez obliquement.

2° **Ligature en bas.** — Le membre repose à plat sur la table ; le chirurgien est en dehors ; aide en face.

Faites une *incision* de 5 à 6 cm., qui s'arrête à 2 doigts environ au-dessus de l'interligne tibio-tarsien. Coupant le tissu sous-cutané (où rien n'est à ménager), nettoyez bien l'aponévrose. Commandez alors à votre aide de *mettre le pied en varus équin, pour tendre le tendon jambier*, le long duquel, de bout en bout, vous *fendez l'apo-névrose* d'un coup de pointe. Prenez dans la pince la lèvre interne de cette fente et sous elle, entre elle et le tendon jambier que vous voyez, insinuez transversalement la sonde cannelée, jusqu'à ce qu'elle soit arrêtée par l'insertion de l'aponévrose à la crête tibiale; ramenez alors l'instrument à vous, en appuyant du bec qui contourne ainsi le relief du tendon et tombe dans le creux dépressible, entre lui et l'extenseur propre. A ce moment, faites relâcher les muscles par flexion du pied; d'un coup de sonde en long faites la voie aux écar-teurs (petit côté), un sur chaque lèvre : et entre les deux est l'ar-tère, accolée à l'os, nerf en avant et en dedans; chargez de dedans en dehors.

Si vous ne voyez pas tout de suite l'artère, vérifiez si vous n'avez pas, par erreur, laissé échapper deux tendons au lieu d'un seul à partir de la crête tibiale, et si dès lors l'extenseur propre n'est pas chargé avec le jambier sur l'écarteur interne.

B. **Ligature de la pédieuse**. — La *ligne opératoire* va *du milieu du cou-de-pied, en dehors du tendon du jambier antérieur, à l'extrémité postérieure du premier espace interosseux.*

Le membre étendu reposant à plat sur la table, le chirurgien se place en dehors, aide en face, et il fait une *inci-sion* de 3 à 4 centimètres, se terminant à l'extrémité postérieure du premier espace interosseux : elle est à environ 1 centimètre en dehors du tendon exten-seur propre, qu'il ne faut pas voir en opérant. Après avoir traversé le plan

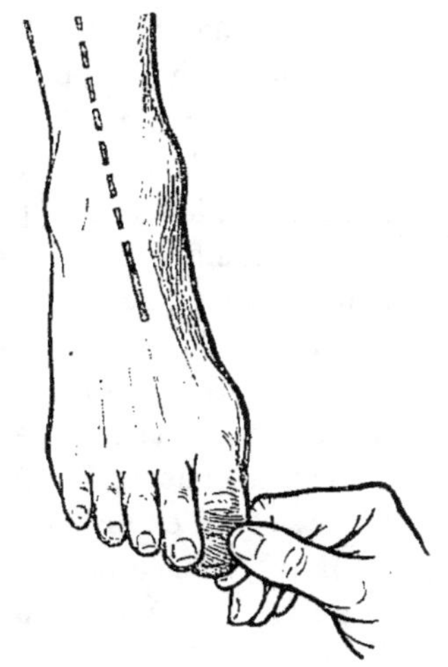

Fig. 47. — Ligne de la pédieuse.

sous-cutané (où l'on voit et ménage les veines et nerfs superficiels) on arrive à l'*aponévrose*, mince, sous laquelle apparaît par transpa-rence le *bord interne du pédieux*; sur ce bord interne, d'un coup de pointe, on la fend de bout en bout, et on libère le muscle avec la sonde cannelée mise à plat sous lui, de façon à pouvoir le récliner en dehors sur le petit côté de l'écarteur. A la place où était ce bord, on voit l'artère, accompagnée de deux veines; on la charge *ad libitum.*

Si l'artère manque à ce niveau, c'est qu'elle est suppléée par la péronière, que vous trouverez à l'extrémité postérieure du premier espace interosseux.

IV. — LIGATURES DU COU

Origine des artères de la base du cou. — L'origine des carotides et sous-clavière a lieu dans le thorax, sur la face supérieure de la crosse aortique, selon une disposition utile à préciser, si l'on veut comprendre l'entrée de ces artères à la base du cou. On s'en rend compte en étudiant la figure 48.

La partie horizontale de la crosse de l'aorte est oblique en arrière et à gauche; elle est à cheval sur l'angle trachéo-bronchique gauche. En avant et à droite, derrière la première pièce du sternum (dont le sépare le plan formé par la coalescence des troncs brachio-céphaliques veineux constituant la veine cave supérieure, fig. 50), naît d'abord le *tronc artériel brachio-céphalique droit,* racine commune de la sous-clavière et de la carotide correspondantes. Ce tronc, oblique en haut et à droite, croise l'angle trachéo-bronchique droit, et sa direction se continue avec celle de la sous-clavière, qui forme une courbe à concavité inférieure au-dessus du sommet pleuro-pulmonaire; et de ce gros tronc se détache en haut, au ras du bord droit de la trachée, la carotide primitive droite, verticalement ascendante, et cervicale dès son origine.

La *carotide primitive gauche* naît de la crosse aortique, en arrière et à gauche du tronc précédent, et elle monte, d'abord intra-thoracique, devant le bord gauche de la trachée, dont la face antérieure apparaît entre les deux vaisseaux divergents.

Plus loin encore en arrière, près de la 3e vertèbre dorsale, près de ·l'œsophage (fig. 49), naît la *sous-clavière gauche* qui, d'abord presque verticale, se recourbe elle aussi au-dessus du sommet du poumon pour devenir horizontale. C'est au point où les sous-clavières deviennent horizontales que s'élève verticalement leur première collatérale, la vertébrale; et bientôt ces artères, situées en dedans des scalènes, s'engagent entre ces deux muscles.

Il faut étudier successivement :

1° A la *base du cou*, le *tronc clavi-axillaire*.

2° Aux *régions latérales du cou*, les *carotides*.

§ 1. — TRONC CLAVI-AXILLAIRE

Limites. Trajet. — Il convient, pour l'opérateur, d'étudier ensemble les ligatures, au-dessus et au-dessous de la clavicule, du gros tronc vasculaire qui, venu du thorax, passe sur la première côte, derrière la clavicule, et dans l'aisselle, au long du muscle coraco-biceps, se continue par le tronc huméro-axillaire.

Ce tronc, dont la partie intra-thoracique ne vous intéresse pas,

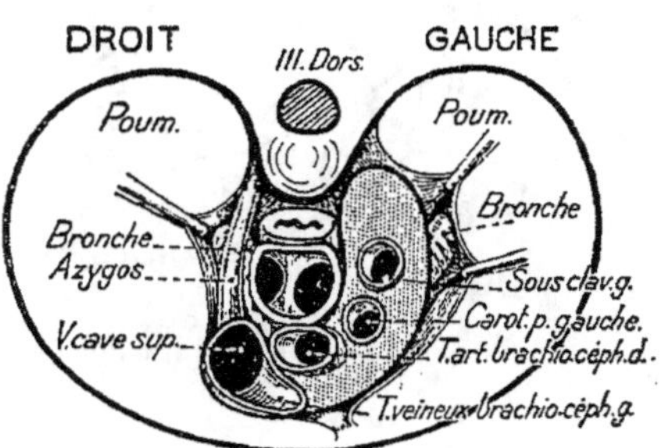

Fig. 48.   Les troncs artériels à l'aorte.   Fig. 49.

entre à la base du cou, dans le creux sus-claviculaire, en reposant sur la première côte, entre les deux muscles scalènes, antérieur et postérieur. Il est donc, à ce niveau, derrière le tendon arrondi, résistant

par lequel le scalène antérieur s'insère, sur la face supérieure de
la première côte, au *tubercule de Lisfranc*. Sous l'artère, la côte
forme un plan à peu près horizontal, large, légèrement excavé en
gouttière (fig. 55).

A partir de là, le tronc artériel se porte en dehors et en bas, *sous le*

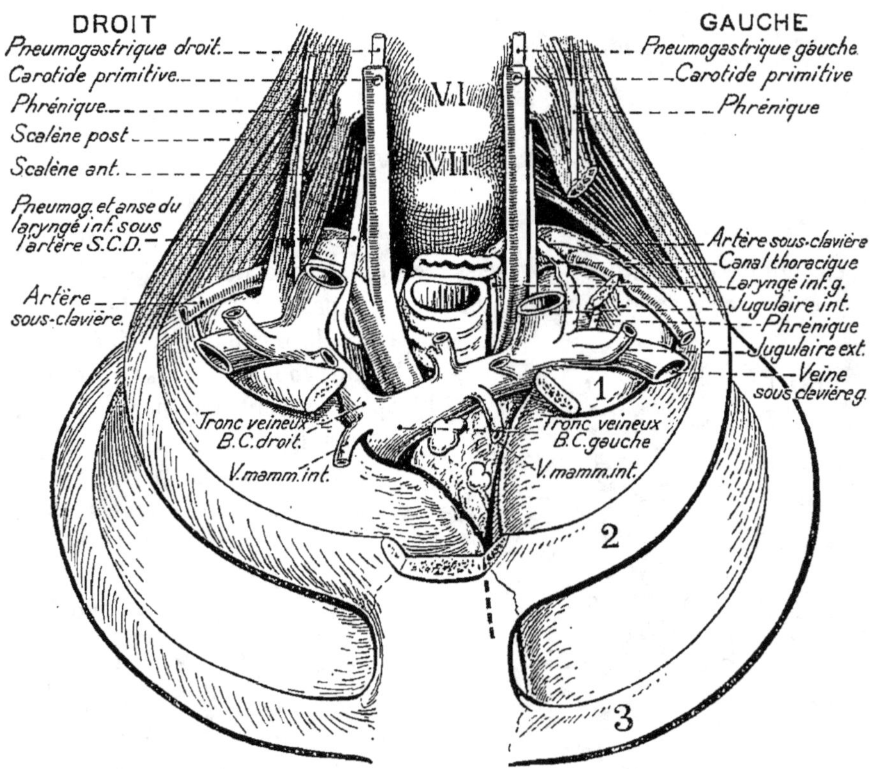

Fig. 50. — La base du cou.

milieu de la clavicule, que matelasse le muscle sous-clavier, et il
gagne la face interne de l'articulation scapulo-humérale, accolé derrière la paroi antérieure de l'aisselle et croisant en diagonale le premier espace intercostal. Il y a continuité directe entre les deux parties
sus et sous-claviculaires du tronc artériel, dont on fait varier la longueur relative selon que l'on élève ou que l'on abaisse le moignon
de l'épaule et la clavicule.

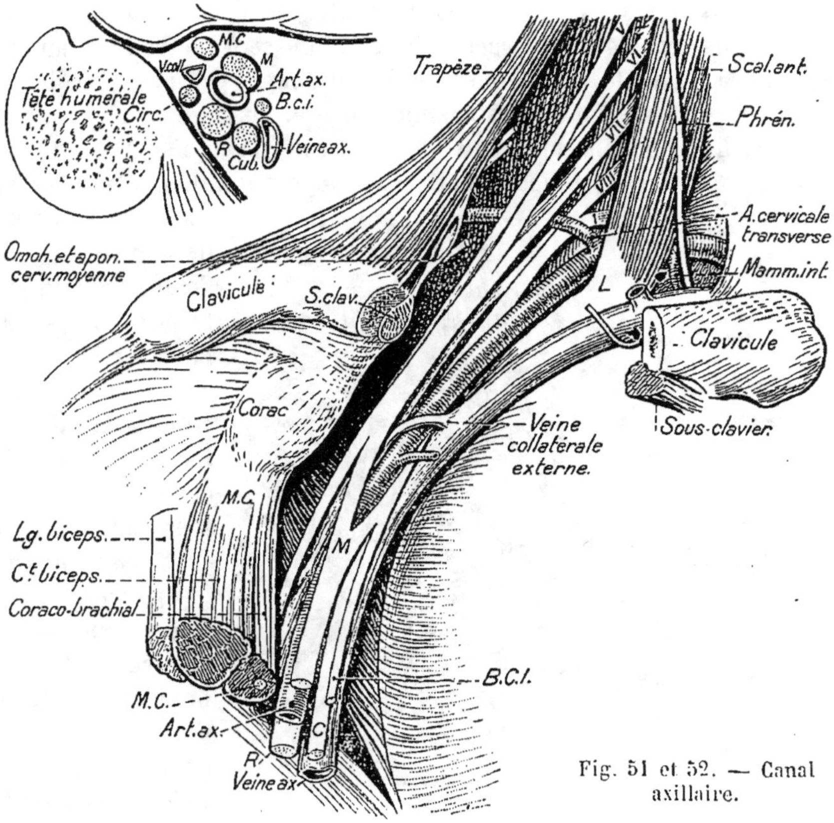

Fig. 51 et 52. — Canal axillaire.

La *veine correspondante*, située d'abord en avant et en dedans, est, à la base du cou, séparée de l'artère par l'épaisseur du scalène antérieur, en avant duquel elle croise la première côte ; à deux travers de doigt environ au-dessous de la clavicule, à mi-largeur à peu près de la paroi antérieure de l'aisselle, elle prend contact avec l'artère, à son côté interne. Elle est volumineuse, déborde souvent en avant sur l'artère.

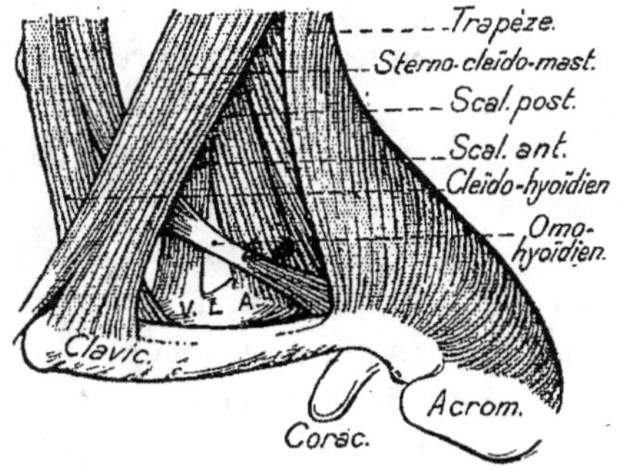

Fig. 53. — Creux sus-claviculaire.

Les *nerfs du plexus brachial* forment entre les scalènes, au-dessus de l'artère, des échelons superposés qui se réunissent, entre la première côte et la clavicule, en un faisceau de cordons à peu près parallèles, obliques en bas et en dehors comme l'artère. Derrière la clavicule et au-dessous d'elle, ils sont contre le bord externe de l'artère, qui, au niveau du faisceau coraco-bicipital, s'engage au milieu d'eux, entre les deux racines du nerf médian : et l'on arrive ainsi au tronc huméro-axillaire (fig. 52 et 54).

Ces troncs vasculo-nerveux sont recouverts, sous la peau et le tissu sous-cutané, par *deux plans musculo-aponévrotiques,* interrompus par la clavicule : 1° sterno-cléido-mastoïdien, trapèze et aponévrose superficielle au-dessus ;

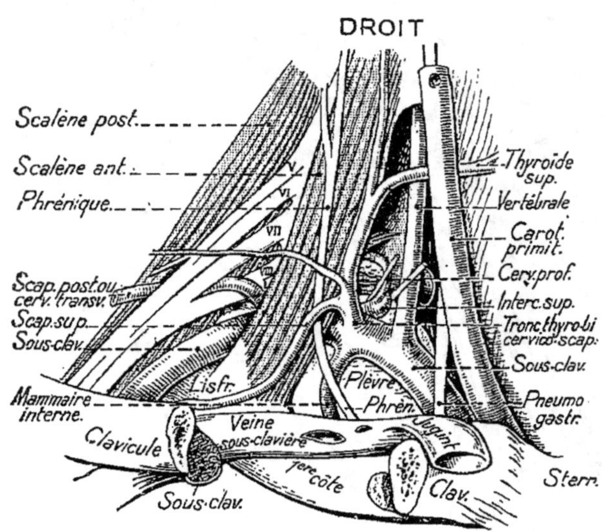

Fig. 54. — L'artère sous-clavière.

grand pectoral au-dessous ; 2° omo-hyoïdien et aponévrose cervicale moyenne au-dessus, plan clavi-coraco-axillaire au-dessous.

Les détails de cette topographie doivent être indiqués à propos de chacune des ligatures au-dessus et au-dessous de la clavicule.

Le *repérage osseux* est le même pour ces deux ligatures. Il consiste à sentir le bord antérieur de la clavicule ; à marquer d'un coup d'ongle les deux interstices, sternal et acromial, qui limitent les deux bouts de cet os ; à marquer le milieu de cette longueur avec l'index, entre pouce et médius faisant compas. On trouve très facilement l'interligne sternal, contre la tête osseuse faisant saillie à la base du cou. On se trompe plus facilement pour l'extrémité externe : on la cherche en suivant avec le doigt le bord antérieur, à ce niveau concave en avant, et on est arrêté, à hauteur du moignon de l'épaule par l'acromion, dont le bec dépasse en avant la surface claviculaire correspondante.

Ce milieu de la clavicule correspond au point où l'artère passe sous l'os : mais elle est oblique en bas et en dehors et s'engage à environ 1 cm. en dedans du milieu (fin de la sous-clavière), pour sortir à environ 1 cm. en dehors (commencement de l'axillaire).

Opération. — Pour ces deux ligatures, le *chirurgien* se place en dehors de l'épaule, face à la clavicule. L'*aide* est en face de lui, au petit bout de la table, derrière l'épaule. Le *sujet* est couché à plat tout au bord de la table, en porte à faux, la nuque et le haut du dos reposant sur un billot placé en long, dont la concavité est placée sous l'omoplate, en sorte que celle-ci n'appuie sur rien et peut être, à volonté, élevée ou abaissée avec le moignon de l'épaule et la clavicule.

Il faut toujours avoir soin de vérifier, autant que possible, le trajet des veines superficielles (jugulaire externe, céphalique, anastomose possible entre les deux) en les faisant gonfler par pression centripète.

1° **Ligature au-dessus de la clavicule** (*sous-clavière en dehors des scalènes*). — On augmente l'étendue du creux sous-claviculaire, donc de la partie artérielle accessible, en *portant le moignon de l'épaule en bas, en avant et en dedans*, en appliquant transversalement contre le ventre du sujet l'avant-bras fléchi à angle droit sur le bras.

L'*incision cutanée*, longue de 8 cm., commence à *deux travers de doigt en dehors de l'articulation sterno-claviculaire*, sur une ligne *parallèle au bord supérieur de la clavicule*, à 1 cm. au-dessus de lui.

On coupe sans danger la *peau*, la *peaucier* et le *plan sous-cutané* et on arrive à l'*aponévrose superficielle*, que l'on peut fendre directement, car à ce niveau la veine jugulaire externe est devenue profonde. Coupez-la en dedans, sans craindre *de diviser le muscle sterno-cléido-mastoïdien* si son chef claviculaire est large et empiète sur l'incision : celle-ci doit être parfaitement libre en dedans, car c'est là que vous devez travailler pour *mobiliser la veine jugulaire externe* et *effondrer* (au-dessous de l'omo-hyoïdien) l'*aponévrose moyenne* qui adhère en bas, derrière la clavicule, au confluent des jugulaires et de la veine sous-clavière. A 1 cm. au-dessus de la clavicule, vous êtes à distance du gros tronc veineux transversal, mais dans la moitié externe de l'incision vous rencontrerez la jugulaire externe, qui descend verticalement, puis se recourbe en crosse à concavité antéro-interne, pour

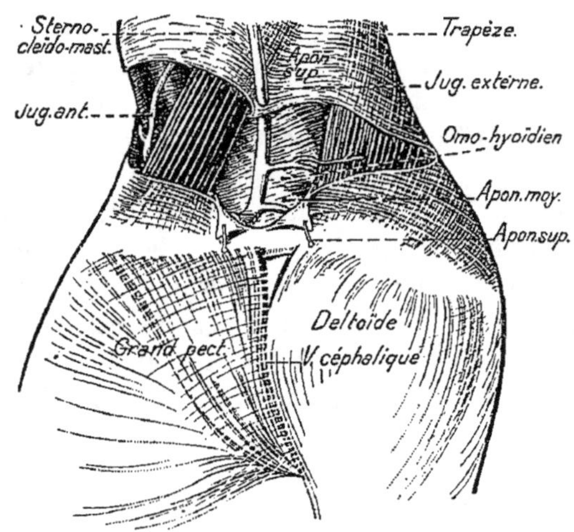

Fig. 55. — Creux sus-claviculaire; plan superficiel.

longer plus ou moins le bord de la veine sous-clavière et arriver au confluent de la jugulaire interne (fig. 55 et 56).

Il faut donc *effondrer l'aponévrose moyenne* dans l'angle interne de l'incision, en travaillant avec la sonde dans la direction du sterno-cléido-mastoïdien et contre ce muscle. Dans le petit entonnoir ainsi creusé on place un écarteur, qu'un aide tire transversalement en dehors, et on récline en ce sens la *crosse jugulaire* dont on a forcément chargé la concavité; l'écartement de dedans en dehors est facile parce que sur son flanc interne la jugulaire ne reçoit aucun affluent, tandis que sur son flanc postéro-externe elle reçoit des veines scapulaires qui la fixent en ce sens.

Pour y voir clair, mettez un deuxième écarteur, lui aussi tiré transversalement, sur l'angle interne de la plaie (muscle sterno-cléido-mastoïdien). Pour tenir cet écarteur, l'aide passe la main correspondante en anse derrière la tête du sujet. Dites-lui d'appuyer

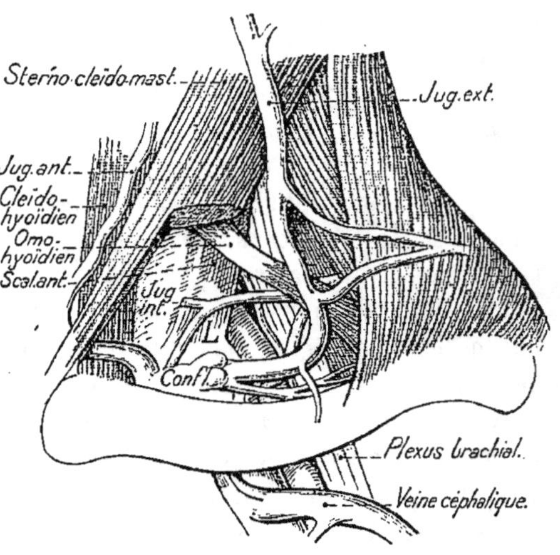

Fig. 56. — Creux sous-claviculaire.

sujet. Dites-lui d'appuyer en même temps avec la saignée du coude sur le flanc de cet occiput et de pousser transversalement, vers le côté non opéré : il va tendre ainsi la *corde du scalène antérieur*, sur laquelle maintenant vous devez vous repérer.

Pour vous exercer à trouver cette corde, commencez par la *chercher avec l'index gauche* : enfoncez ce doigt, paume vers vous, perpendiculairement au milieu de la clavicule, et vous arriverez sur la corde du scalène; descendez vers la première côte, le long de ce tendon, et vous serez arrêté par ce plan osseux sur lequel, entre l'ongle et la pulpe, vous sentirez la saillie du *tubercule de Lisfranc*. Alors, sans quitter le contact du plan osseux, ramenez l'index vers vous, en appuyant un peu : le ruban artériel, en gouttière, vous échappera sous le doigt.

Si vous êtes plus habile, n'enfoncez pas votre index, mais seulement la sonde; par quelques coups de bec longitudinaux, dénudez le tendon du scalène, ce qui est facile s'il est bien tendu, et contre la côte, derrière lui, vous êtes à l'artère.

Pour *isoler l'artère*, il faut gratter *sur la côte*, perpendiculairement à la côte et parallèlement au vaisseau, donc obliquement en avant et en dehors, sans quitter le contact osseux, ce qui vous donne un champ de 1 à 2 centimètres : car si vous quittez l'os, vous avez chance de perforer le sommet de la plèvre en arrière ou la veine en avant.

Dénudez et chargez de dedans en dehors. Avant de lier, assurez-vous que vous avez bien amené l'artère, directement au contact du scalène et de la côte, et non un cordon nerveux, blanc et arrondi.

2° **Ligature au-dessous de la clavicule** (*axillaire*). — Vous augmenterez l'étendue du creux sous-claviculaire en portant le moignon de l'épaule en haut et en arrière, ce qui se fait naturellement, le dos étant élevé sur le billot comme il est dit p. 55, par appui sur la table, bras légèrement écarté du corps, le coude poussé vers la tête.

Sentez le bord antérieur de la clavicule et la coracoïde; et tracez une *incision de 8 centimètres, parallèle à la clavicule, à 1 centimètre au-dessous d'elle, de la coracoïde à 3 centimètres en dehors de l'articulation sterno-claviculaire.*

Dans le plan sous-cutané, méfiez-vous de l'*anastomose possible, pré-claviculaire, entre la céphalique et la jugulaire externe* : si elle existe, libérez-la en dedans et réclinez en dehors. Le *grand pectoral* devient visible : du pouce gauche, allongé sur la clavicule, tirez vers le cou la lèvre interne de l'incision cutanée, et à pleine lame, en rasant l'os, *coupez le muscle*; il n'y a pas à craindre de dépasser sa face profonde, séparée par un plan de glissement conjonctif de l'*aponévrose clavi-coraco-axillaire* (fig. 57). Celle-ci, qui fait suite à l'aponévrose moyenne du cou, forme en haut, sous la clavicule, une gaine au muscle sous-clavier, et en bas une gaine au petit pectoral; d'où, entre ces deux muscles, un espace triangulaire à bord supérieur horizontal (sous-clavier), à bord inférieur oblique en haut et en dehors (petit pectoral), à sommet externe (coracoïde). Ce plan, cribriforme, est traversé par la veine céphalique qui, contre la gaine du sous-clavier, fait crosse devant l'artère pour se jeter dans la veine; par l'artère acromio-thoracique et ses branches; par le nerf du grand pectoral (fig. 59).

Pour inciser cette aponévrose en respectant ces organes, il faut passer au-dessus d'eux, par la *gaine du sous-clavier* : à l'angle gauche de l'incision, piquez 5 ou 6 millimètres de pointe à plat sous la clavicule, et coupez de bout en bout; le matelas musculaire protège les veines. Mais si maintenant vous mettez votre index gauche dans la plaie et si vous cherchez à accrocher et à abaisser la lèvre inférieure

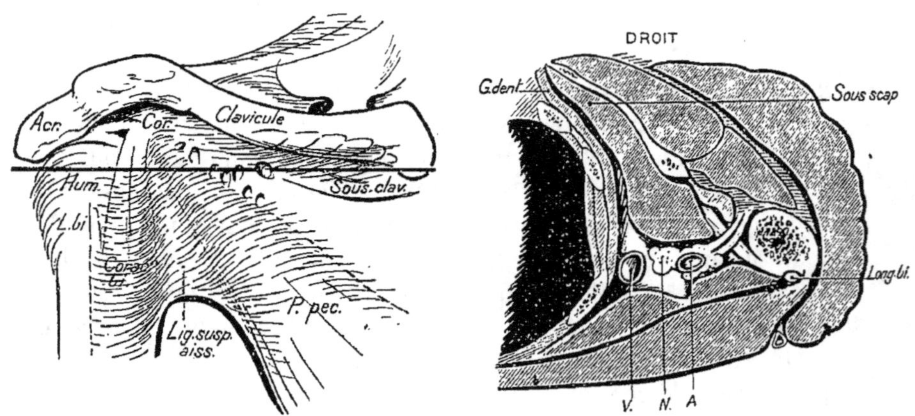

Fig. 57.   Région sous-claviculaire.   Fig. 58.

de cette fente aponévrotique, vous sentez un bord tranchant, qui vous résiste. C'est que l'aponévrose est épaisse en dehors, à son insertion coracoïdienne : l'ayant ainsi tendue sur la pulpe de l'index (ce qui est inutile pour un opérateur habile), donnez-lui, contre la

coracoïde, un coup de pointe vertical, tranchant vers vous, de 5 à
4 millimètres de haut; rien de dangereux à ce niveau, et tout de
suite la lèvre fibreuse s'écarte, tirée en bas par un écarteur (grand
côté); avec elle s'abaisse la veine céphalique.

L'artère (que vous pouvez sentir rouler sous votre index gauche,
appuyé de dedans en dehors sur la cage thoracique) est croisée en
avant par le *nerf du grand pectoral*. Ce nerf, branche du plexus
brachial, perfore l'aponévrose profonde au-dessous du sous-clavier et,
formant une petite crosse antéro-interne, aborde la face postérieure

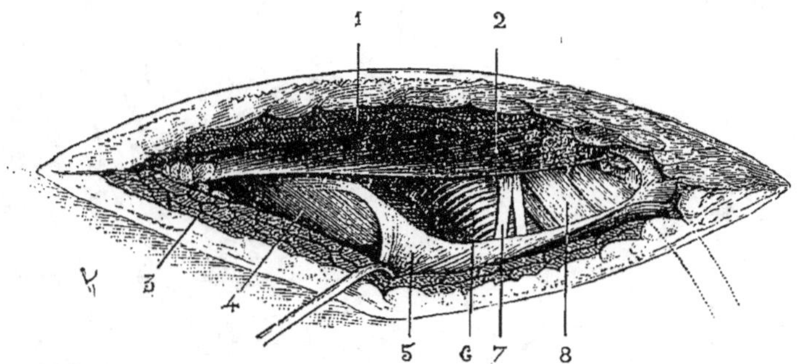

Fig. 59. — Ligature de l'artère axillaire gauche sous la clavicule, plaie disséquée.

1, insertions claviculaires du grand pectoral ; 2, muscle sous-clavier ; 3, coupe du chef
claviculaire du grand pectoral désinséré et abaissé ; 4, veine axillaire ; 5, feuillet aponévrotique qui engainait le sous-clavier et qui, abaissé, a entraîné et couvert la crosse ou
embouchure de la veine céphalique et tous les vaisseaux acromio-thoraciques ; 6, artère ;
7, nerfs du grand pectoral ; 8, gros troncs du plexus brachial.

du grand pectoral. Il est à peu près verticalement descendant. Donc,
pour le voir, vous le libérerez en travaillant de la sonde parallèlement
à sa direction (donc perpendiculairement à la clavicule), à 1 centimètre en dehors du milieu de la clavicule. Ainsi repéré sur lui,
chargez-le sur l'écarteur et faites récliner en dehors (et un peu en
bas). L'*artère* apparaît à la place où était le nerf, et comme celui-ci
forme la limite interne du plexus, vous êtes à l'abri de l'erreur qui
consiste à lier un nerf. La *veine* est en dedans et en avant, souvent
volumineuse et débordant sur l'artère, à paroi mince, facile à percer.
Cherchez donc avec prudence son bord externe, en libérant l'artère
par des coups de sonde donnés obliquement en bas et en dehors, à
1 centimètre en dehors du milieu de la clavicule; mettez un écarteur
sur le bord externe de la veine réclinée en dedans; dénudez au ras
de la clavicule et chargez de dedans en dehors.

§ 2, — LIGATURES DES ARTÈRES CAROTIDES

Limites. Trajet. — L'artère *carotide primitive* entre au cou à
peu près sur la projection antéro-postérieure de l'articulation sterno-
claviculaire. Elle monte presque verticalement, un peu oblique

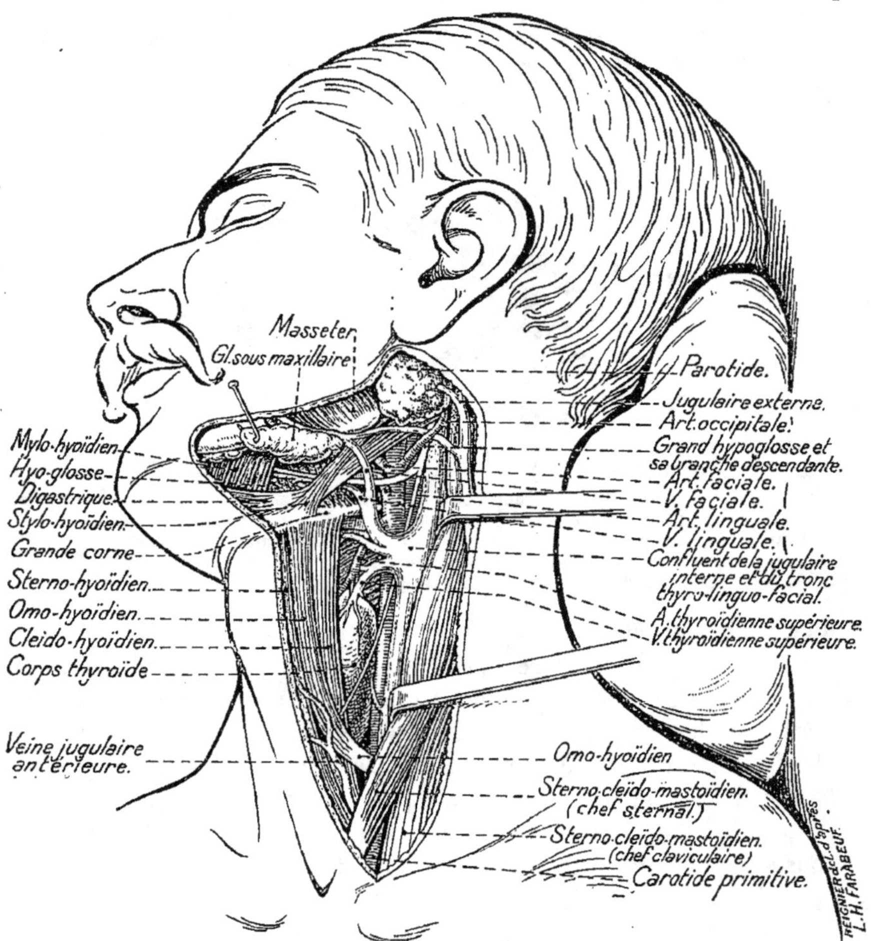

Fig. 60. — Les artères carotides.

toutefois en dehors et en arrière, pour se diriger vers le trou caro-
tidien, à la face inférieure du rocher. Entre le bord supérieur du
cartilage thyroïde et la grande corne de l'os hyoïde, elle se bifurque

en *carotides interne et externe* : on peut considérer que la carotide interne, elle aussi dépourvue de collatérales, continue son trajet, et que ce tronc donne naissance, par son bord antéro-interne, à une artère volumineuse, la carotide externe, destinée à irriguer la partie supérieure du cou et la face. Le tronc ainsi envisagé va donc de la base du cou à la base du crâne; il flanque de chaque côté le tube pharyngo-œsophagien et repose en arrière sur les vertèbres, en dedans du tubercule antérieur des apophyses transverses cervicales (avec leur doublure musculaire). Il est accompagné, en dedans, par la *veine jugulaire interne*, grosse, à paroi mince et flasque, qui souvent le déborde en avant (surtout à la partie inférieure du cou); et entre les deux vaisseaux, dans leur angle postérieur, descend le *nerf pneumogastrique*. Ces trois organes forment paquet *dans la même gaine*; le grand sympathique est derrière l'artère, devant le rachis, mais hors de la gaine.

La première couverture, commune aux carotides primitive. et secondaires, est formée par l'aponévrose superficielle, qui latéralement engaine le *muscle sterno-cléido-mastoïdien, satellite de l'artère.*

Oblique en haut, en dehors et en arrière, de la région sternoclaviculaire à la région mastoïdo-occipitale, ce muscle fait relief au cou par son bord antérieur, contre lequel les doigts suivent facilement une gouttière dépressible entre lui et l'arbre laryngo-trachéal. Cette gouttière répond à la *ligne de ligature*, qui va donc *de l'articulation sterno-claviculaire au creux parotidien, derrière l'angle de la mâchoire*. Mais il faut remarquer que, les deux artères montant à peu près dans le plan vertical, tandis que les deux muscles divergent en montant (laissant entre eux un espace aponévrotique qui en haut a toute la largeur de la face) il n'y a pas parallélisme complet entre les deux lignes. Cela est atténué, avant dissection du muscle, par le fait que le bord antérieur de la gaine musculaire est presque directement accolé à l'angle de la mâchoire, par sa continuité avec la cloison qui sépare la parotide de la sous-maxillaire : il n'en reste pas moins que le bord antérieur du muscle déborde en dedans l'artère au-dessus du sternum (elle répond à l'interstice entre ses deux chefs), la longe à la partie moyenne du cou, puis en haut s'en écarte un peu en se portant en dehors et en arrière.

Les plans profonds, différents en haut et en bas, seront étudiés à propos : 1° de la carotide primitive; 2° de la carotide externe.

Les *repères à marquer sur la peau* avant d'opérer, outre le relief du sterno-cléido-mastoïdien, sont :

1° L'arc antérieur du cricoïde, que l'on sent avec l'ongle, de bas en haut, sur la ligne médiane du cou (niveau de la 6ᵉ apophyse transverse cervicale).

2° Le bord supérieur du cartilage thyroïde (limite supérieure de la carotide primitive).

3° Le corps et la grande corne de l'os hyoïde, sentis (comme le précédent) en pinçant transversalement le cou entre pouce et index.

4° Le trajet des veines superficielles, en faisant refluer le sang par pression centripète.

1° **Ligature de la carotide primitive.** — L'artère est recouverte en bas par *deux plans musculo-aponévrotiques* :

1° Le sterno-cléido-mastoïdien et l'aponévrose superficielle ;

2° Les muscles omo-hyoïdien, sterno-hyoïdien et sterno-thyroïdien dans l'aponévrose moyenne. Celle-ci constitue un plan triangulaire à sommet supérieur (hyoïdien), dont le bord postéro-externe est constitué par la ligne concave du muscle omo-hyoïdien.

On peut faire la ligature en n'importe quel point du vaisseau. Le *lieu d'élection* est à hauteur du tubercule de la 6ᵉ apophyse transverse cervicale (dit tubercule de Chassaignac), donc au niveau de l'arc antérieur du cricoïde ; au-dessus du bord de l'omo-hyoïdien, donc sans traverser l'aponévrose cervicale moyenne.

Le sujet est couché sur le dos, la nuque soulevée par un billot, occiput et épaules reposant sur la table ; le chirurgien se place du côté à opérer, l'aide en face.

L'incision, sur la ligne indiquée p. 61, sera longue de 6 à 7 centimètres, ayant pour *limite supérieure le bord supérieur du cartilage thyroïde.* Pour la faire, tendez peau et sterno-cléido-mastoïdien, en tournant la face du côté opposé. Sous la peau que double le peaucier, faites attention à la jugulaire externe, quelquefois (en dedans) à une branche de la jugulaire antérieure, réclinez ces vaisseaux l'un en dehors, l'autre en dedans ; puis, de bout en bout et directement, fendez l'aponévrose sur le bord antérieur (plutôt un peu en dehors pour être avec certitude sur le corps musculaire) du *muscle sterno-cléido-mastoïdien. Ne continuez jamais avant d'avoir vu ce repère.* Pincez la lèvre interne de la fente aponévrotique, et de votre pointe à plat sous le muscle (donc dirigée un peu vers vous), libérez celui-ci et réclinez en dehors, après l'avoir relâché en mettant la face droite.

Puis placez un écarteur (grand côté), sur le larynx récliné en dedans, et vous avez sous les yeux le *feuillet profond de la gaine du sterno-cléido-mastoïdien*, qui vous sépare du paquet vasculo-nerveux. Un débutant fera bien d'explorer la plaie avec l'index gauche, à hauteur du cartilage cricoïde, perpendiculairement à la colonne vertébrale, sur laquelle il sent le tubercule de Chassaignac (saillie de la 6ᵉ transverse cervicale surplombant la 7ᵉ), contre lequel, ramenant le doigt vers lui en appuyant, il sent l'artère rouler sous la pulpe.

Selon que l'on est plus ou moins exercé, on fend la gaine à la sonde cannelée ou par une boutonnière, en dédolant. A la face antérieure de l'artère on ménage, si on la voit, la branche descendante de l'hypoglosse ; en dehors, on cherche le bord interne (souvent débordant) de la jugulaire, que l'on décolle avec précaution à la sonde cannelée et que l'on récline en dehors, sous l'écarteur qui tenait le sterno-cléido-mastoïdien.

La *dénudation* doit être particulièrement soignée à la face postérieure du vaisseau, pour ne pas lier le nerf pneumogastrique avec l'artère (assurez-vous-en avant de serrer le nœud). On charge de dehors en dedans.

2º **Ligature de la carotide externe.** — Les positions de la tête, du chirurgien, de l'aide, sont les mêmes que pour la ligature de la carotide primitive.

Il est classique d'*inciser la peau* sur le bord antérieur du sterno-cléido-mastoïdien, de l'angle de la mâchoire au bord supérieur du cartilage thyroïde. Je crois plus commode (voy. p. 61 résumé anatomique) de faire une *incision presque verticale*, de 6 centimètres environ, partant du bord de la mâchoire à 1 travers de doigt en avant de l'angle et aboutissant au bord supérieur du cartilage thyroïde. Son milieu correspond à peu près à la grande corne de l'os hyoïde, repérée avec soin, et qu'il est facile de faire saillir, en disant à l'aide de pousser vers vous celle de son côté.

Sous le peaucier, faites attention à la jugulaire externe et à son anastomose avec la faciale, puis fendez directement *l'aponévrose superficielle*. Si vous avez préféré l'incision verticale, c'est dans sa moitié inférieure seulement que vous verrez, libérerez et écarterez en dehors (comme il est dit pour la carotide primitive) le *bord antérieur*

du muscle sterno-mastoïdien qu'il faut toujours voir (premier repère).
Mettez un écarteur en dedans, sans accrocher la grande corne.

A partir de ce moment, la tête a été ramenée dans la rectitude, et vous devez *travailler du bistouri et de la sonde horizontalement*, tandis que jusque-là vous aviez tenu le tranchant vertical : et vous vous portez ainsi vers le larynx et la *grande corne* (que l'aide fait saillir) au-devant du paquet vasculo-nerveux, en enlevant au passage, s'il y en a, les ganglions qui le recouvrent et vous gênent. Un débutant fera bien de se repérer, au besoin à plusieurs reprises, en sentant la grande corne avec l'index gauche. Cette corne étant bien sentie, effondrez au ras d'elle et au-dessus d'elle, le plan profond avec la sonde cannelée (avec la pointe si vous êtes adroit), et voyez dans le bas de l'incision, un tronc veineux transversal, le *tronc thyro-linguo-facial* qui va se jeter dans la jugulaire ; dans le haut, le *nerf grand hypoglosse*. Pour chercher et isoler ces deux organes, il faut travailler avec la sonde cannelée parallèlement à leur direction, donc transversalement, et non plus longitudinalement comme vous aviez fait jusqu'ici. La veine, dont presque toujours vous voyez tout de suite le trajet bleuâtre, est au-dessous (1 centimètre environ) de la grande corne ; vous libérez son bord supérieur et le mettez sur l'écarteur externe. Le nerf, qu'il faut dégager pour le voir, derrière le pôle inférieur de la parotide, est à 1 centimètre environ au-dessus ; vous le mettez sur l'écarteur interne, et ne le faites écarter que peu. Juste à la place où il était, entre lui et la veine, au ras de la grande corne de l'os hyoïde, est un gros vaisseau que vous dénudez et chargez de dehors en dedans.

L'erreur parfois commise consiste à amener soit la carotide primitive au-dessous de la bifurcation (erreur excusable si cette bifurcation est anormalement élevée), soit la carotide interne. Cette dernière faute tient à ce que souvent on ignore qu'à l'origine la carotide externe (ainsi appelée parce qu'elle va aux parties extérieures de la face), est en avant et un peu en dedans de l'interne. Mais carotides primitive et interne ont le caractère commun de ne pas fournir de branches : donc, avant de serrer le nœud, libérez à la sonde cannelée le bord antérieur du vaisseau que vous avez chargé et *vérifiez s'il en naît des collatérales*. La ligature typique doit se trouver entre un vaisseau oblique en bas et en avant (thyroïdienne supérieure) et un vaisseau transversal en avant (linguale ou tronc linguo-facial).

3° **Branches de la ca-
rotide externe**. — Pour
lier, en pratique, les
branches de la carotide
externe, le mieux sem-
ble être, dans la majo-
rité des cas, de les saisir
à leur origine, c'est-à-
dire de mettre à décou-
vert le tronc et d'y chercher l'artère voulue.

Il est classique d'en-
seigner les ligatures de :

1° La *faciale* au point
où elle croise la mâ-
choire inférieure en
avant du bord tangible
du masséter ; une inci-
sion de 5 centimètres
environ est tracée sous
le bord de la mâchoire
à ce niveau ; l'artère est
directement contre l'os.

2° L'*occipitale* sous
l'apophyse mastoïde, par
une incision de 5 cen-
timètres, transversale,
se terminant en avant
sous la pointe de l'apo-
physe ; entre cette pointe et l'apophyse transverse de l'atlas, l'artère
est recouverte par la partie postérieure du sterno-cléido-mastoïdien,
le splénius et le petit complexus.

3° La *linguale* (voyez plus loin).

On atteint la *temporale superficielle* (branche terminale) par une
incision verticale de 5 centimètres,

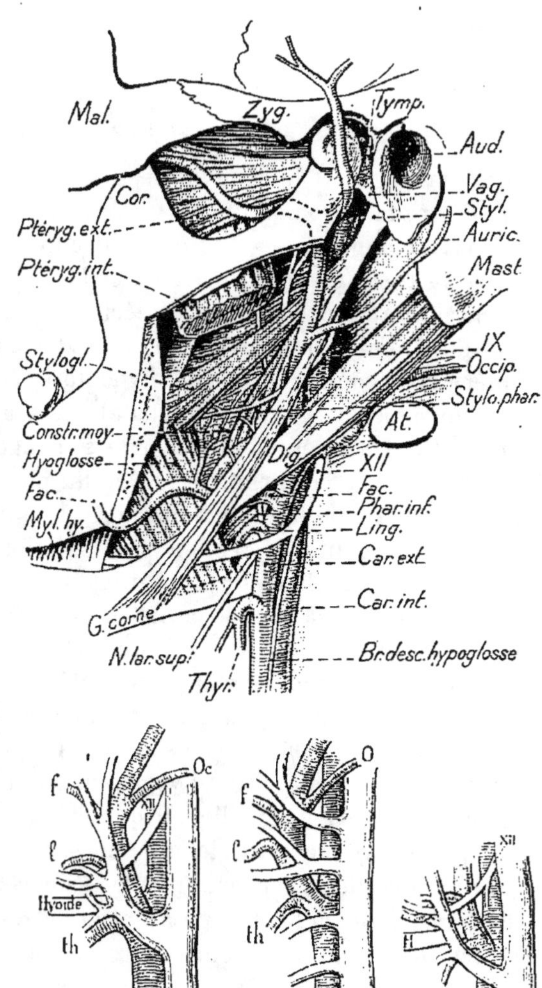

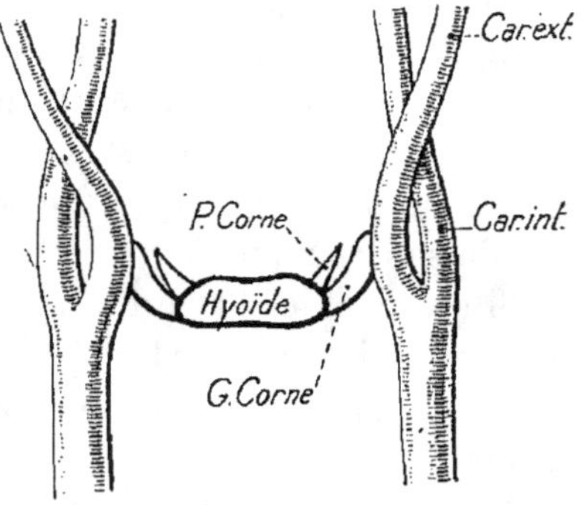

Fig. 61, 62 et 63.

entre le tragus et le condyle de la mâchoire, coupée en son milieu
par l'arcade zygomatique.

Artère linguale. — Née du bord antérieur de la carotide externe,
entre la thyroïdienne supérieure et la faciale, l'artère linguale décrit
d'abord une anse à concavité inférieure, dont le pôle s'élève au-dessus du grand hypoglosse, puis elle devient transversale et postéro-
antérieure, comme le grand hypoglosse ; mais tandis que ce nerf
(accompagné de la veine linguale) reste à la face externe de l'hyoglosse (faisceau cérato-glosse), elle s'engage entre la face profonde de
ce muscle et le constricteur moyen du pharynx, à 1 centimètre environ au-dessus de la grande corne.

Si l'on examine la région après ablation de tous les plans superficiels, on y voit la disposition suivante :

Au-dessus de la grande corne, le digastrique forme une anse à concavité supérieure, ses deux ventres rouges étant unis par un tendon
intermédiaire, tangent à la partie antérieure de la grande corne (jonction avec le corps de l'hyoïde) à laquelle il est fixé par une coulisse
fibreuse. De la grande corne s'élève, oblique en haut, en avant et en
dedans, le plan du muscle hyoglosse, lequel est croisé en arrière par
le ventre postérieur du digastrique et en avant par le mylo-hyoïdien,
oblique en arrière et en dehors ; en sorte que ce plan de l'hyoglosse
est divisé en deux parties : une postérieure, entre le ventre postérieur
du digastrique en haut et en avant et la grande corne en bas (triangle
de Béclard) ; une antérieure entre le ventre postérieur et le tendon
du digastrique en arrière et le mylo-hyoïdien (triangle de Pirogoff).
Le nerf grand hypoglosse, appliqué sur l'hyoglosse, passe entre lui et
le digastrique, puis disparaît sous le mylo-hyoïdien. L'artère est derrière l'hyoglosse, un peu plus bas que le nerf, dont la distance au tendon du digastrique est assez variable.

Toute cette région est recouverte par la glande sous-maxillaire,
contenue dans une loge fibreuse (dédoublement de l'aponévrose cervicale superficielle).

Si on veut lier l'artère avant l'origine de la ranine (cas le plus chirurgical), il faut la chercher en arrière du digastrique (triangle de
Béclard). La ligature dans le triangle de Pirogoff est l'exercice classique d'amphithéâtre.

Ligature en avant du digastrique (triangle de Pirogoff). — La tête
est en extension, tournée vers le côté sain, l'opérateur se place de

trois quarts, regardant la face ; l'aide est au bout de la tête, agissant par-dessus la tête.

Faites une *incision* de 5 centimètres, *horizontale* (elle va devenir un peu convexe en bas,

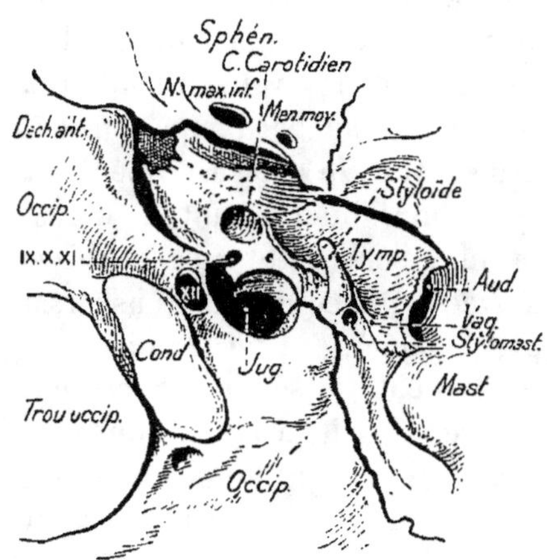

Fig. 64.

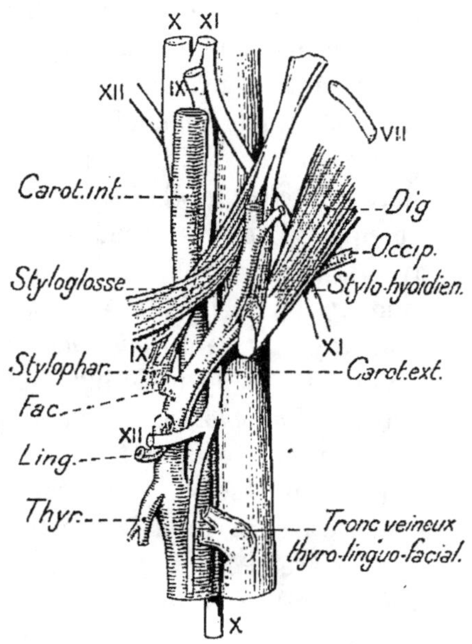

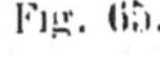

Fig. 65.

par rétraction de la peau), *à égale distance entre le bord de la mâchoire et la grande corne de l'os hyoïde, s'arrêtant à un travers de doigt en avant du creux parotidien.* Coupez la peau, le peaucier ; méfiez-vous en arrière d'une veine faciale ; nettoyez puis *fendez l'aponévrose superficielle contre la lèvre inférieure, par vous abaissée, de l'incision. Il faut, en effet, ouvrir la loge de la glande sous-maxillaire et décoller le bord inférieur de cette glande (repère indispensable); or il descend* en général plus bas que l'anse du digastrique. Pincez la lèvre infé-

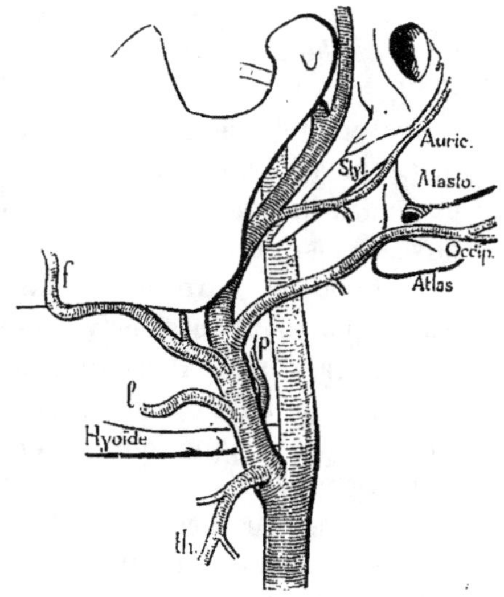

Fig. 66.

rieure de la fente aponévrotique, décollez de la sonde le bord de la glande et dans le chemin ainsi amorcé introduisez un écarteur (grand côté) perpendiculaire au corps de la mâchoire : tirez vers la face tout en élevant le manche, et d'un coup vous avez décollé la glande, refoulée sous la mâchoire. A la place où elle était apparaît le *tendon du digastrique*, concave en haut, avec le bout des deux ventres. Il faut alors *chercher le nerf*, souvent situé presque au contact du tendon (lorsque la coulisse tendineuse est lâche) : donc, vous travaillerez avec la sonde transversalement, parallèlement au bord supérieur du tendon et près de lui. En deux ou trois coups le nerf est libéré, et vous voyez l'aire du *triangle de Pirogoff* entre lui en haut, le digastrique en bas, le mylo-hyoïdien en avant ; dans cette aire sont les fibres de l'*hyoglosse*. Au centre, faites avec la pince un pli transversal à ce muscle ; coupez en dédolant, parallèlement au nerf, la base de ce pli ; élargissez le petit trou avec le bout de la sonde (doucement pour ne pas perforer le constricteur moyen du pharynx) et vous êtes sur l'artère. Pour la dénuder, pincez sa gaine longitudinalement (pli transversal) avec deux pinces se touchant du bout, et rompez-la en les écartant brusquement.

Ligature derrière le digastrique (triangle de Béclard). — *L'incision* longue de 4 centimètres, allant jusqu'au bord du sterno-cléido-mastoïdien, est *horizontale, parallèle à la grande corne et un peu au-dessus d'elle*.

Traversez la peau, le peaucier, le tissu cellulaire (où il faut vous méfier en arrière de l'anastomose entre la faciale et la jugulaire externe) et fendez l'aponévrose. Si la glande sous-maxillaire est basse, vous ouvrez ainsi sa loge en arrière ; mais ce n'est pas indispensable. Loge ouverte ou non ouverte, réclinez la glande sous la mâchoire comme il est dit plus haut ; et vous vous repérez sur la grande corne (que l'aide fait saillir, comme il est dit p. 63), sur le nerf grand hypoglosse (nettoyé en un ou deux coups de sonde transversaux), sur le bord postérieur du digastrique (oblique en bas, en dedans et en avant). Entre ces trois organes (triangle de Béclard) dédolez le muscle hyoglosse comme dans le cas précédent, dénudez et chargez.

Il est prudent de protéger les veines linguo-faciales, qui descendent vers la jugulaire dans l'angle postérieur de la plaie, en les réclinant en bas et en arrière.

DEUXIÈME PARTIE

AMPUTATIONS ET DÉSARTICULATIONS

RÈGLES GÉNÉRALES

L'amputation consiste dans l'ablation totale ou partielle d'un membre. Il en est deux espèces :

1º *Dans la continuité*, c'est-à-dire en sciant le squelette : c'est l'amputation au sens propre du terme.

2º *Dans la contiguïté*, à travers un joint articulaire : c'est la désarticulation.

Les mêmes règles générales conviennent aux deux pour la taille des parties molles.

A. — INSTRUMENTS

Variétés des couteaux. — Le manche, long de 10 à 12 cm., est à peu près toujours le même. Il doit être à pans rectangulaires.

La *lame* présente trois types :

a) Le couteau ordinaire, dont la pointe est légèrement rabattue par une convexité faible et courte du dos. Les longueurs courantes sont 12, 15, 18 et 22 cm. Le couteau à poignet est de même type, mais à lame étroite, longue de 10 cm.

b) Le couteau pour les opérations sur le tarse, à lame courte (6 cm.) et large ; à pointe dans l'axe de la lame (mais à dos mousse), en forme du bistouri « grain de blé ».

Dans ces couteaux, le tranchant, terminé par une *pointe* qui pique, se compose de deux parties : le *plein tranchant*, rectiligne, prenant presque toute la longueur et s'arrêtant au talon : le *tranchant de la pointe*, convexe sur une longueur de 10 mm. environ.

c) Le couteau spécial pour la désarticulation de Lisfranc, long de
15 cm., large de 10 mm., caractérisé par la convexité qui termine

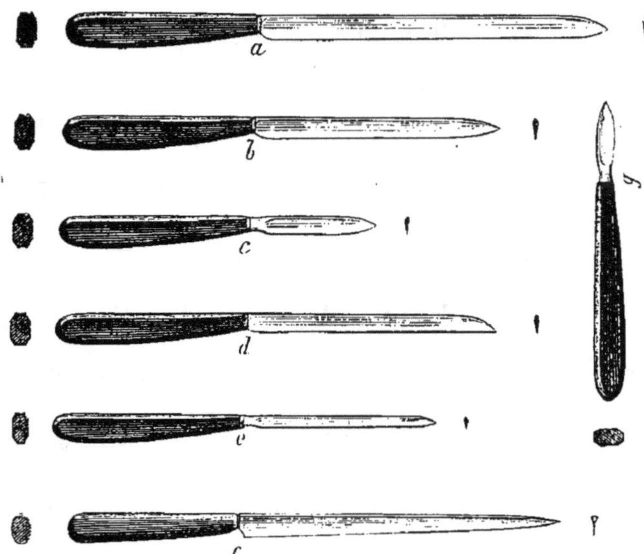

Fig. 67. — *a*, *b*, *c*, *d*, *e*, bons couteaux. — *f*, couteau ayant tous les défauts,
moins celui d'être à deux tranchants : manche petit, rond et lisse ; talon carré ;
dos épais ; pointe beaucoup trop effilée et fragile comme le taillant dont les flancs
sont évidés.

a, lame de 0ᵐ,20 à 0ᵐ,25 pour incision circulaire ou transfixion d'un gros membre (cuisse).
— *b*, lame de 0ᵐ,15 pour bras, jambe, etc. — *c*, lame de 0ᵐ,06 pour désarticulations sous-
astragalienne et tibio-tarsienne. — *d*, lame de 0ᵐ,15, couteau de Lisfranc. - *e*, lame dite à
phalanges, 0ᵐ,10. — *g*, petit couteau à résection pour désarticuler un petit os à main
posée, long manche tenu comme une plume, lame de 0ᵐ,04.
Quand j'ai reformé les couteaux, la veille de l'Exposition de 1878, les manches se
faisaient encore en bois noir comme on les voit ci-dessus (Farabeuf).

son dos, en sorte que la pointe est rabattue et que le tranchant est
rectiligne d'un bout à l'autre.

Tenue du couteau. — On tient toujours le couteau à pleine
main, de la main droite.

a) La tenue typique est celle où le manche est dans la paume, transversalement serré par les quatre doigts fléchis, lame sortant entre
pouce et index, perpendiculairement à l'axe de l'avant-bras (fig. 68).

b) D'où dérive, par de petits déplacements secondaires des doigts
autour du manche, la tenue, fréquente, où, le manche étant pincé
près de la lame entre la pulpe du pouce et le flanc externe de la troi-

sième phalange du médius, on allonge l'index sur le dos de la lame; l'auriculaire et l'annulaire sont fléchis sur le manche, qui est presque

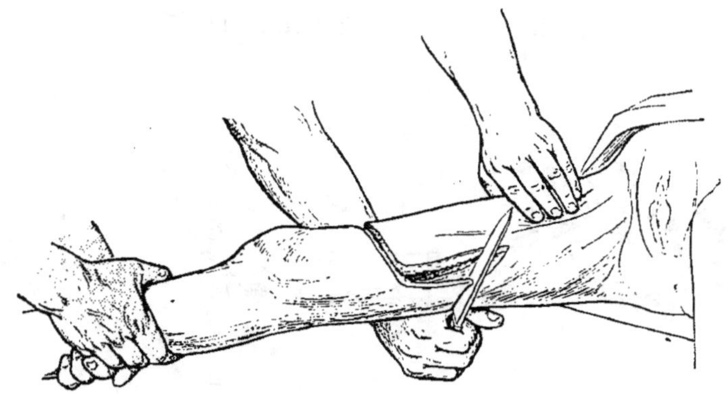

Fig. 68.

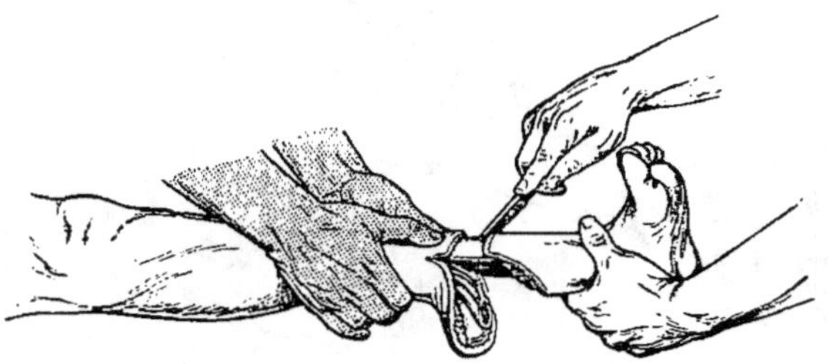

Fig. 69.

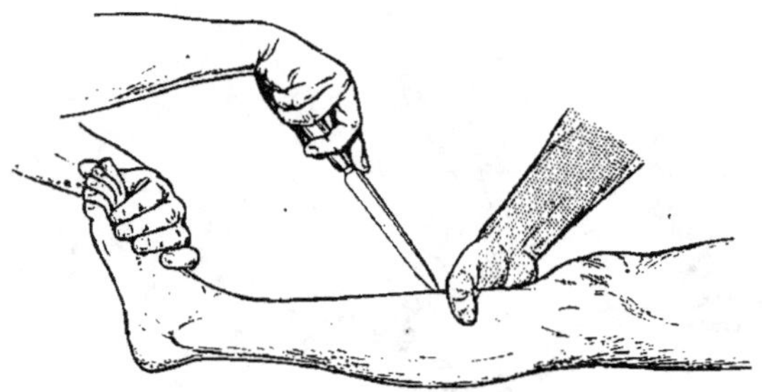

Fig. 70.

parallèle à l'axe de l'avant-bras et dont le bout s'appuie dans le creux limité par les deux éminences thénar et hypothénar (fig. 69 et 70).

c) En faisant basculer un peu le manche, qui devient à peu près transversal, entre le pouce et le médius, vous tenez le couteau *comme un archet*; manche pincé en avant entre les pulpes du pouce sur un des flancs et des quatre doigts sur l'autre flanc (fig. 71 et 72).

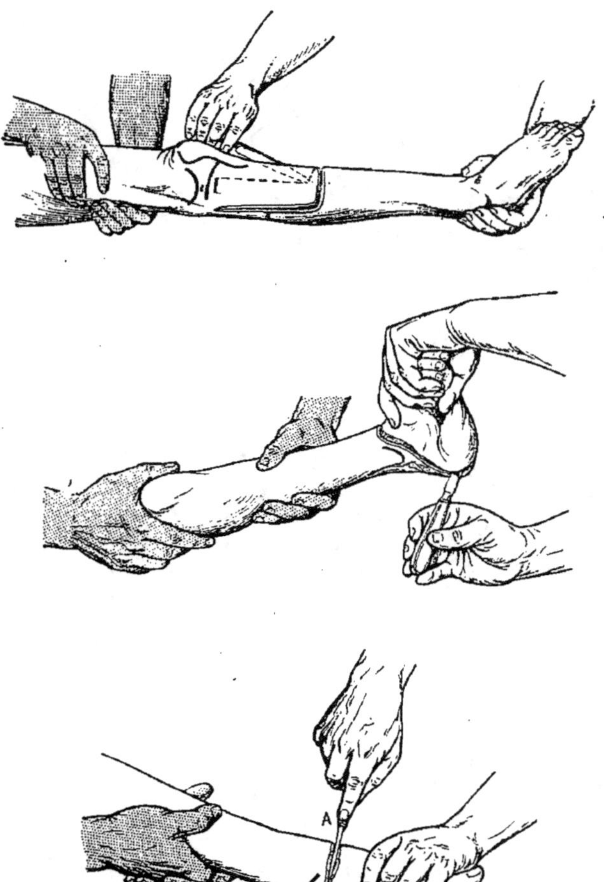

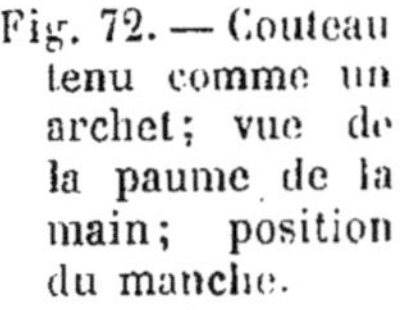

Fig. 71. — Couteau tenu comme un archet (coupe rétrograde); vue du dos de la main.

Fig. 72. — Couteau tenu comme un archet; vue de la paume de la main; position du manche.

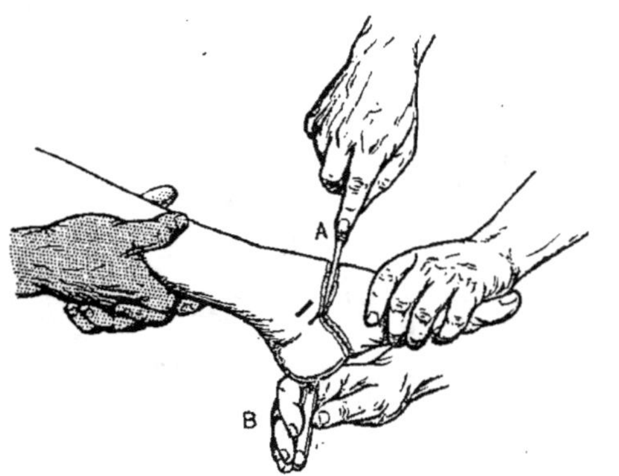

Fig. 73. — En A, départ de la pointe, index allongé sur le dos de la lame, manche haut; en B, arrivée au point symétrique, couteau tenu comme un archet.

L'élève n'aura de la légèreté de main et de la précision dans la coupe que s'il s'exerce à passer, sans secousse, d'une de ces positions aux autres (fig. 73, A et B).

d) Quelquefois on tient le couteau *comme un poignard*, c'est-à-dire à l'envers de la position précédente, tous les doigts fermés, manche perpendiculaire à l'axe de l'avant-bras, lame sortant entre le petit doigt fléchi et l'éminence hypothénar (fig. 74).

Il faut s'exercer à passer de la première position à celle-ci, et réciproquement, ce qui est facile. La main étant en demi-pronation, couteau pointe en l'air (1re tenue), inclinez un peu l'instrument en avant en le poussant avec le pouce et faites passer l'index dessus : le manche étant ainsi pincé entre les faces latérales correspondantes de l'index (phalangette) et du médius (tête de la phalangine) allongés, comme sur une plume à écrire, vous le faites basculer bout en haut par flexion de ces doigts et vous l'empaumez pointe en bas.

Ce changement de prise se fait quelquefois, dans la coupe circulaire en un seul temps, pour achever la section sur la face antérieure du membre.

e) On ne tient jamais un couteau proprement dit *comme une plume à écrire* (fig. 75). Mais c'est une tenue assez fréquente du bistouri dans les opérations sur les petits os du pied ou de la main, pour libérer un lambeau, pour couper certains ligaments en un point très précis. Pouce et médius serrent alors les flancs de la lame, ce qui limite la partie engagée du tranchant, et on prend appui sur le bout de l'auriculaire.

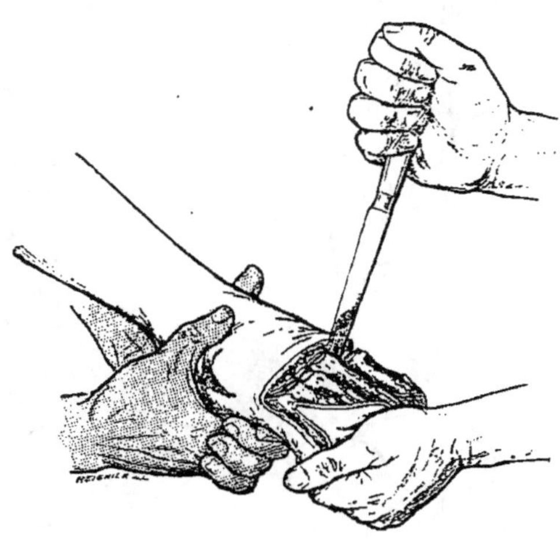

Fig. 74.

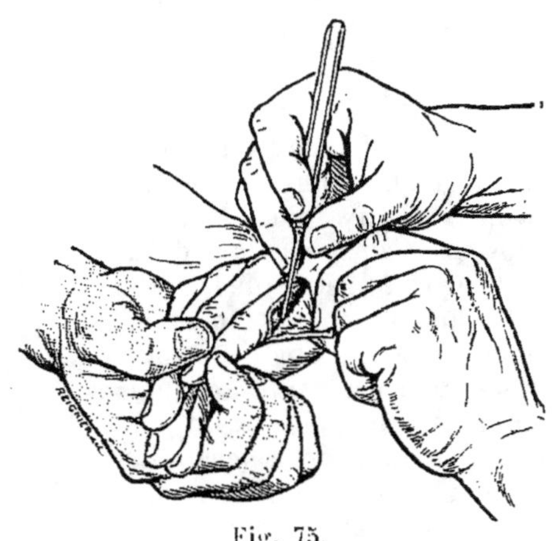

Fig. 75.

Maniement du couteau. — Avec la pointe, vous piquez. Avec le tranchant, vous coupez : du plein tranchant quand vous coupez droit; du tranchant de la pointe (partie convexe terminale) quand vous tournez.

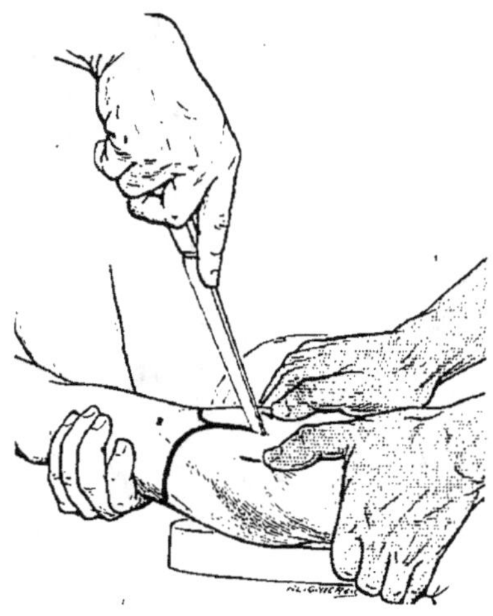

Fig. 76.

Pour *tirer* à vous et droit devant vous, une incision parallèle à l'axe du membre, vous *piquez*, poignet haut, avec la pointe de la lame, au bout éloigné de l'incision (fig. 76). Dès que vous avez franchi l'épaisseur de la peau, vous abaissez le poignet et tirez droit à vous, sans scier, en ap-

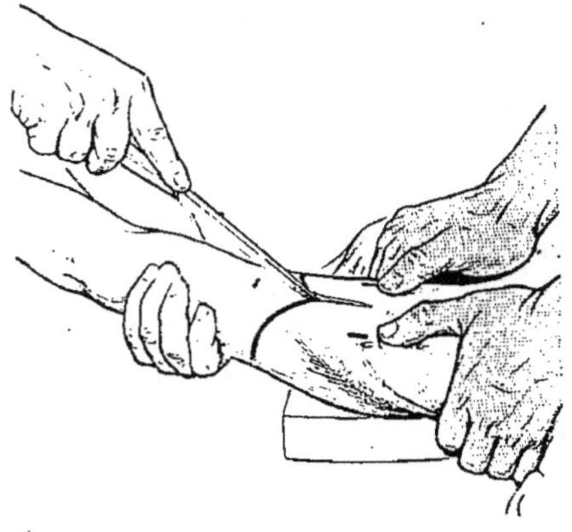

Fig. 77.

puyant avec l'index sur le dos de la lame, inclinée à 45° environ sur l'axe du membre. Vous avez ainsi employé deux ou trois centimètres de l'extrémité du tranchant. Lorsque, arrivé au bout d'une tirée vous voulez tourner, pour arrondir un angle, vous pivotez un peu sur la pointe en relevant le poignet et vous ne coupez plus qu'avec la partie convexe du tranchant (fig. 78).

C'est après avoir ainsi tourné qu'assez souvent vous remontez le long du membre en *rétrogradant* (fig. 71, p. 72), poignet en pronation et en abduction, couteau tenu comme un archet.

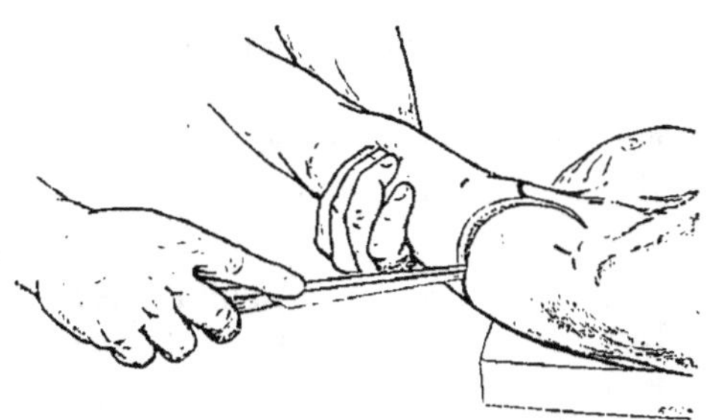

Fig. 78.

Le geste le plus précis, de beaucoup le plus fréquent, est celui où vous coupez de votre gauche vers votre droite et de loin de vous vers vous : cela s'appelle *tirer* (fig. 77). Souvent vous *rétrogradez* (fig. 71, p. 72), tranchant s'éloignant de vous. Vous ne coupez que par exception, pour certains temps spéciaux, de votre droite à votre gauche (fig. 85, p. 77).

Pour couper la peau, devant soi, transversalement, à la face antérieure d'un membre qui lui est présenté par le bout, le chirurgien doit appliquer, à l'extrémité gauche de l'incision, le talon du couteau (fig. 79), pointe basse, et couper à plein tranchant en se servant de toute la longueur de la lame, de façon à terminer à l'extrémité droite avec la pointe (fig. 80). A ce moment, le couteau est vertical, manche en bas, tenu comme un archet, et l'on finit par une échappée de la pointe, en relevant le manche à droite pour sortir perpendiculairement à la peau, avec arrêt net à l'extrémité de l'incision.

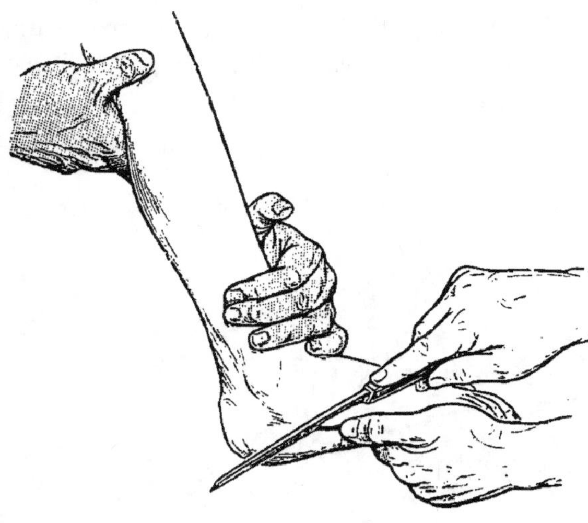

Fig. 79.

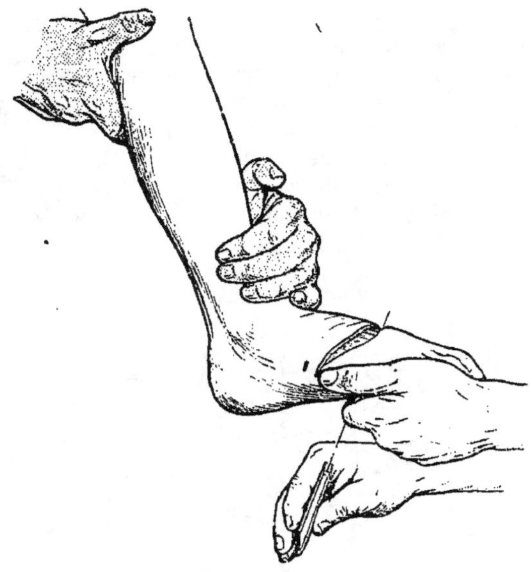

Fig. 80.

Lorsque vous coupez la peau, il faut toujours maintenir le tranchant perpendiculaire à cette peau, pour avoir une section nette, et non un biseau terminé par un épiderme effiloché.

La peau sera toujours tendue soit par votre main gauche, soit par les mains de votre aide (fig. 81 à 83), soit par la position du membre (fig. 84 et 85).

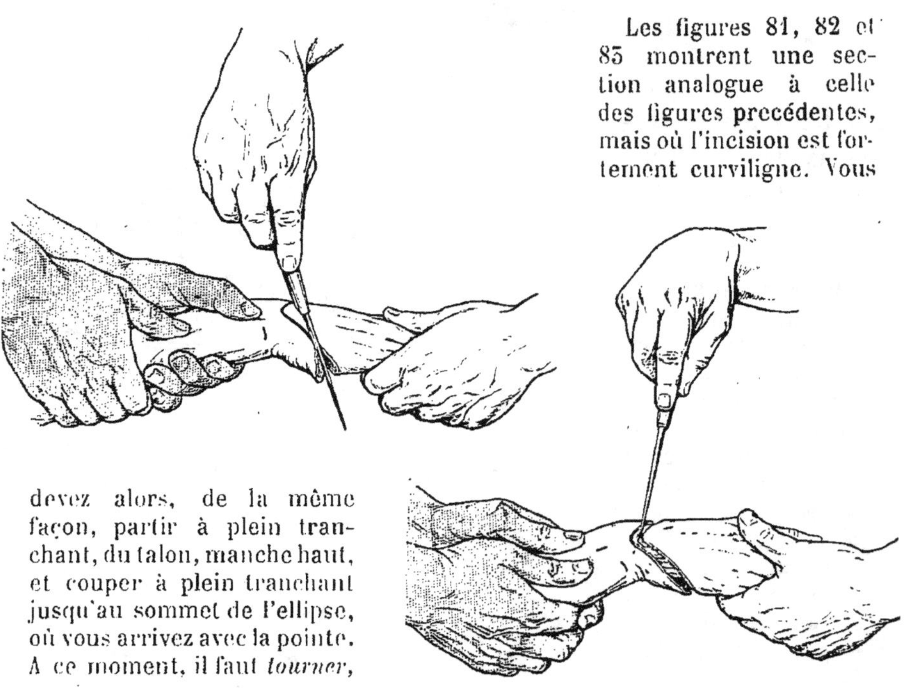

Les figures 81, 82 et 83 montrent une section analogue à celle des figures précédentes, mais où l'incision est fortement curviligne. Vous devez alors, de la même façon, partir à plein tranchant, du talon, manche haut, et couper à plein tranchant jusqu'au sommet de l'ellipse, où vous arrivez avec la pointe. A ce moment, il faut *tourner*, ce que vous faites en relevant et en fléchissant le poignet, de façon que la lame soit verticale, et vous agissez alors de la pointe, en accent circonflexe. Tout de suite après avoir tourné, vous abaissez le poignet horizontalement, tout en le portant un peu vers la gauche pour mordre de nouveau à pleine lame, et vous

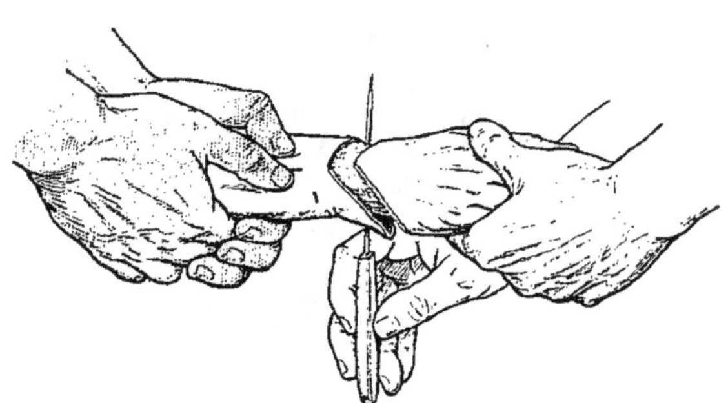

Fig. 81, 82 et 83.

terminez lame verticale, manche en bas, par une échappée de la pointe,

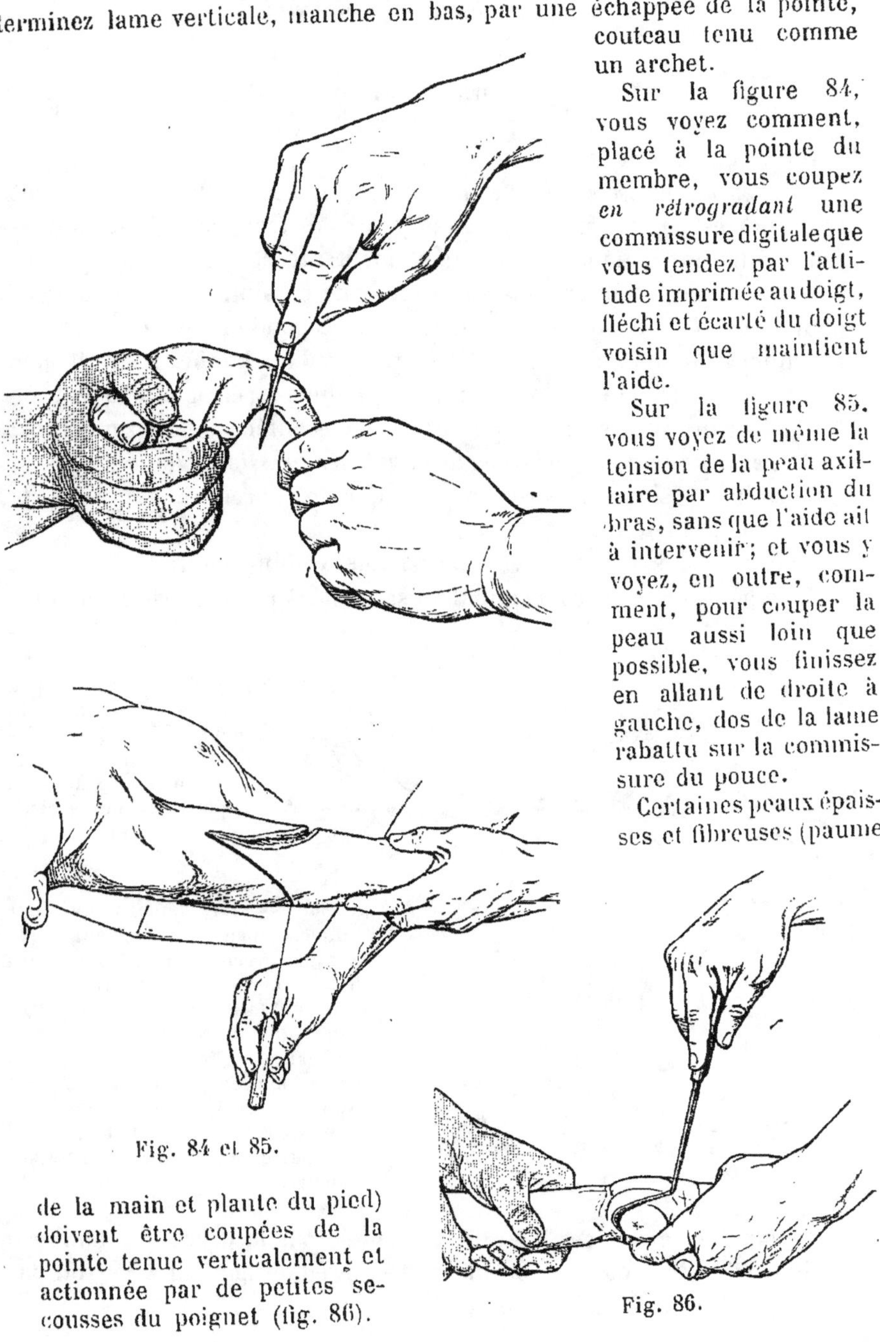

Fig. 84 et 85.

couteau tenu comme un archet.

Sur la figure 84, vous voyez comment, placé à la pointe du membre, vous coupez *en rétrogradant* une commissure digitale que vous tendez par l'attitude imprimée au doigt, fléchi et écarté du doigt voisin que maintient l'aide.

Sur la figure 85, vous voyez de même la tension de la peau axillaire par abduction du bras, sans que l'aide ait à intervenir; et vous y voyez, en outre, comment, pour couper la peau aussi loin que possible, vous finissez en allant de droite à gauche, dos de la lame rabattu sur la commissure du pouce.

Certaines peaux épaisses et fibreuses (paume de la main et plante du pied) doivent être coupées de la pointe tenue verticalement et actionnée par de petites secousses du poignet (fig. 86).

Fig. 86.

B. — FORME DES MOIGNONS ET TRACÉS CORRESPONDANTS

Un moignon doit être :

1° *Bien matelassé de parties molles.* — Si ces parties molles sont trop courtes, le moignon est dit conique; l'os trop long y est douloureux, adhérent à une cicatrice facilement ulcérée. Donc, les parties molles conservées seront aussi épaisses que possible et assez longues pour recouvrir *au moins* le diamètre correspondant du membre. On n'oubliera jamais qu'après section la peau d'un lambeau se rétracte d'environ un 1/5 de sa longueur; et qu'elle se rétracte souvent de façon inégale sur les divers points de la circonférence d'un membre;

2° *Terminé par une cicatrice à l'abri des pressions,* donc :

Terminale, si un appareil prothétique doit prendre appui sur le pourtour du membre;

Latérale dans les autres cas, ou parfois termino-latérale.

Le type des cicatrices terminales est donné par le procédé circulaire.

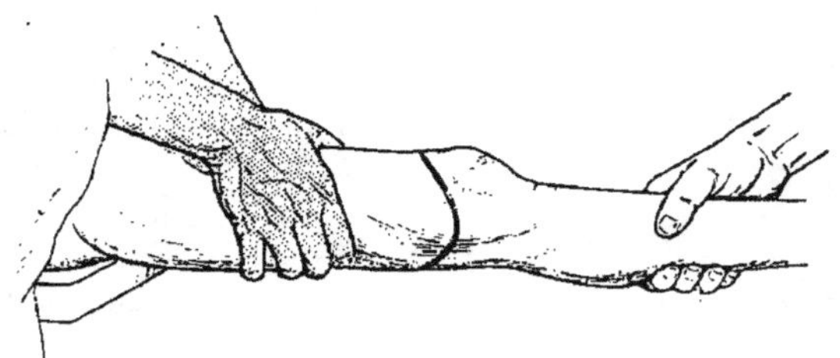

Fig. 87. — Tracé un peu oblique sur l'axe du membre. Division finalement circulaire, par rétraction plus grande de la peau interne. La cicatrice est terminale.

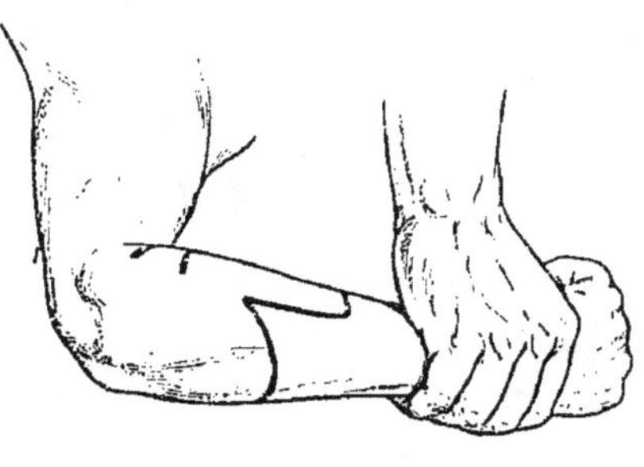

Fig. 88. — Un lambeau antérieur unique, l'incision postérieure réunissant directement les deux têtes de l'U. Figure 89 montrant comment on taille un lambeau postérieur plus ou moins long. — Le lambeau est à angles droits arrondis, et non en pointe; sa base doit avoir plus de largeur que le demi-diamètre correspondant du membre. La cicatrice est transversale et postérieure.

Le type des cicatrices latérales est donné par le procédé à lambeau unique (fig. 88), ou tout au moins très prédominant (fig. 89) ou par le procédé elliptique (fig. 90 et 91).

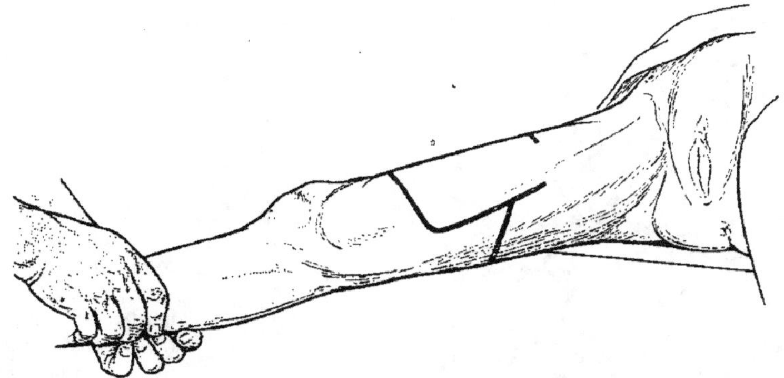

Fig. 89. — Grand lambeau antérieur; petit postérieur.

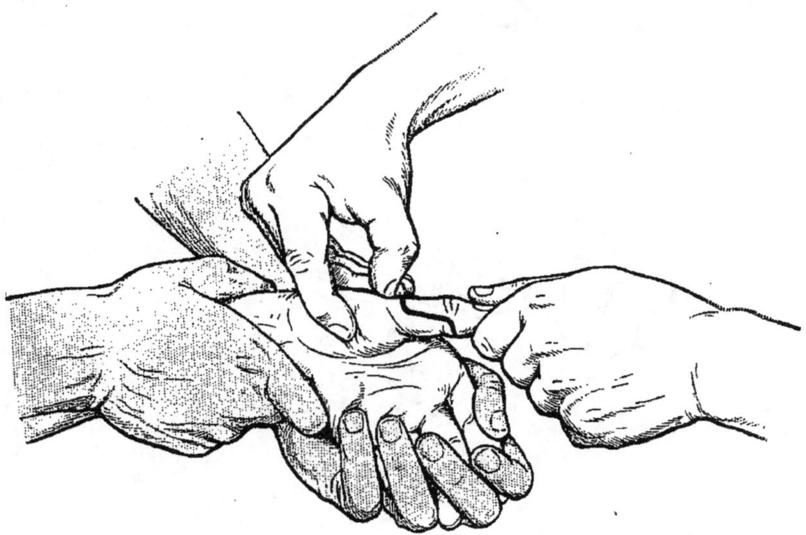

Fig. 90. — Tracé elliptique, dont le résultat (fig. 91) est un lambeau palmaire
avec deux ridelles latérales cachant l'extrémité osseuse,

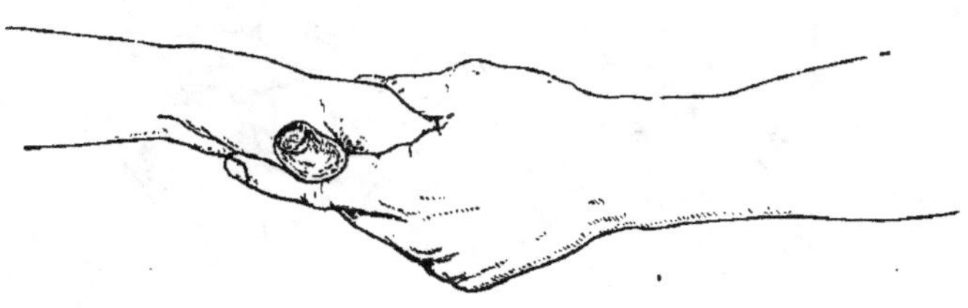

Fig. 91.

Les cicatrices termino-latérales sont celles des procédés à deux lambeaux ou en raquette.

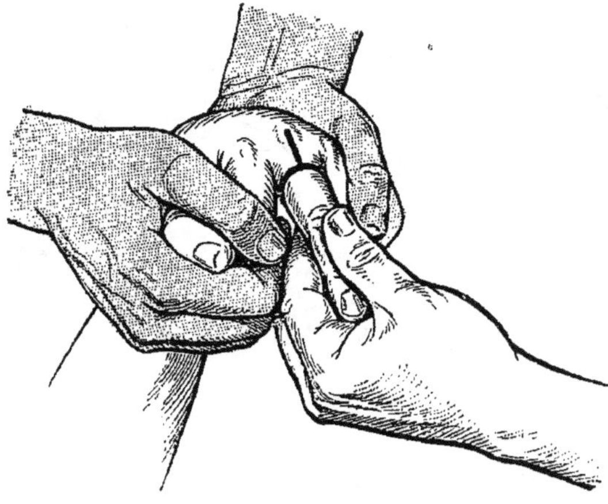

Fig. 92.

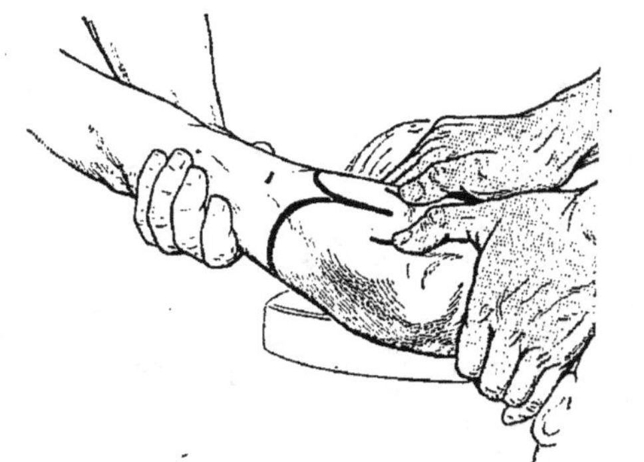

Fig. 93.

Fig 92. — *Incision circulaire* sur laquelle on fait tomber une *fente longitudinale*, ici dorsale, d'où deux petits lambeaux angulaires. C'est en somme identique à la *raquette*, (fig. 93) où ces angles sont arrondis en quart de cercle. La raquette est formée d'une *queue* et d'une *croupière*; la forme typique est à queue droite (plus ou moins longue) et à croupière symétrique. Le principe reste le même quand on recourbe à angle droit la queue de la raquette (pour faciliter certaines désarticulations) et quand, en rendant la la croupière asymétrique, on y taille un petit lambeau (fig. 94). — La cicatrice d'une raquette est terminolatérale.

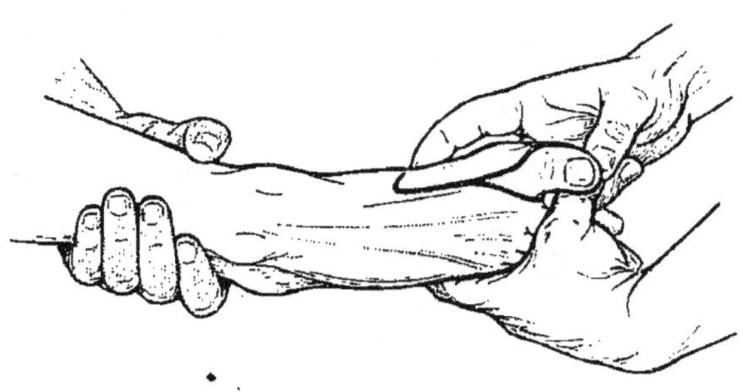

Fig. 94.

C. — MANIÈRE DE TAILLER LA PEAU

1° Coupe circulaire.

Le tracé circulaire se définit de lui-même, quelques réserves faites sur la nécessité qu'il soit parfois un peu oblique pour être finalement circulaire si la rétractilité de la peau n'est pas partout égale. Il doit être fait à 1/4 de la circonférence du membre plus bas que le niveau de la future section osseuse.

Vous vous exercerez d'abord à couper la peau circulairement autour du membre *en deux temps*, d'abord sur les 3/4 postérieurs de la circonférence, puis sur le 1/4 antérieur (voy. fig. 95 et 96).

1ᵉʳ *temps, coupe postérieure.* — C'est le meilleur exercice pour vous apprendre : à couper en utilisant toute la longueur de la lame, du talon à la pointe; à faire tourner le manche du couteau dans votre paume à mesure que vous faites tourner la lame autour du membre.

Sauf pour la cuisse droite (où vous vous placez en dehors du membre, donc ombilic à votre gauche, fig. 95) vous avez, en principe, à votre gauche la partie du membre qui va tomber. De cette gauche, vous serrez la face antérieure du membre entre pouce et index perpendiculaires à l'axe de ce membre, un peu au-dessous de la future section; un aide placé à votre droite embrasse le membre entre ses deux mains et tend, en la tirant vers le tronc, la peau que vous fixez en bas (fig. 97).

Vous choisissez un couteau ayant à peu près la longueur de l'incision que vous voulez fendre d'un seul trait. De la droite, vous l'empoignez à pleine main en première position, et vous plaçant face à un des côtés du membre qui est tenu horizontal, vous le passez sous le membre. Poignet en demi-pronation, lame verticale, pointe en l'air, vous appliquez le talon du tranchant aussi en avant (en haut par rapport à vous) que possible sur la face latérale éloignée de vous.

Mordez du talon en appuyant et en tirant verticalement et tout de suite ramenez le manche vers vous, en tournant, en imprimant à l'instrument de petits mouvements de scie, en avançant sur la lame à mesure que vous avancez sur l'incision. Quand vous avez dépassé la ligne médiane postérieure, commencez à faire pivoter le manche entre médius et index, pour arriver manche en l'air, couteau vertical,

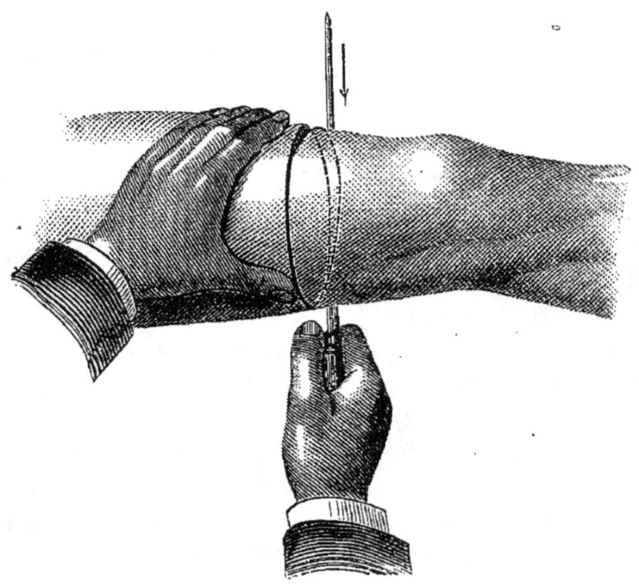

Fig. 95. — Coupe circulaire en arrière (Farabeuf).

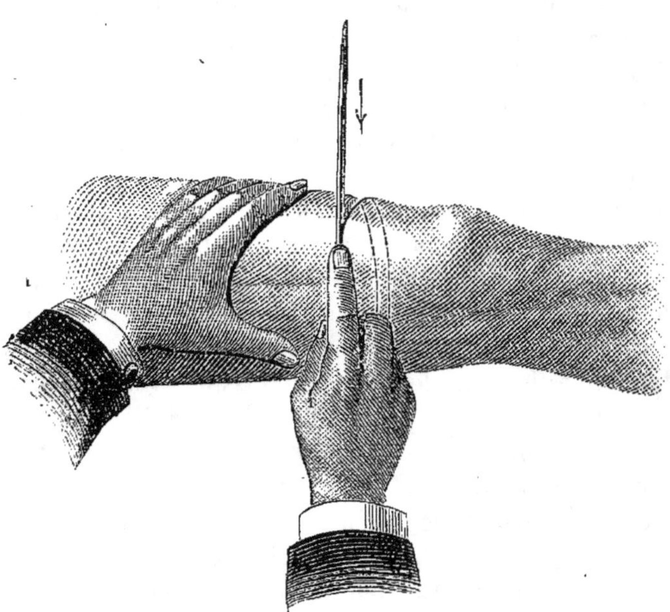

Fig. 96. — Coupe circulaire, reprise en avant (Farabeuf).

contre la face latérale qui est près de vous. Là, vous terminez de la pointe par une échappée.

2ᵉ *temps, coupe antérieure.* — Elle se fait *par reprise*, en réunissant les deux bouts de l'incision précédente. Vous en exposez l'angle éloigné par rotation du membre vers vous, et là vous appliquez, lame inclinée en bas, le talon du couteau tenu en première position, index allongé sur le dos (voy. p. 70). Tirez à vous, en sciant légèrement, en avançant sur la lame à mesure que vous avancez sur l'incision, abaissez doucement le manche qui peu à peu bascule pour être tenu comme un archet (voy. p. 72), et terminez dans l'angle près de vous par une échappée de la pointe.

Un opérateur exercé réussit *l'incision circulaire en un temps* (fig. 97 et 98). Droite et couteau étant passés sous le membre, embrassez pour ainsi dire celui-ci sous votre poignet en flexion et pronation extrêmes, ce qui vous permet d'appliquer le talon de l'instrument contre la face du membre qui est près de vous, lame verticale, pointe en bas. Et vous tournez autour du membre comme il est dit plus haut.

Si le chirurgien est habile, la peau très tendue, le couteau bien affilé et assez long, on peut couper par pression simple et en tirant, sans scier ou à peu près.

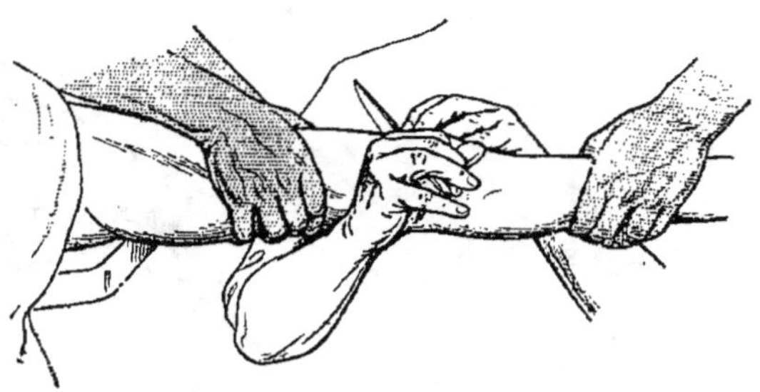

Fig. 97.

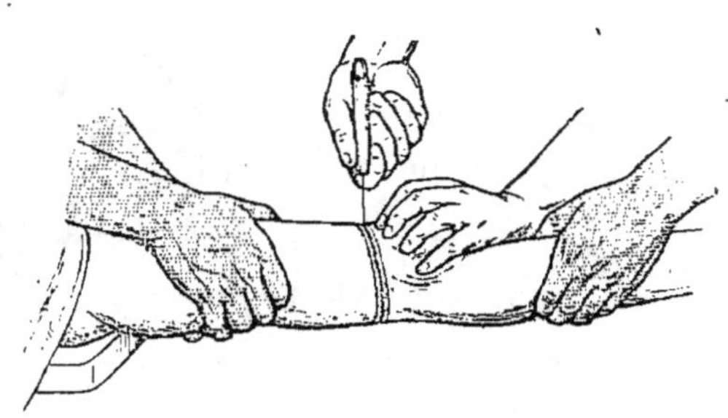

Fig. 98.

Vous pouvez traverser en rétrogradant la face antérieure, si la section y est incomplète, en faisant passer entre pouce et index le bout du manche, tenu court, en sorte que le couteau est tenu comme un poignard, tranchant en bas.

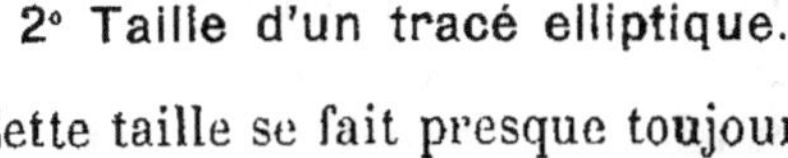

2° Taille d'un tracé elliptique.

Cette taille se fait presque toujours en un temps, en exposant successivement devant vous les diverses faces du membre, que vous tenez près de l'extrémité et maniez de la gauche. Le type de ces mouvements vous est enseigné par la désarticulation du coude, et en regardant les figures 99 à 101, vous vous rendez compte que, tordant le membre à droite pour voir à gauche, vous partez du talon au sommet (branche gauche) de l'ellipse, et vous tirez droit, à pleine lame, jusqu'au point infime (fig. 99) ; alors vous détordez tout en tournant de la pointe, et, membre en rotation nulle. vous traversez la face antérieure ; puis, tordant à gauche pour exposer le flanc droit, vous revenez à votre point de départ, en tirant, pour y finir de la pointe.

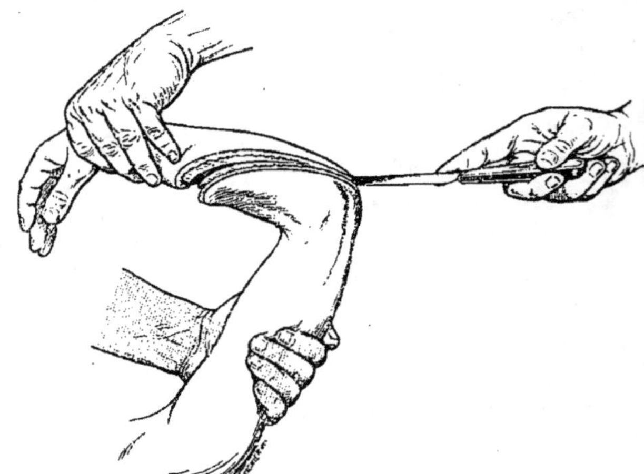

Fig. 99. 100 et 101.

3° Taille d'un lambeau cutané.

Un bon lambeau doit être en U, c'est-à-dire aussi large au bout qu'à la base; c'est-à-dire rectangulaire, à angles arrondis en quart de cercle. La base aura, *au moins*, la largeur du demi-diamètre correspondant du membre et les deux têtes de l'U doivent rester à un travers de doigt au-dessous du niveau où vous voulez scier.

Vous déterminez approximativement le diamètre du membre avec votre couteau mis à plat sur le membre et perpendiculairement à lui, pointe affleurant un des profils et index affleurant l'autre en faisant curseur sur le flanc de la lame. Laissant l'index en cette place, vous reportez cette longueur sur l'axe du membre, au-dessous du point où vous voulez scier. Un lambeau unique doit avoir comme longueur le diamètre du membre, plus 1/3 pour la rétraction. Si vous prenez deux lambeaux, leur somme doit être la même. Mesurez le diamètre antéro-postérieur pour un lambeau antérieur ou postérieur; le transversal pour un lambeau latéral.

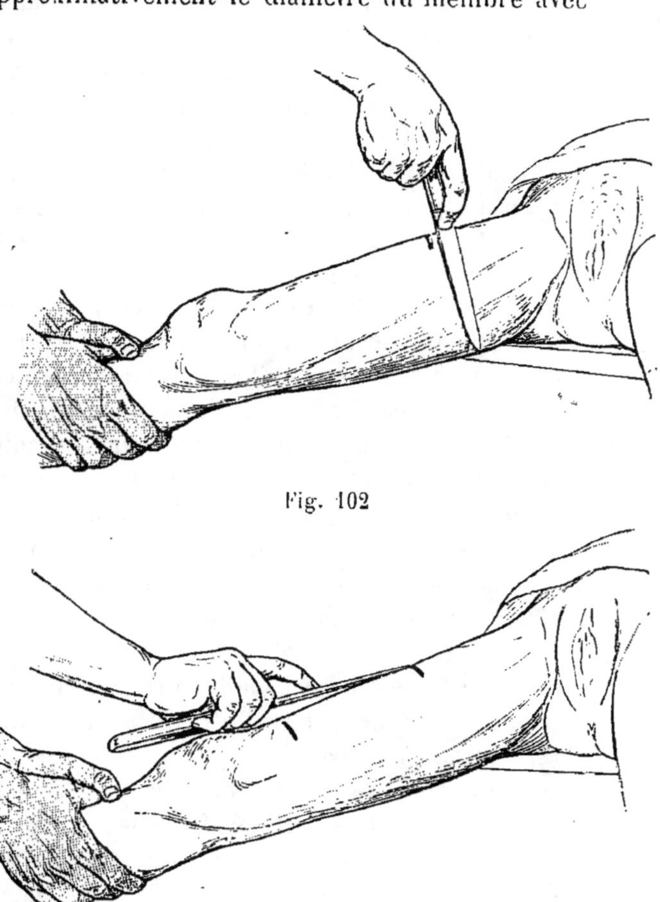

Fig. 102

Fig. 103.

1° **Taille d'un lambeau antérieur**. — A. Dans la grande majorité des cas, vous vous placez à la pointe du membre, vers votre droite et *vous tenez vous-même, dans votre gauche, la partie qui va tomber*, au-dessous de l'articulation correspondante.

Votre premier soin doit être, avec cette main, de *tordre* et d'*incliner le membre à droite*, de façon à voir son profil gauche.

Index allongé sur le dos du couteau, vous pouvez ainsi *attaquer* l'extrémité de l'incision correspondante *en piquant* (fig. 104), presque perpendiculairement à la peau. Puis vous abaissez le manche, ce qui fait mordre la partie terminale du tranchant, incliné à 45° environ ; et vous *tirez* droit (voy. p. 74, fig. 76 et 77), en ne sciant pas si le couteau est bon, jusqu'au point où commence la courbe de l'angle gauche. Là, vous *tournez avec le tranchant de la pointe*, par tout petits mouvements de scie, lame presque verticale, en levant la main (fig. 105).

En même temps que votre droite commence à se porter de gauche à droite, *il faut que votre gauche imprime au membre un mouvement inverse*, diminuant la rotation à droite par laquelle vous avez commencé ; de façon que rotation et inclinaison soient nulles lorsque la pointe arrive sur le trait transversal qui traverse la face antérieure du membre. Et vous faites cette traversée avec le tranchant de la pointe si le membre est étroit; à plein tranchant s'il est large.

Même mouvement de la pointe pour arrondir l'*angle de droite*; et à ce moment commencez la rotation et l'inclinaison à gauche, que vous complétez (en y ajoutant de l'élévation du membre) pour exposer devant vous la *branche droite de l'U*, le long de laquelle vous coupez la peau *en rétrogradant*, main renversée, couteau incliné à 45° environ sur le membre et tenu comme un archet. Pour que l'angle final soit net, à la tête de l'U, ramenez le manche à vous, ce qui fait ressortir la pointe perpendiculairement à la peau (fig. 106).

Si cette branche de droite est longue, vous aurez de la peine à rétrograder jusqu'au bout. Pivotez donc sur votre pied droit quand vous avez tourné, ce qui vous met face à la pointe du membre que de la gauche vous inclinez fortement à gauche : en sorte que vous avez devant vous la branche sur laquelle vous tirez l'incision très facilement, quelle que soit sa longueur. C'est l'attitude représentée p. 96, fig. 127, pour la taille d'un lambeau externe de jambe : c'est la même pour un lambeau antérieur de cuisse gauche. Elle est inutile au membre supérieur.

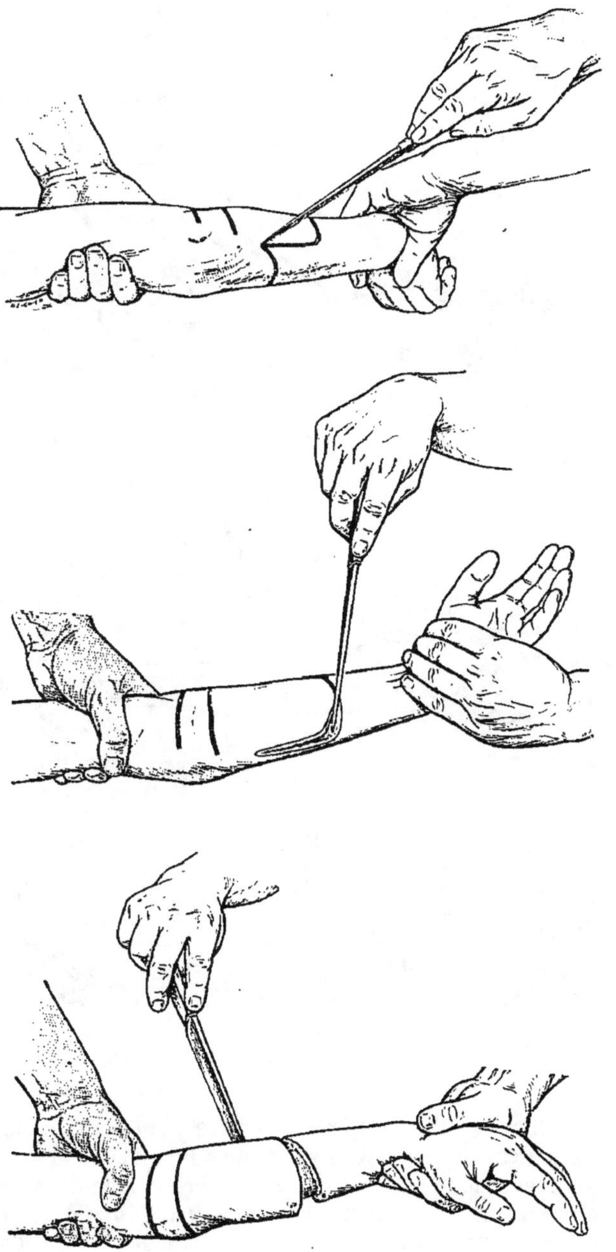

Fig. 104, 105 et 106. — Taille d'un lambeau antérieur à l'avant-bras.

Sur les figures 107 à 112, vous voyez que les mouvements sont les mêmes pour tailler à la jambe un lambeau antérieur, quel que soit le côté sur lequel vous opérez.

A la cuisse il n'en est pas de même, car vous devez toujours rester en

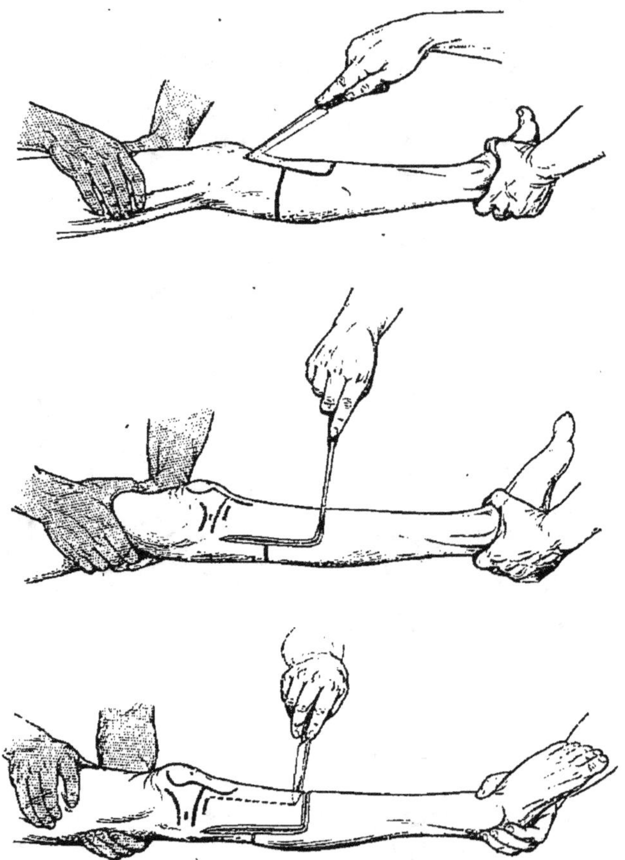

Fig. 107, 108 et 109. — Taille d'un lambeau antérieur, jambe gauche.

dehors du membre. C'est donc pour la cuisse gauche seulement que vous aurez à votre gauche la partie qui va tomber (fig. 110 à 112).

Un opérateur exercé peut manier le membre exactement comme il est dit pour les deux cas précédents, et la figure 110 montre l'attitude du départ, membre en rotation externe : il est facile de comprendre comment, par rotation en dedans et flexion de la hanche vous exposez la branche externe du lambeau.

Un opérateur qui craint d'être fatigué par le poids du membre peut le faire soutenir par un aide et, en appuyant la gauche sur le genou pour

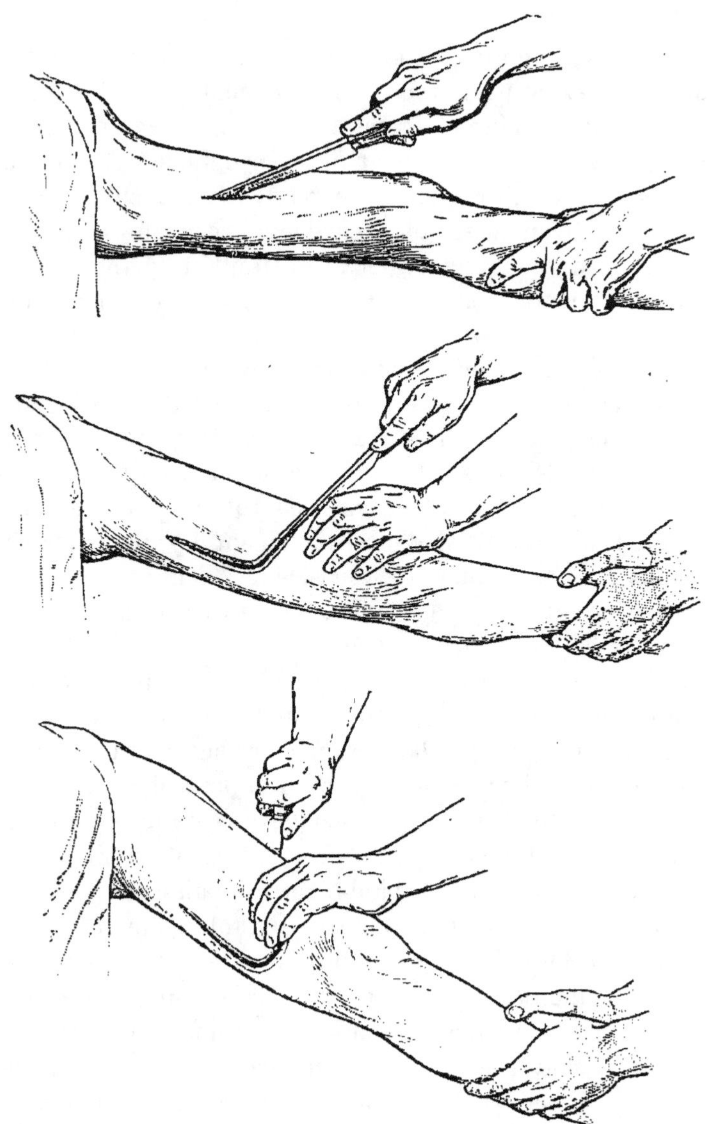

Fig. 110, 111 et 112. — Taille d'un lambeau antérieur, cuisse gauche.

tendre la peau, tailler le lambeau en faisant face dès le début au flanc externe du membre (fig. 111 et 112).

B. Quelquefois (par exemple à la cuisse droite) *vous avez à votre gauche la racine du membre*, et c'est un aide qui soutient et manie le membre.

De votre gauche en pronation, empaumez le lambeau et en serrant les doigts tendez la peau : et le mouvement général du couteau va consister à tourner autour de cette gauche, en commençant par la branche qui est loin de vous pour finir par celle qui est près de vous. Vous devez : piquer, tirer en descendant, tourner sur la pointe, traverser à plein tranchant, tourner de nouveau sur la pointe et remonter en rétrogradant ; ou mieux, en tirant si, pivotant sur le pied gauche, vous terminez en faisant face à l'extrémité du membre (voy. p. 96).

Pendant ce temps, l'aide tient le membre horizontal, sans inclinaison, mais avec rotation légère et progressive, à l'envers du sens dans lequel vous tournez : c'est-à-dire qu'il met le membre en rotation externe, à votre départ sur la face interne, en rotation nulle pendant que vous traversez la face antérieure, en rotation interne quand vous remontez en arrière. C'est donc exactement le même principe que quand vous maniez le membre vous-même, comme cela est dit p. 87 et 88, pour l'avant-bras et la jambe, pour exposer successivement les faces à votre vue et à votre couteau.

Lorsque la peau antérieure est coupée, vous faites la *section de la peau postérieure* par reprise, en passant le couteau sous le membre, comme pour la coupe circulaire, sans chercher à arrondir les angles. Si le lambeau antérieur est assez long, réunissez directement les deux têtes de l'U par un trait un peu convexe (voy. p. 87, coude) ; si la peau antérieure est insuffisante, partez plus ou moins bas sur les branches de l'U (voy. pp. 88, jambe ; et 91, cuisse).

Dans un cas comme dans l'autre, il faut avoir soin de ne pas entailler, en partant, la base du lambeau antérieur. Pour cela, partez du talon en pleine peau, pointe en haut, à quelque distance de votre première incision, et quand, coupant en ramenant la lame à vous, vous verrez la pointe à peu près au niveau de cette incision, vous relèverez le poignet en l'écartant du membre et couperez ainsi, en rabattant la pointe, le petit pont primitivement respecté. Cela fait, ramenant le manche à vous, vous reprendrez le mouvement circulaire, à pleine lame, du talon à la pointe, et de la pointe vous rejoignez, manche en haut, la branche de l'U qui est près de vous.

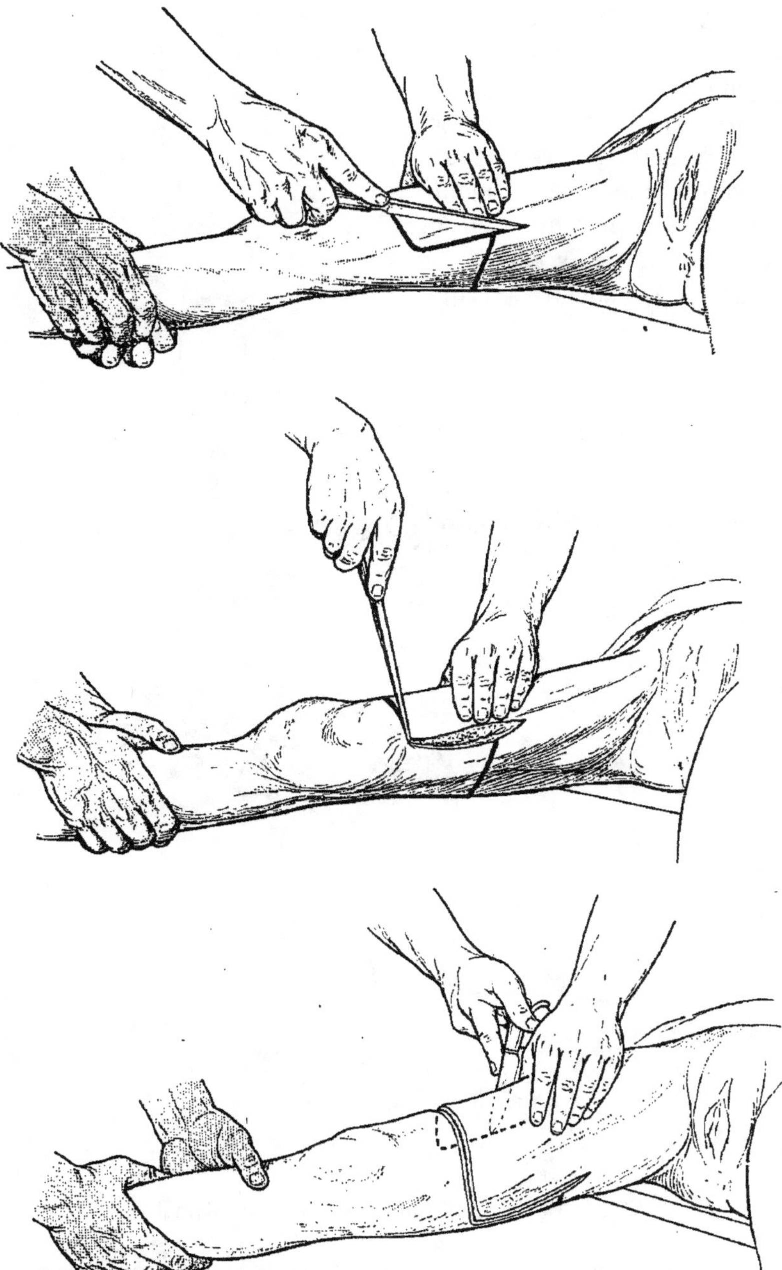

Fig. 113, 114 et 115. — Taille d'un lambeau antérieur, cuisse droite.

2° Taille d'un lambeau postérieur. — Vous tenez dans votre gauche l'extrémité du membre, demi-circonférence antérieure empaumée ongles en dessous ; et l'ensemble des gestes (piquer, tirer, tourner, traverser, tourner, rétrograder) est le même que pour la taille d'un lambeau antérieur. Mais pour partir sur la branche gauche il faut que

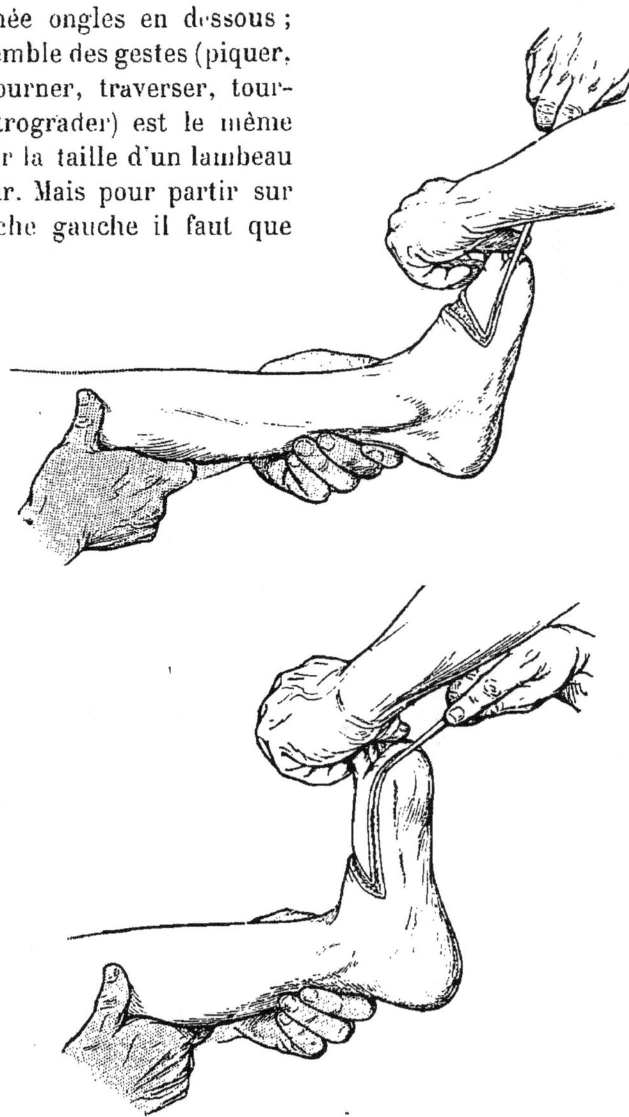

Fig. 116 et 117. — Taille d'un lambeau plantaire.

vous passiez le couteau sous votre main gauche en flexion et pronation forcées, faisant pont.

Mêmes règles pour incliner, tordre et détordre le membre. Mais vous l'élevez presque verticalement pendant la traversée transversale

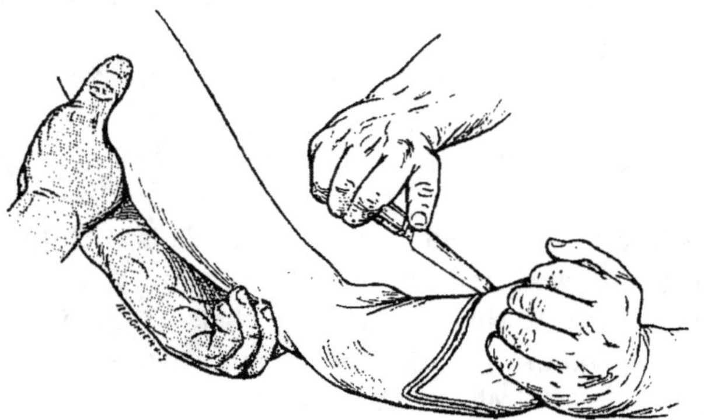

Fig. 118.

de la face postérieure, que vous avez ainsi droit devant vous.

La règle est la même pour la jambe droite que pour la plante du pied et vous finissez en vous trouvant au flanc externe du membre. Mais pour la jambe gauche, vous devez être finalement au flanc interne, ombilic à votre gauche : vous partirez donc en sens inverse (fig. 119) et terminerez en pivotant, face au dos du pied ; cette règle est d'ailleurs bien moins importante que pour l'amputation haute (le soutien du talon par un aide est inutile ; il a ici eu pour but de fixer le membre pendant la photographie).

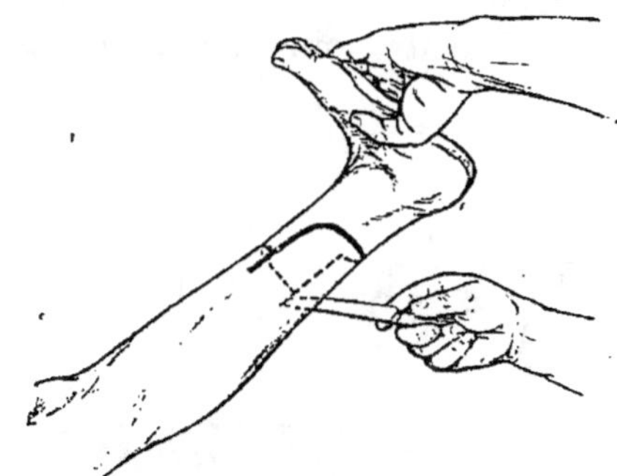

Fig. 119.

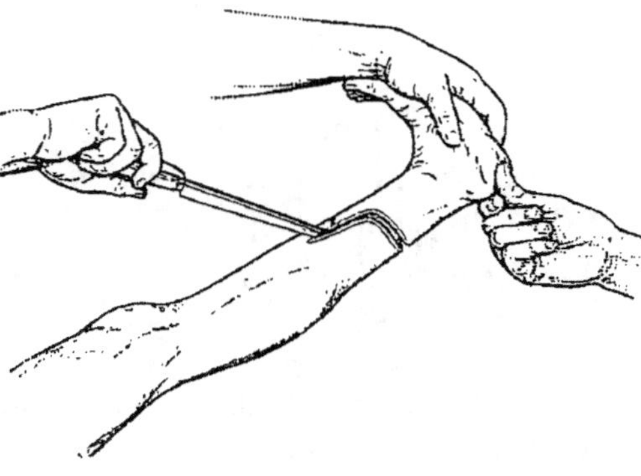

Fig. 120.

5° Taille d'un lambeau latéral. — Peu vous importe que ce soit un lambeau externe (d'ailleurs à peu près seul employé) ou interne : ce qui s'applique à l'un s'applique à l'autre, en changeant droit en gauche.

À la main et au pied, externe, par rapport à l'axe du membre, veut dire qui est :

À votre gauche sur le membre droit dans la position où vous opérez.

À votre droite sur le membre gauche, dans cette même position.

Définition qui vous permet de généraliser ce que je vais dire pour l'appliquer aux lambeaux des doigts « chefs de file », que vous désarticulez sur la main présentée en pronation, ainsi que cela est représenté p. 97, fig. 128 et 129.

L'ensemble du geste doit être toujours le même : partir en piquant sur la tête antérieure de l'U, tirer (couteau à 45°) sur la branche correspondante, tourner sur la pointe, traverser à plein tranchant la

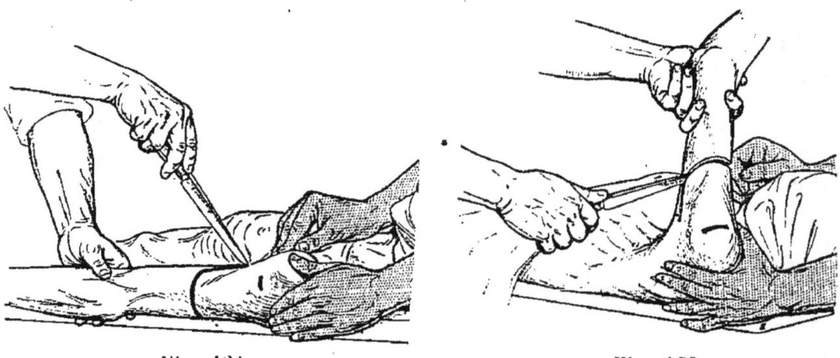

Fig. 121.   Fig. 122

face externe, tourner sur la pointe et rétrograder sur la branche postérieure, exposée par élévation du membre.

Cela dit, supposez que vous ayez à tailler un *lambeau externe au bras ou à la jambe gauche.* Vous saisissez l'extrémité du membre dans votre gauche, et il est évident que rien ne vous gêne pour suivre de bout en bout le contour de l'U : le lambeau est en face de vous et à droite et vous le contournez d'un seul trait. Vous partez en avant, sous votre œil, vous coupez tout le temps de gauche à droite et en maniant de votre gauche le membre en divers sens vous exposez successivement au couteau les faces où vous aller passer. C'est donc toujours le même principe : tordre à droite pour voir à gauche, élever le membre pour voir sa face postérieure ; et votre gauche doit suivre, à l'envers, le mouvement tournant de votre droite armée du couteau.

Vous piquerez, puis tirerez droit devant vous sur la branche antérieure ; puis en combinant la rotation en dedans et l'élévation du membre progressivement assurées, vous traversez la face externe en tournant sur la pointe, et enfin vous remontez, en retrogradant, sur la branche postérieure, que vous coupez de la pointe en sciant, par petites secousses du poignet (fig. 121 à 124).

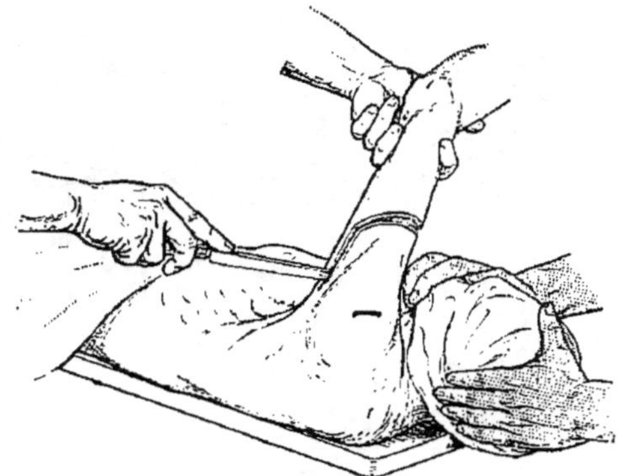

Fig. 123.

Je n'ai pas cru utile de reproduire toutes les figures relatives au lambeau externe de la jambe gauche : il suffit, je crois, du dernier temps, de l'arrivée à l'extrémité de l'incision postérieure (fig. 124) pour faire comprendre que les mouvements sont les mêmes qu'au bras, et que vous terminez de même en exposant droit devant vous la face postérieure, par élévation du membre.

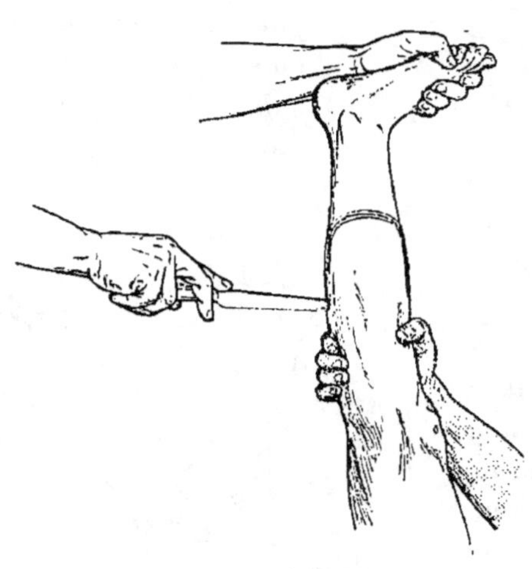

Fig. 124.

Supposez maintenant qu'il s'agisse du bras ou de la jambe droite et essayez d'opérer en faisant avec votre gauche la même prise du membre : vous serez obligé de tourner vers la droite, c'est-à-dire vers la face interne du membre, donc à l'envers du lambeau désiré, qui doit toujours être tracé et assuré dès le début de la taille cutanée.

Mais la gauche ayant saisi le membre comme précédemment, levez le coude, poignet mis en flexion et pronation forcées, et sous ce pont

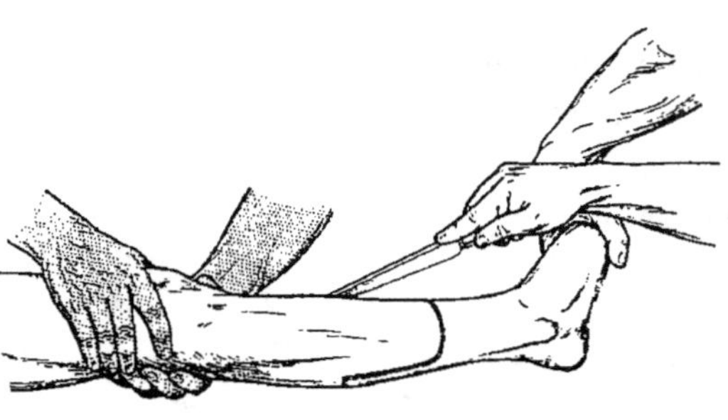

Fig. 125.

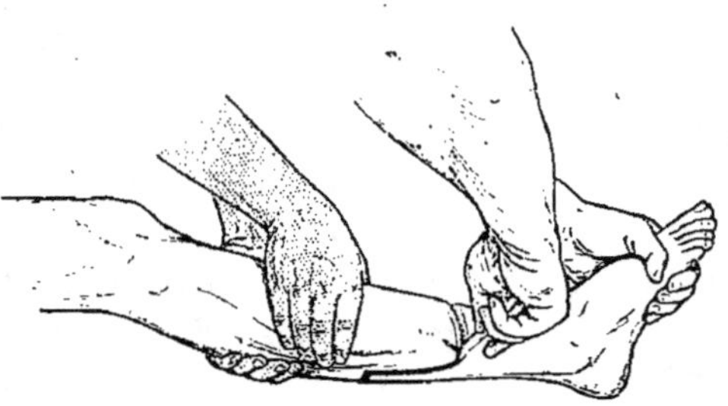

Fig. 126.

passez main droite et couteau comme il est dit pour la taille d'un lambeau postérieur comparée à celle d'un lambeau antérieur. Sans que rien vous arrête en route, vous pourrez d'un trait contourner le lambeau, en faisant toujours de la droite les gestes décrits plus haut, en imprimant de la gauche au membre les mêmes rotations et les mêmes inclinaisons.

Pour un membre volumineux comme la jambe, le soutien de la cuisse par un aide qui suit votre mouvement facilite la besogne. D'au-

tre part, il faut que vous tourniez pour ainsi dire autour du lambeau que vous taillez ; et vous finissez face au dos du pied, comme cela est représenté figure 127. Lorsqu'après cela vous ferez face au flanc du membre, vous aurez l'ombilic à votre gauche, ce qui est la seule position commode pour cette amputation ; c'est également celle où vous vous trouvez, après avoir fini, mains non croisées, le lambeau externe de la jambe gauche (fig. 124)

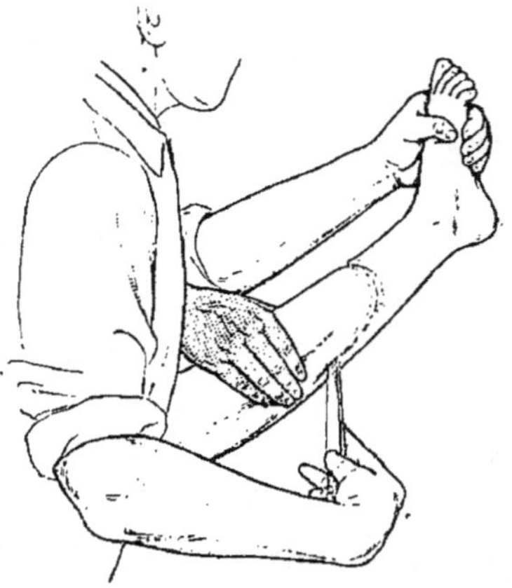

Fig. 127.

Les deux figures 126 et 127 vous font comprendre que, par rapport

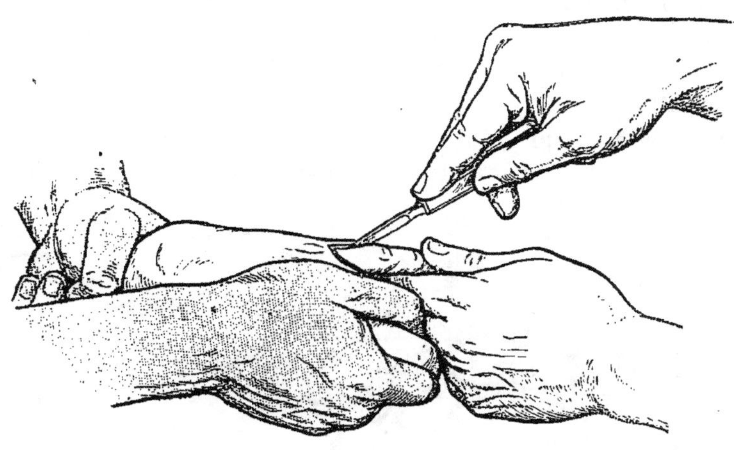

Fig. 128.

à l'axe de la main droite qui vous est présentée en pronation, les lambeaux de l'index et de l'annulaire sont symétri-
ques, tous deux externes et palmaires mais l'un à votre droite (auriculai-re), l'autre à votre gau-che (index) en sorte que pour le premier vous taillez droit devant vous et que pour le second vous passez sous votre gauche. C'est en somme identique à ce que je viens de dire pour la jambe.

Si vous comparez les figures de 104 à 129, vous comprendrez que

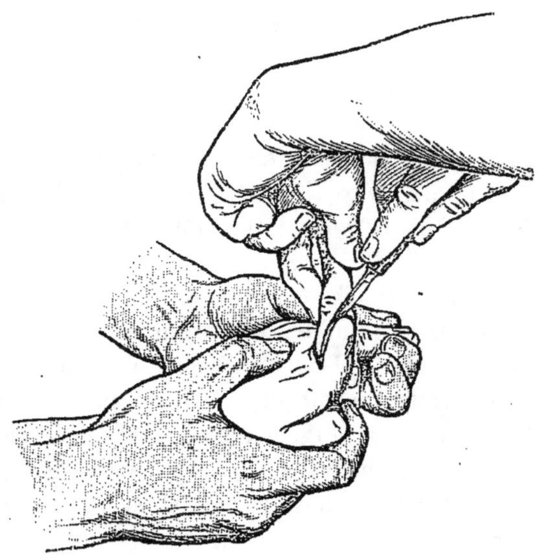

Fig. 129.

vous faites les mêmes gestes pour les lambeaux inverses, à condition de croiser les mains si le lambeau est à votre gauche.

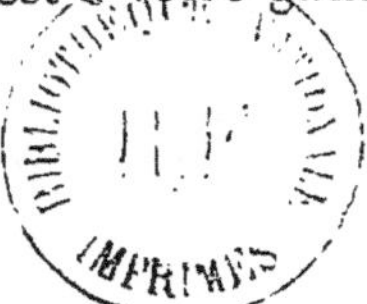

4° **Taille d'une raquette**. — Le schéma le plus simple d'une raquette est une incision circulaire sur laquelle vous faites tomber, en tirant, une fente longitudinale. C'est souvent ainsi qu'on opère; par exemple pour désarticuler un doigt (fig. 150) ou la hanche (voy. p. 290).

Mais le tracé est plus élégant — et la manœuvre aussi — si, après un trajet rectiligne de longueur variable, vous le faites diverger en

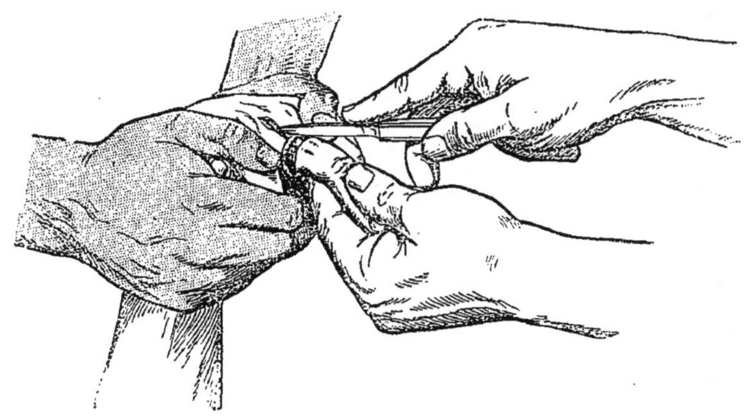

Fig. 150. — Circulaire avec fente.

deux branches qui vont obliquement entourer le membre en forme de croupière (voy. 5ᵉ métacarpien, fig. 151 ; épaule, p. 217, fig. 563); en sorte que vous taillez deux lambeaux arrondis, se regardant par leur convexité.

Cette taille s'exécute en deux temps.

a) De la gauche, vous saisissez le membre au-dessus de la jointure sous-jacente à la croupière; vous piquez à l'extrémité de la queue, dont vous incisez en tirant la partie rectiligne, manche haut, de la pointe, et en sciant vous tournez sur la branche droite de la croupière. Quand vous avez fini de tourner, vous abaissez le manche en même temps que vous imprimez au membre un mouvement de rotation et d'inclinaison à gauche, ce qui expose à votre vue la partie la plus basse de la croupière et tend la peau correspondante : vous coupez alors, du talon jusqu'à la pointe, à plein tranchant, couteau tenu comme un archet et dirigé transversalement, en allant de droite à gauche aussi loin que possible, soit en exposant la face palmaire par rotation quand cela est possible (fig. 132),

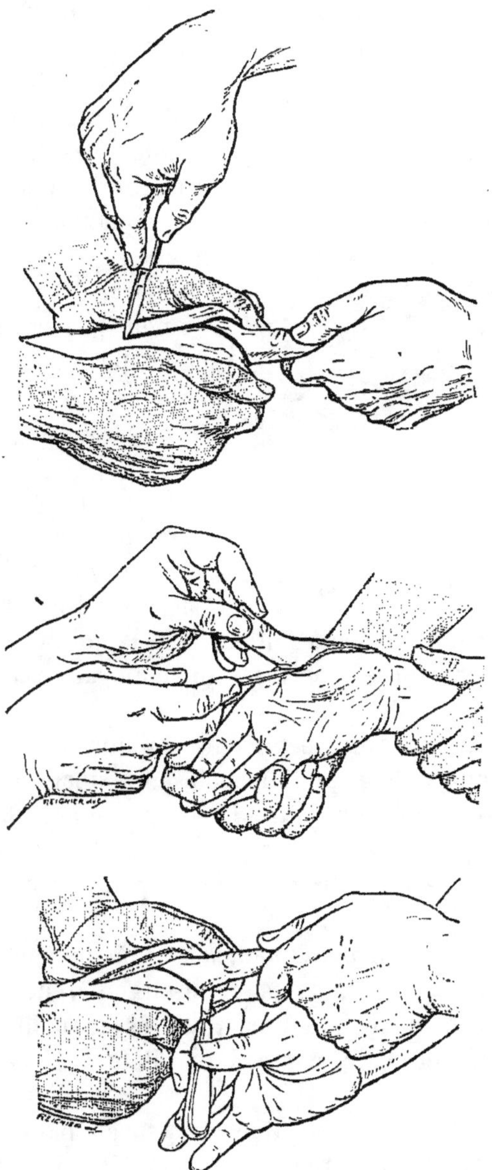

Fig. 131, 132 et 133. — Taille d'une raquette.

soit en renversant votre droite (fig. 133, et Cf. épaule, fig. 570)

b) La partie latérale gauche de la croupière se coupe par reprise, en rétrogradant. De la gauche, vous imprimez au membre un mouvement de rotation et d'inclinaison à droite, ce qui tend la peau et expose à votre vue la fin de votre incision première. La main droite passée par-dessus le membre, dans cet angle vous appliquez le talon de l'instrument et vous terminez (position de l'archet) en rejoignant avec la pointe la partie rectiligne de la queue.

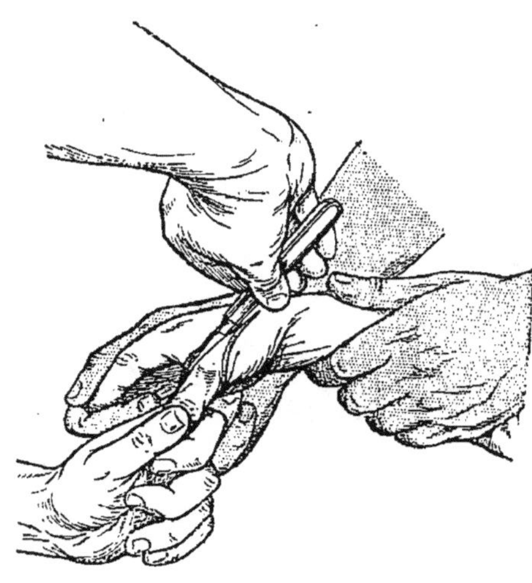

Fig. 154. — Reprise rétrograde

4° Mobiliser la peau.

Quel que soit le temps opératoire ultérieur, il faut *mobiliser avec grand soin* la peau, de façon à libérer complètement soit le lambeau musculaire à tailler, soit la jointure à désarticuler; sans quoi on est exposé à perforer un lambeau ou à en entailler les bords.

Cette mobilisation s'exécute presque toujours avec le tranchant de la pointe, de bout en bout de l'incision, en coupant les tractus celluleux que l'on voit se tendre entre la graisse sous-cutanée et l'aponévrose tandis que l'aide rétracte la peau. Il est bon de diriger la lame un peu obliquement, pour engager la pointe sous la peau qu'on libère.

Lorsqu'on veut *détacher une manchette*, on tourne circulairement, de droite à gauche, autour de la demi-circonférence correspondante du membre, en insinuant 1 à 2 centimètres de pointe sous la peau, à plat, entre cuir et chair, couteau parallèle à l'axe longitudinal du membre.

Le geste est le même pour libérer la peau palmaire sous l'articulation métacarpo-phalangienne dans la désarticulation d'un doigt.

On commence presque toujours ce décollement en pinçant soi-même le bord de la peau (fig. 155 et 156) que l'on fait ensuite rétracter par l'aide s'il faut aller loin (fig. 157 et 158).

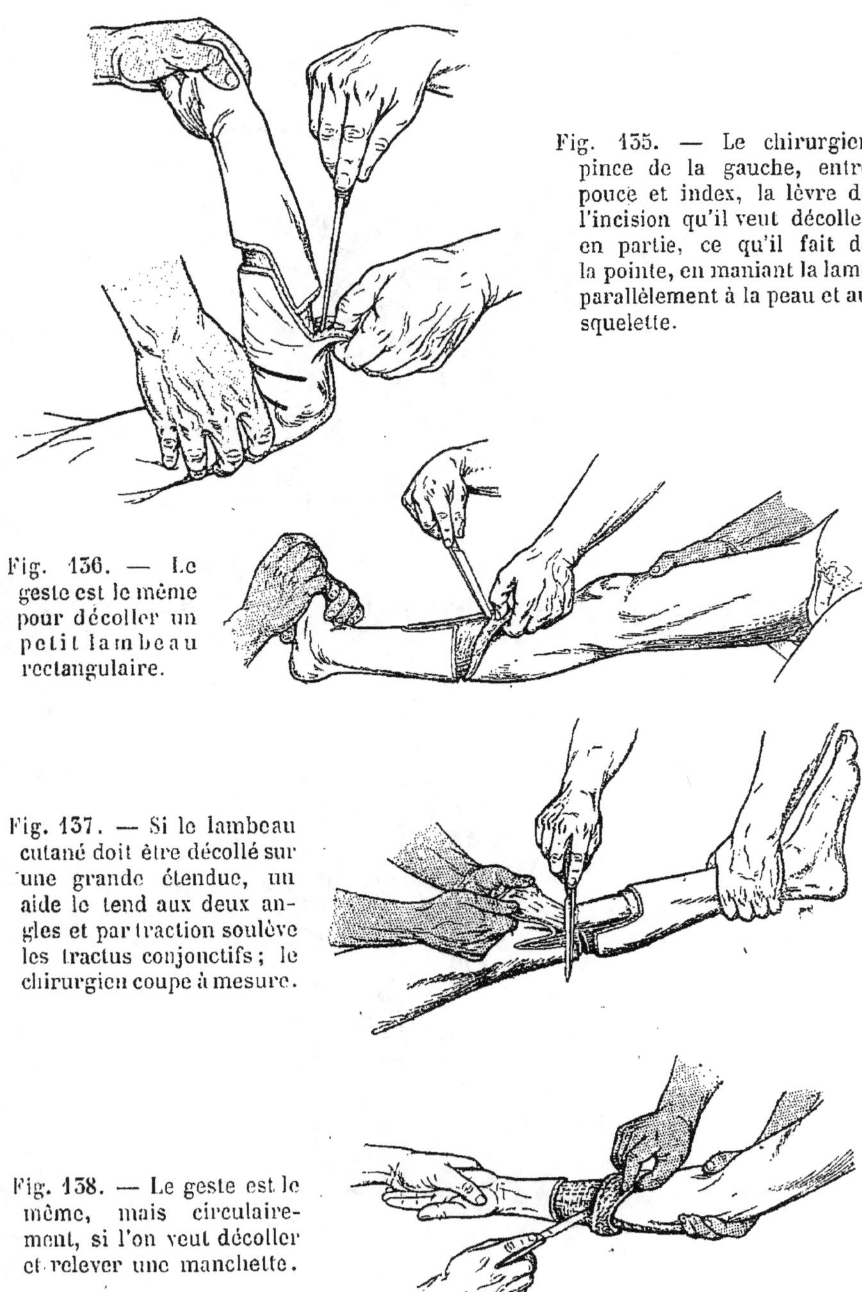

Fig. 135. — Le chirurgien pince de la gauche, entre pouce et index, la lèvre de l'incision qu'il veut décoller en partie, ce qu'il fait de la pointe, en maniant la lame parallèlement à la peau et au squelette.

Fig. 136. — Le geste est le même pour décoller un petit lambeau rectangulaire.

Fig. 137. — Si le lambeau cutané doit être décollé sur une grande étendue, un aide le tend aux deux angles et par traction soulève les tractus conjonctifs ; le chirurgien coupe à mesure.

Fig. 138. — Le geste est le même, mais circulairement, si l'on veut décoller et relever une manchette.

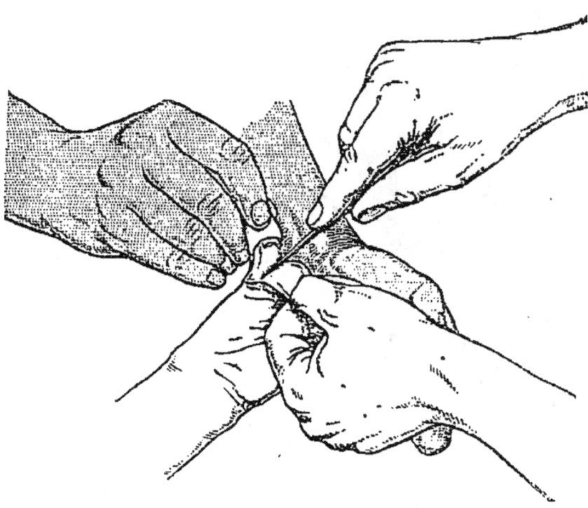

Fig. 139. — Libération d'un lambeau cutané à la face palmaire d'un doigt.

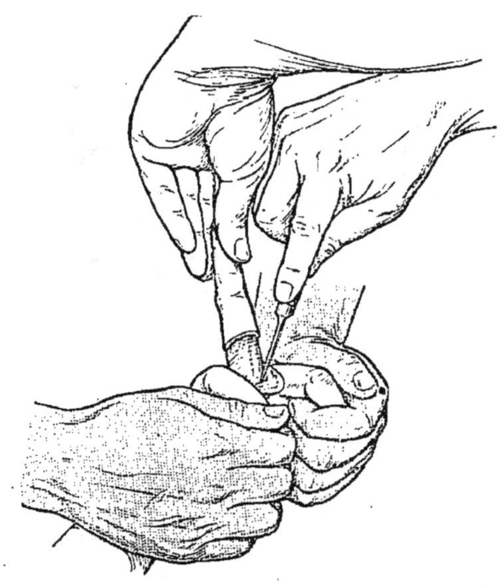

Fig. 140. — Libération palmaire en demi-cercle, lame parallèle au squelette, d'une articulation métacarpo-phalangienne.

D. — TAILLE DES MUSCLES

Les muscles doivent être *taillés en biseau*, de façon à être plus courts que la peau. Voici les procédés principaux :

1° **Amputation circulaire.** — Autour d'un membre, les muscles sont toujours disposés en deux couches concentriques : les muscles longs, longitudinaux; les muscles courts, insérés en manchon autour de l'os. Les premiers doivent être conservés plus longs que les seconds si on veut, comme cela est nécessaire, que la section osseuse soit au fond d'un cône musculaire creux. Or, ils se rétractent davantage, d'où la nécessité de la *recoupe des muscles.*

Soit une section circulaire de la peau, bien libérée, rétractée de façon qu'il y ait 2 à 3 cm. d'écartement entre ses lèvres. Au ras de la peau rétractée, perpendiculairement à l'os, coupez jusqu'à l'os, à plein tranchant, du talon jusqu'à la pointe, avec les mêmes gestes que pour couper la peau, en un temps ou en deux temps, comme il est dit plus haut (fig. 141). Et vous avez une « tranche de saucis-

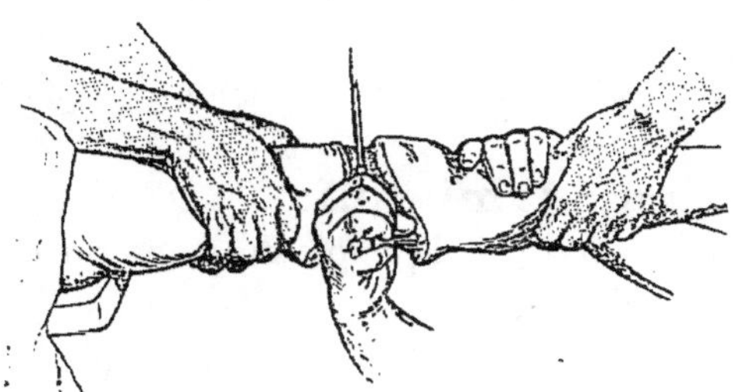

Fig. 141. — La section plane.

son », qui vous fournira sûrement un moignon impossible à bien suturer, forcément conique plus tard.

Dites donc à votre aide d'embrasser circulairement le membre, en le serrant, et dans cette position de rétracter les chairs vers la racine du membre. Os mis à nu, muscles et peau vous apparaissent sous forme d'un cône saillant. A la base de ce cône, au ras de la peau, coupez circulairement (et même en inclinant votre lame un peu en biseau vers la racine du membre), en un temps (ce qui est difficile) ou en deux temps. Autour de l'os, au-dessous du point de section, restera adhérente une collerette musculaire (fig. 143) ; et quand vous

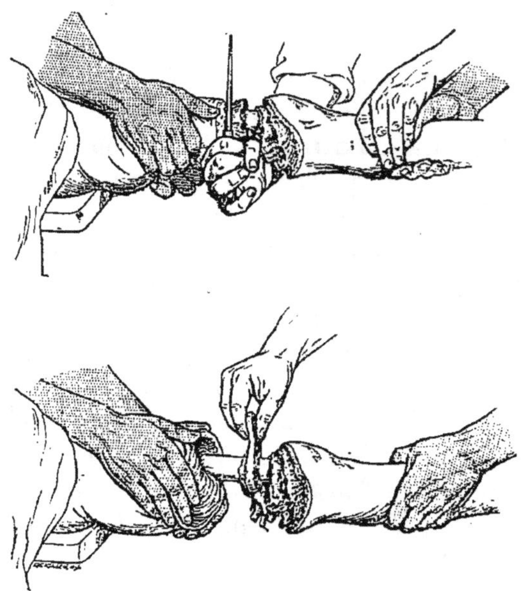

Fig. 142 et 143. — Le cône de recoupe.

aurez scié, les chairs retomberont en cône creux au-dessous de la section osseuse.

2° **Amputation à lambeaux**. — Les deux procédés sont : l'*entaille* et la *transfixion*. Quelquefois on commence par une entaille et on finit par une transfixion.

a) *Le geste élémentaire pour l'entaille* consiste à pincer l'extrémité libre du lambeau, à y appliquer la lame transversale, en biseau, tranchant loin de soi, et à couper en rétrogradant, à pleine lame, par mouvements de scie transversaux.

La manœuvre est plus rapide et plus élégante si vous faites l'*entaille en tournant autour du lambeau*, c'est-à-dire en tirant le long de la branche gauche une incision d'engagement qui va jusqu'au squelette que la pointe doit sentir et suivre, en coupant transversalement sous la pointe du lambeau, à plein tranchant, et en rétrogradant enfin le long de la branche droite que vous suivez, après avoir tourné sur le talon de la lame, en conservant avec ce talon et la partie voisine du tranchant le contact du squelette.

Le type de ce procédé est l'entaille du lambeau antérieur pour amputation de la cuisse droite. Vous êtes placé latéralement, en dehors, et la branche gauche est celle qui est loin de vous.

Les deux figures 144 et 145 vous font voir comment, lame horizon-

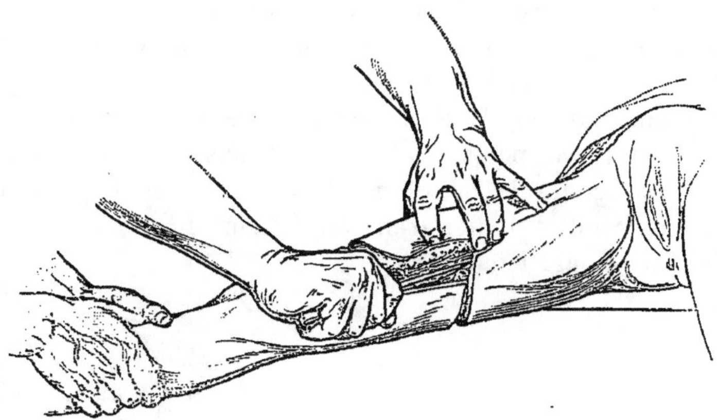

Fig. 144. — Entaille attaquée de la pointe.

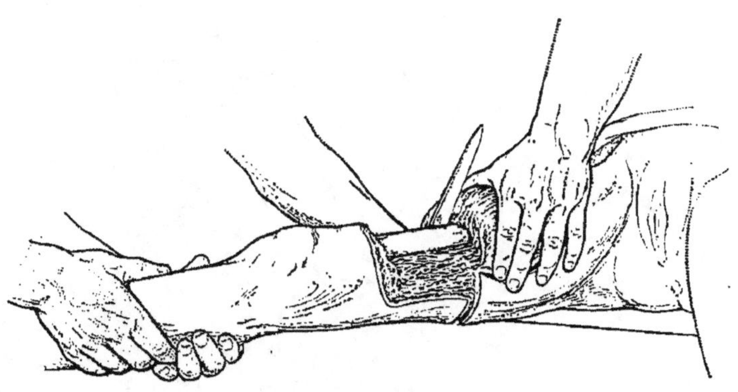

Fig. 145. — Entaille finie du talon.

tale, vous piquez jusqu'à l'os à la tête de la branche interne (fig. 144), en écartant la peau avec votre gauche et comment (fig. 145) après avoir tiré le long de l'os et traversé la face antérieure du membre en coupant les muscles en biseau, vous aboutissez à la tête de la branche externe avec le talon, tranchant rétrograde, votre gauche relevant le lambeau.

Si le lambeau est postérieur (j'entends par rapport au membre tel qu'il vous est présenté, c'est-à-dire sur la face du membre qui est loin de vous), vous agissez de même, mais à mains croisées, la droite sous la gauche faisant pont. C'est ainsi, par exemple, que vous coupez les muscles dans la désarticulation du 1er métacarpien : les muscles sont palmaires, mais la main vous est présentée en pronation, donc face dorsale vers vous.

Soit maintenant un lambeau auquel vous faites directement face, comme c'est le cas pour les désarticulations de Chopart ou de Lisfranc. Vous confiez le bout du pied à votre aide et, pinçant le bord du lambeau, vous entaillez transversalement en tournant de gauche à droite, lame parallèle à la peau.

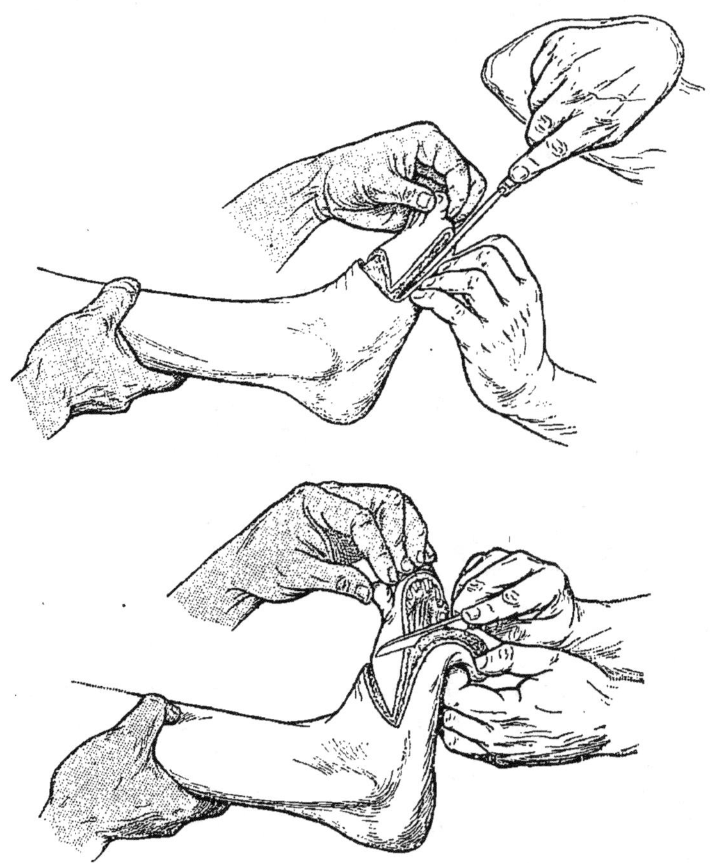

Fig. 146 et 147. — Entaille d'un lambeau plantaire.

Et toujours, pour partir à gauche, vous tordez et inclinez le membre à droite; pour traverser, vous le mettez dans la rectitude; pour remonter à droite, vous le tordez et inclinez à gauche. C'est-à-dire que, comme pour couper la peau, votre gauche se déplace en sens inverse de votre droite.

Dans certains cas vous devez *entailler muscle par muscle*, en temps successifs. C'est obligatoire à la jambe, où les muscles profonds sont cachés au fond de l'espace interosseux. Il faut alors : 1° fendre de chaque côté en long la gaine musculaire aponévrotique; 2° pincer le muscle transversalement entre pouce et index gauches et le couper en biseau contre les doigts (fig. 148 à 150).

C'est le procédé que la nécessité de l'hémostase faite à mesure nous impose dans la désarticulation de la hanche par raquette. C'est celui que l'on emploie pour désarticuler l'épaule si on n'est pas sûr de son aide.

Pour les métacarpiens et métatarsiens on fait un véritable *décollement* en rasa t l'os de près (voy. pp. 186 et 254).

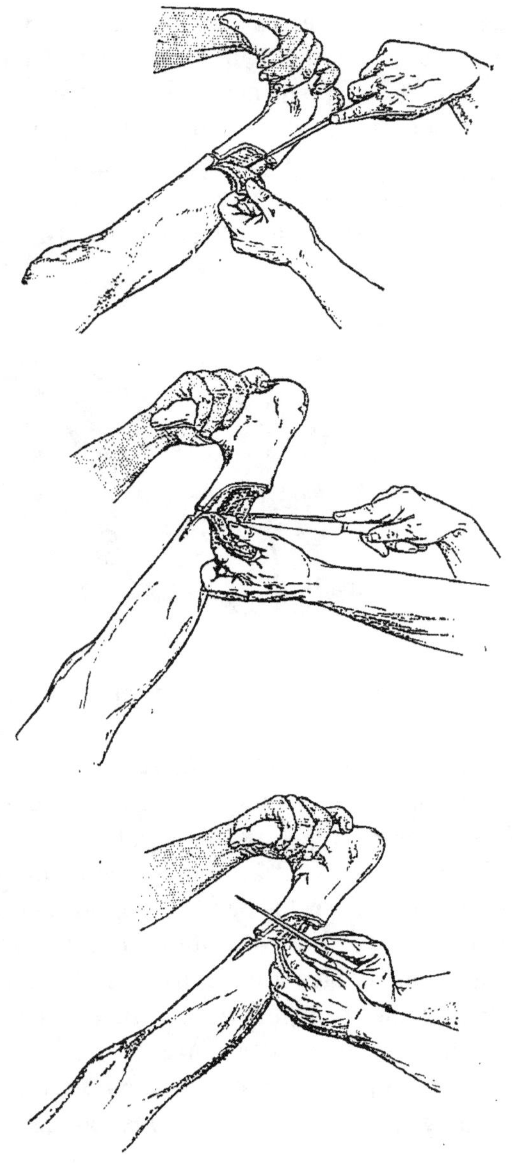

Fig. 148, 149 et 150.

b) La *transfixion* consiste à traverser transversalement la base du lambeau avec votre couteau, tranchant vers vous, et à ressortir au ras de la peau rétractée, par mouvements de scie. Le couteau doit être assez long pour que dans ces mouvements les deux bouts du tranchant dépassent constamment les bords du lambeau.

La pointe doit être piquée aussi haut que possible dans la tête de l'U qui est à votre droite, et ressortir aussi haut que possible dans celle de gauche.

Si le squelette est à deux os (avant-bras), le membre doit être tout

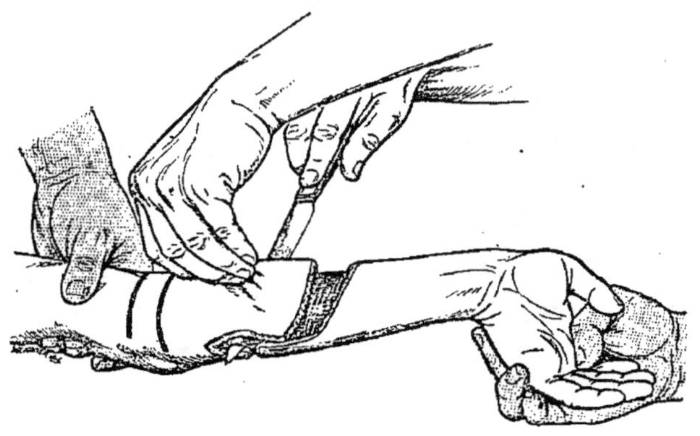

Fig. 151. — Tension des muscles par extension du poignet.

à fait à plat, en supination, et votre lame à plat contre les bords de ces os ; sans quoi vous risquez de perforer l'espace interosseux et de passer derrière l'os qui est à votre gauche.

Si le squelette est à un os, il faut piquer transversalement pour que la pointe soit arrêtée par la face latérale de cet os ; abaisser le manche pour que la pointe remonte le long de cette face, puis le relever pour contourner la face antérieure et redescendre le long de la face latérale gauche. Les gestes sont inverses si, par exception, vous transfixez un lambeau postérieur.

Pour couper les muscles vous les tendez (à l'avant-bras extension du poignet, fig. 151) et vous coupez par petits mouvements de scie, lame bien à plat, sans que la pointe rentre sous les chairs, jusqu'au bout du lambeau (fig. 152 et 153). A la fin remontez au ras de la peau, tranchant en haut, perpendiculairement aux muscles (fig. 154).

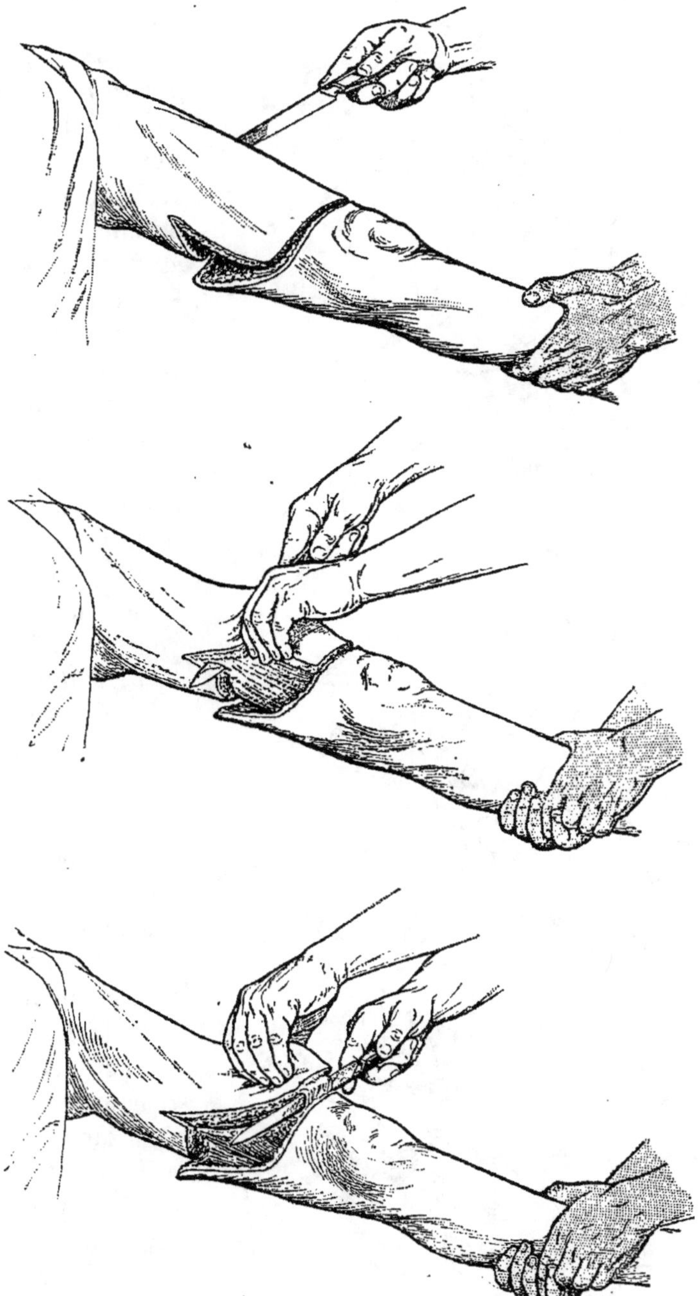

Fig. 152, 153 et 154. — Les temps de la transfixion.

c) Parfois vous *commencez par entaille et finissez par transfixion*. Je ne fais que mentionner ces manœuvres, dont vous comprendrez le détail en étudiant le « coup de Liston » pour désarticulation du 5e métacarpien (voy. p. 188), l'amputation de jambe à lambeau externe (voy. p. 140). Pour les désarticulations tarso métatarsienne (voy. p. 257) ou scapulo-humérale (voy. p. 222), vous *transfixez après désarticulation*. Après entaille préalable du lambeau, vous ouvrez l'articulation devant vous, vous engagez transversalement la lame sous elle, vous réarticulez, et vous ressortez en rasant à plat le squelette.

Il faut, dans cette manœuvre, avant de réarticuler au-devant de la lame, avoir libéré avec soin les angles de la plaie, pour engager à plat toute la largeur de la lame sans entamer la base du lambeau.

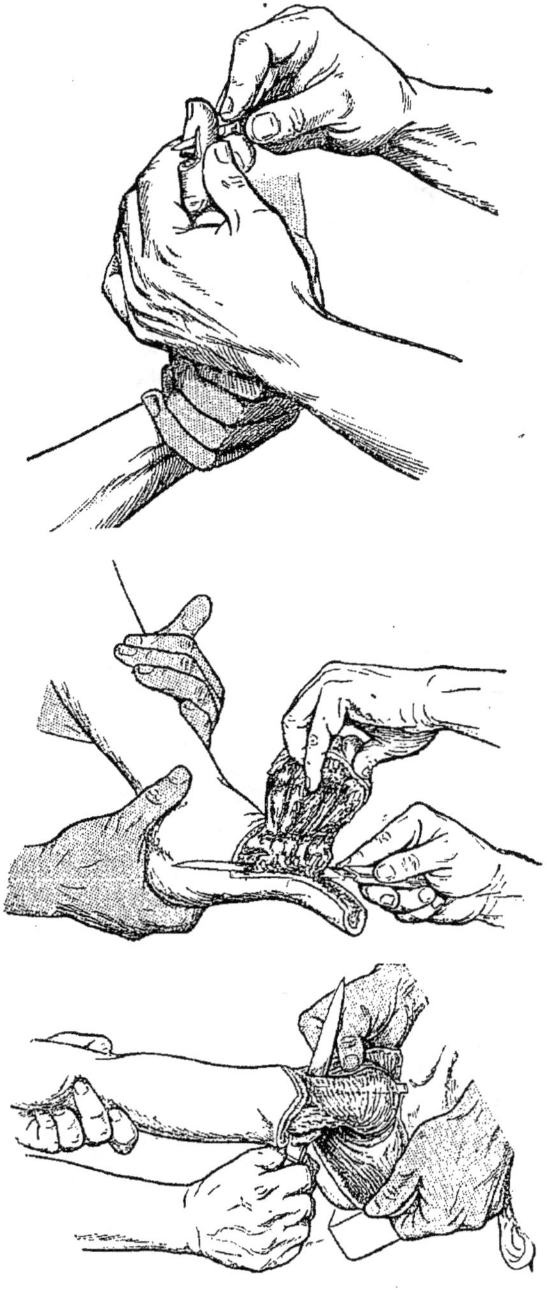

Fig. 155, 156 et 157. — Réarticuler et transfixer.

E. — PARER LE MOIGNON

Lorsque vous opérez sur le vivant, après avoir scié ou désarticulé, vous terminez par une série de manœuvres que, malheureusement, vous ne vous astreignez pas, en général, à répéter sur le cadavre.

Votre premier soin sera de *pincer*, puis de *lier les artères*, ce qui doit être fait vite pour éviter la perte de sang : et il faut apprendre à pincer sans hésitation les artères principales, ce qui est facile si, connaissant bien la topographie des coupes représentées pp. 15, 16, 52, 41, vous vous y portez directement. C'est cela que vous pouvez exécuter à l'amphithéâtre : pour les petits vaisseaux, le jet de sang vous guide sur le vivant.

Ensuite, vous aurez à *réséquer les gros nerfs*, sur le bout desquels se développent des névromes, douloureux s'ils sont à la surface du moignon. C'est indispensable si un nerf longe un lambeau sur lequel le sujet appuiera (nerf tibial postérieur dans l'amputa-

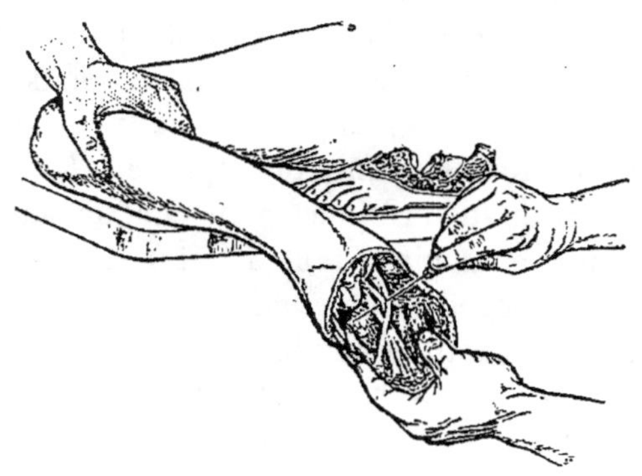

Fig. 158. — Réséquer le nerf.

tion sous-astragalienne, fig. 158). C'est presque indispensable pour un gros nerf sur la tranche d'un moignon : prenez le bout dans une pince, tirez, et réséquez 2 à 5 cm. ; le nerf remonte et se cache dans les chairs.

Et si, pour finir, vous vous exercez à *suturer*, vous n'aurez pas perdu votre journée.

F. — LE CHOIX DU PROCÉDÉ ET LA PROTHÈSE FUTURE

Avec un appareil de prothèse, un amputé doit :

1° Exécuter des mouvements de levier dans la dernière jointure conservée ;

2° Prendre appui avec le moignon au-dessous de cette jointure.

Cet appareil est en principe formé de deux parties :

1° Une pièce de fixation, adaptée au-dessus de la dernière jointure conservée ;

2° Une pièce, plus ou moins complexe dans sa forme et ses articulations, où le moignon pénètre pour y prendre appui et communiquer ses mouvements.

Soit, par exemple, une amputation de la jambe ou de l'avant-bras : l'appareil sera fixé à la cuisse ou au bras, articulé au genou ou au coude et mû par le moignon de jambe ou d'avant-bras. De même, après amputation de la cuisse ou du bras, la fixation se fait au tronc, au-dessus de la hanche ou de l'épaule. Il faut que l'appareil soit ainsi maintenu, suspendu, sans quoi il tomberait par son poids.

Supposons réalisée cette fixation, dont le dispositif exact ne nous intéresse pas ici, et demandons-nous dans quelles conditions mécaniques le moignon va transmettre ses appuis et ses mouvements à la partie fonctionnante de l'appareil. C'est de la sorte, en effet, que nous pourrons déterminer, pour chaque amputation, le procédé de choix.

D'une manière tout à fait générale, on peut dire que, quelle que soit sa constitution terminale et son mécanisme, l'appareil proprement dit est constitué à la base par un cône dans lequel pénètre le moignon. Ce cône doit être exactement adapté au moignon, qui lui transmet deux ordres de forces :

1° Des forces de pression selon la verticale ;

2° Des forces latérales correspondant aux mouvements angulaires de l'articulation sus-jacente.

Les forces latérales sont transmises par toute une face du moignon à la face latérale correspondante du cône d'adaptation : plans antérieur et postérieur seulement pour les ginglymes angulaires tels que le coude et le genou ; n'importe quel plan pour les jointures à mouvements de circumduction comme l'épaule et la hanche.

Les pressions selon la verticale, qu'elles s'exercent de bas en haut ou de haut en bas, peuvent faire appuyer le membre sur le cône d'adaptation en deux points : 1° sur le sommet du cône, c'est-à-dire sur l'extrémité du moignon ; 2° sur la base du cône, c'est-à-dire sur les saillies osseuses sous-jacentes à la dernière jointure conservée. L'adaptation n'est jamais assez intime pour que le soulagement dû à l'emboîtement du moignon dans le cône soit à prendre en grande considération.

Ces règles générales étant posées, voyons ce qui se passe au membre supérieur et au membre inférieur pour les amputations au-dessus et au-dessous du coude, au-dessus et au-dessous du genou.

1° Membre supérieur.

Au membre supérieur, qu'il s'agisse d'une *désarticulation de l'épaule* ou de l'*amputation du bras*, le cône d'adaptation (fixé au tronc par une sorte de baudrier) emboîte la paroi thoracique antérieure et la région scapulaire. Il est évident que la transmission possible des mouvements d'ensemble — toujours bien médiocres — pour porter l'appareil en avant, en arrière, en dehors, exige la conservation d'un moignon d'humérus assez long : la force du levier ne commence à avoir quelque intérêt que pour les amputations au-dessous de la partie moyenne du bras. L'appareil tient beaucoup mieux en place, sa suspension par l'épaulette terminale est bien mieux assurée si le moignon reste arrondi par la tête humérale et le col anatomique, d'où la supériorité de l'amputation intradeltoïdienne sur la désarticulation ; mais c'est à peu près la seule, car la transmission de mouvements par le bout osseux conservé est pratiquement nulle.

Lorsque le moignon d'humérus est assez long, les pressions qu'il supporte dans les mouvements par lui transmis à l'appareil s'exercent en avant, en arrière, en dehors ; la pression longitudinale est toujours nulle. Donc, la cicatrice terminale, pourvu qu'elle n'adhère pas à l'os, n'a aucun inconvénient et l'on peut employer à volonté, soit le procédé circulaire, soit le procédé à deux lambeaux égaux.

De même pour l'*amputation de l'avant-bras*, où le moignon exécute des mouvements de charnière dans le plan sagittal, sans pression terminale. Ici, l'intérêt est considérable de conserver un levier aussi long que possible, à la fois pour l'emboîtement et pour la force du moignon.

Quant à l'*amputation du poignet*, dans certains actes spéciaux elle permet, sans appareil, un usage du moignon par appui direct sur un objet à maintenir ou à repousser : et pour cela il est important que les extrémités osseuses soient matelassées par la peau palmaire, que la cicatrice soit franchement dorsale. Le procédé de choix est donc le lambeau antérieur ou ses dérivés. Mais Ducroquet m'a fait remarquer que la saillie des apophyses styloïdes et des têtes articulaires n'est pas favorable, et que mieux vaut, peut-être, les abraser, c'est-à-dire pratiquer une amputation très basse : quelque chose de comparable à l'abrasion des malléoles après désarticulation tibio-tarsienne.

Après les amputations du bras, les névromes du médian et du cubi-tal sont fréquents et fort gênants : il faut donc réséquer ces nerfs aussi haut que possible. Il m'a paru que cet inconvénient est beaucoup moindre après les amputations de l'avant-bras.

2° Membre inférieur.

Si maintenant nous étudions le fonctionnement des moignons au membre inférieur, nous comprenons tout de suite que la fonction primordiale est au contraire l'appui selon la verticale, pour transmettre au sol le poids du corps pendant la station debout et la marche, et nous devons nous demander quelles sont les conditions où il faut recourir soit à l'appui direct, soit à l'appui sur les saillies osseuses sous-jacentes à la dernière jointure conservée, ces deux appuis pouvant d'ailleurs se combiner.

Mais pour que l'appui direct sur le moignon soit possible, deux conditions sont indispensables : qu'il n'y ait point de cicatrice terminale, que l'extrémité osseuse soit bien matelassée par un lambeau épais et non adhérent à l'os. En effet, la marche directe sur le moignon ne comporte pas un simple appui par pression, mais des frottements obligatoires, plus ou moins importants, par va-et-vient. Cela n'est réalisé dans des conditions vraiment parfaites que si la peau est adaptée par sa structure à ce fonctionnement. C'est le cas pour la plante des pieds : épiderme et derme épais, aréoles fibreux sous-cutanés continus avec l'aponévrose d'enveloppe et formant de petites cavités remplies de lobules adipeux constituant coussin, formant comme autant de petites boules liquides glissant les unes sur les autres. La peau de la pointe et de la face postérieure du talon est moins préparée à cela anatomiquement que la semelle plantaire : elle est bonne cependant, et c'est pour cela que la marche directe, sans décharge sur les condyles du tibia, est possible après l'amputation sus-malléolaire.

Mais une peau qui n'est point ainsi préparée par sa structure normale peut cependant fort bien s'adapter à ces pressions, à ces frottements, pourvu qu'elle soit matelassée par une couche musculaire épaisse, doublée, toutes les fois que c'est possible, de tissu fibreux. Une peau non doublée, surtout chez les individus blonds et gras, à peau fine et tendre, s'ulcère facilement par frottement et même par pression simple ; il s'y fait des hygromas, des durillons. Voyez ce que devient, en cas de pied bot varus équin, la peau dorsale et externe du pied.

Ces muscles du lambeau ne resteront pas sous l'os à l'état de fibres musculaires, mais ils deviendront fibreux, utiles cependant car :

1° Ils interposeront une lame fibreuse plus ou moins épaisse entre l'os et la peau, de sorte que celle-ci restera mobile sur l'os et ne sera pas comprimée directement ;

2° Ils adhéreront à la tranche osseuse, y formant insertion tendineuse, ce qui rend plus énergique leur action sur le levier osseux conservé.

Un lambeau supporte mal l'appui lorsque les muscles se rétractent autour de l'os, sous lequel il n'y a dès lors plus que la peau. De même lorsqu'il est trop tendu sous l'os : *les chairs doivent rester molles et lâches.*

Certes, et nous le dirons plus loin, la longueur d'os conservée a souvent une grande importance, et dans les écrasements avec suppuration on est souvent pris dans un dilemme : avoir des parties molles courtes, en partie cicatrielles et adhérentes ; avoir un os bien matelassé, des chairs mobiles, une bonne cicatrice, mais un os dont la brièveté rend la prothèse difficile. Appréciation souvent délicate pour le clinicien qui doit savoir parfois sacrifier quelques centimètres d'os. Mieux vaut par exemple, et de beaucoup, une bonne sous-astragalienne qu'un mauvais Chopart à peau courte.

Cela dit, examinons quelques cas particuliers.

Amputations du pied. — La règle générale est de faire marcher directement le sujet sur la peau plantaire conservée et de rejeter franchement la cicatrice à la face dorsale, de façon que l'extrémité antérieure du squelette soit matelassée par un lambeau aussi épais que possible et n'appuie pas sur la cicatrice. La pression, en effet, s'exerce surtout sur la plante, mais aussi sur le bout du pied.

Lorsqu'on ampute les 5 orteils à la fois, la prothèse consiste simplement en une bottine dont l'extrémité antérieure est artificiellement remplie. L'opération — assez souvent pratiquée pour gelure — n'est bonne que si on peut conserver toute la peau plantaire, en passant dans le pli digito-plantaire et en gardant sous le premier orteil au moins moitié de la première phalange. Déjà de la sorte le lambeau ne couvre pas toute la hauteur des têtes métatarsiennes, mais la tension de la cicatrice n'est pas excessive. Si l'on ne peut agir ainsi, il vaut mieux sacrifier franchement les têtes des métatarsiens, sans se laisser hypnotiser, en particulier, par le rôle d'appui dévolu dans la station et la marche à celle du premier. Mon expérience personnelle est que l'on a beaucoup exagéré les inconvénients fonctionnels de l'amputation partielle ou totale du premier métatarsien : mieux vaut, de beaucoup, sacrifier sa tête que de la laisser appuyer constamment sur une peau distendue, mince et cicatricielle, forcément douloureuse.

Pour les amputations du métatarse et du tarse, notre but doit être de conserver le plus possible de la longueur du pied, de préférer par conséquent l'amputation intra-métatarsienne à celle de Lisfranc, celle de Lisfranc à celle de Chopart. En effet, à mesure qu'on diminue la longueur du levier en avant de l'articulation tibio-tarsienne, on augmente la prédominance des extenseurs sur les fléchisseurs ; celle du triceps sural, en particulier, dont le levier calcanéen postérieur n'est en rien raccourci.

Mais encore doit-on se souvenir, en appliquant cette règle, qu'il faut toujours avoir des parties molles plantaires assez longues pour que le lambeau puisse être suturé, sans tension, franchement à la face dorsale.

Pour cela, quand on pratique la désarticulation de Lisfranc, l'écueil est surtout dans la saillie considérable que fait en dedans le premier cunéiforme. Si cette saillie ne peut être matelassée par le lambeau plantaire remontant en avant d'elle, il est préférable d'enlever le premier cunéiforme, en rasant d'aussi près que possible sa surface, de façon à conserver le tissu fibreux où s'épanouit le tendon du jambier antérieur pour s'insérer au cunéiforme et à la base du premier métatarsien. Cette coque fibreuse est en continuité avec les ligaments plantaires, qu'eux aussi on conserve avec soin, en rasant la face plantaire des métatarsiens désarticulés, et de la sorte le jambier ne se rétracte pas, mais contracte des adhérences secondaires au scaphoïde.

Quelle que soit l'amputation pratiquée, les tissus fibreux qui à la plante, du tarse au métatarse, constituent les ligaments articulaires, les gaines tendineuses, les insertions des muscles courts, sont fort importants à conserver. Ils établissent, dans un lambeau, un matelassage qui supporte la pression bien mieux qu'une tranche musculaire. C'est pour cela que si, dans les amputations de Lisfranc et de Chopart, il faut renoncer au vieux procédé de la transfixion simple, le procédé de l'entaille complète, jusque sous l'articulation, me paraît également défectueux. Quand on transfixe le lambeau plantaire sans entaille préalable, en commençant par la désarticulation, on est exposé, d'abord, à ne pas garder assez de peau dorsale; et aussi, mettant une lame à plat sous le gril métatarsien, concave en bas, on coupe forcément en plein muscle. Mais si l'on veut pousser l'entaille jusqu'au bout, d'avant en arrière — il paraît même que certains chirurgiens conseillent d'aborder le ligament de Lisfranc par la plante, parce que c'est plus facile — on ne peut pas davantage raser les os de près et conserver les coques ligamenteuses. On n'y réussit que si on travaille de gauche à droite et de bout en bout, lame verticale, dans la concavité de l'avant-pied abattu verticalement, après section des ligaments dorsaux.

Idée théorique, pour opérateur sur cadavre, ai-je souvent entendu dire, pendant la période de paix où l'amputation réglée, telle qu'on la répète à l'amphithéâtre, était exceptionnelle. Hélas! nous en avons vu, des amputations pour lésions traumatiques; j'en ai vu des moignons bons, médiocres et mauvais. Des médiocres et des mauvais surtout : ce qui tient sans doute pour une bonne part aux conditions défectueuses que nous impose la suppuration, mais pour beaucoup aussi à la méconnaissance des préceptes que Farabeuf nous inculquait.

Ce que je viens de dire est peut-être peu important pour la désarticulation de Lisfranc. C'est capital pour celle de Chopart : tout appui manque aux tendons dorsaux, qui se rétractent, si vous ne les réinsérez à la lame fibreuse plantaire, et le talon s'élève, et le bec du calcanéum exerce sur la partie frontale du lambeau une pression insupportable. Conservez, au contraire, la lame fibreuse; par quelques points de suture, fixez-y les tendons dorsaux, extenseurs et jambier antérieur, et ils vont, prenant le bec du calcanéum en dessous, relever ce bec, contrebalancer le tendon d'Achille.

Il est bon, mais non indispensable, de réséquer les nerfs dans le lambeau : ils sont petits et, si le calcanéum ne bascule pas, ils ne sont pas comprimés pendant la station et la marche.

Dans les amputations de Chopart et de Lisfranc, on marche sur le calcanéum, garni de sa peau plantaire normale. Dans les amputations sous-astragalienne, tibio-tarsienne, sus-malléolaire, on enlève en tout ou en partie ce squelette tarsien postérieur, et sous l'os restant (astragale, extrémité des os de la jambe) il faut amener la peau plantaire, libérée par désossement du calcanéum.

Le lambeau plantaire et interne de la sous-astragalienne (ou de la tibio-tarsienne) donne un appui direct parfait à deux conditions :

1° que l'on ait rasé avec soin les os et laissé les tissus fibreux dans le lambeau ;

2° que l'on ait réséqué le nerf tibial postérieur, dont le névrome rend la marche impossible.

Le lambeau de Syme pour la désarticulation tibio-tarsienne, est parfait si le tendon d'Achille, désinséré de très près, reste adhérent à la peau du talon. Le névrome ici n'est pas à craindre.

L'amputation sus-malléolaire, par le procédé de Guyon, permet la prothèse avec appui direct sur le moignon ; le poids du corps porte sur la peau postérieure du talon, doublée par le tendon d'Achille et rabattue sous la section osseuse. Cette peau ne s'atrophiera pas par pression si elle est matelassée par le tendon d'Achille ; et ce tendon ne se rétractera pas vers la jambe si on a décortiqué le calcanéum en le rasant de très près. Quand, après cela, on coupe le tendon en biseau au ras du bord supérieur du calcanéum, il reste en continuité avec la peau par une forte coque fibreuse, que l'on maintient sous la section osseuse en suturant son bord inférieur aux tendons antérieurs.

J'ai réuni l'amputation sus-malléolaire aux amputations du pied, parce que les principes de la prothèse y sont les mêmes. C'est ce que le chirurgien doit se dire toutes les fois qu'il est obligé de sacrifier le pied : la longueur du segment conservé n'est sans doute pas négligeable, mais à condition que les parties molles soient assez longues pour qu'elles ne subissent aucune tension. Mieux vaut, de beaucoup, une bonne sous-astragalienne qu'un Lisfranc (et surtout qu'un Chopart) à peau courte ; mieux vaut une tibio-tarsienne qu'une sous-astragalienne à peau courte ; une sus-malléolaire qu'une tibio-tarsienne.

Amputations de jambe. — Pendant longtemps on a cru que l'appui après amputation de jambe, à partir de la sus-malléolaire, devait se faire par modelage sur le plateau tibial, l'appui direct sur le bout du moignon étant accessoire, ou même nul ; et pour les

amputations dites « au lieu d'élection » on faisait toujours appuyer
sur la tubérosité du tibia, le sujet marchant ainsi sur le genou fléchi
à angle droit.

En réalité, on a reconnu que l'appareillage est d'autant meilleur
que l'on y fait davantage prédominer l'appui terminal direct [1]; que
cet appui est possible, et même excellent, pour l'amputation élevée,
dite au lieu d'élection. Or, cela est incompatible avec la cicatrice
terminale de l'amputation circulaire ; cela exige le matelassage par
un lambeau. Et les lambeaux de beaucoup les meilleurs, quand on a
le choix, sont : au-dessous de la partie moyenne le lambeau postérieur;
au-dessus, le lambeau externe. Ils sont rembourrés par une couche
musculaire épaisse et ils garnissent très bien la saillie du tibia.

Quant au squelette, quelle que soit la hauteur de la section, deux
conditions sont indispensables à cet appui : 1° que l'on ait abattu
obliquement la crête tibiale ; 2° que l'on ait scié le péroné plus haut
que le tibia, lequel doit seul appuyer sur l'appareil. Dans l'amputation haute, à 7 ou 8 centimètres au-dessous de l'articulation, le mieux
semble être de désarticuler le petit bout de péroné, qui tend à
diverger en dehors et à pointer sous la peau.

Jusqu'à ces dernières années, la seule prothèse pratique pour l'amputation dite au lieu d'élection était le pilon, avec marche sur le
genou fléchi à angle droit : appui tout à fait bien supporté par la
peau située au-devant de la tubérosité tibiale. Les appareils modernes, avec appui à la fois sur le bout du moignon et sur les plateaux
tibiaux, permettent la conservation de la flexion active du genou pourvu
que le moignon ait à peu près 8 centimètres de long. Et ces appareils
sont beaucoup plus robustes qu'autrefois.

Nous ne devons donc plus poser le principe en vigueur, il n'y a
pas longtemps encore : amputation basse et marche sur la jambe
lorsqu'est possible la prothèse dispendieuse avec flexion libre du
genou; amputation de parti pris au lieu d'élection chez l'ouvrier
manuel, qui devra marcher sur le genou fléchi. Ce dernier mode
d'appareillage reste seul réalisable lorsque le genou est raidi en flexion
et n'a pas le mouvement complet d'extension active.

[1] Lisez la dernière édition du *Manuel* de Farabeuf, et vous y trouverez cette assertion,
tandis que la question était posée autrement dans la première édition; et vous verrez
la différence des principes posés en 1872 et en 1909. Mais il faut reconnaître que dans la
pratique l'appui direct était assez mal réalisé; qu'en fait il restait accessoire. Or, aujour-
d'hui, et je crois surtout grâce à Ducroquet, il est réellement principal.

Mais de ce que l'appareillage genou libre est devenu pratique (et encore faudra-t-il voir ce qu'il aura donné dans quelques années sur les amputés à profession manuelle) il ne s'ensuit pas qu'il faille toujours et de parti pris amputer à la partie inférieure de la jambe. L'amputation supérieure n'est plus « d'élection » et c'est tout : mais il faut ajouter : 1° qu'une fois conservée mi-longueur de la jambe il n'y a pas grande différence de valeur des moignons pour l'adaptation du cône et pour les mouvements de levier ; 2° qu'un bon appareillage, solide, exige prédominance de l'appui direct, donc emploi d'un lambeau, et d'un lambeau long, ne bridant pas l'os. En particulier, l'amputation circulaire à la partie inférieure de la jambe donne presque toujours des moignons déplorables, non matelassés.

Amputations de cuisse. — La désarticulation du genou est mécaniquememt identique à l'amputation proprement dite : la dernière articulation qui fonctionne est celle de la hanche et la différence n'est que dans la longueur du levier osseux conservé.

L'appui indirect, au-dessous de la jointure active, se prend sous l'ischion et il y a grand avantage à le soulager, et même souvent à le supprimer, en prenant un bon appui direct au bout du moignon. Or, Ducroquet m'a appris — et lui-même a, je crois, appris depuis qu'il étudie nos mutilés militaires — qu'on peut fabriquer d'excellents appareils à appui direct pour l'amputation de cuisse à la partie moyenne, et même un peu au-dessus ; en sorte que l'appui indirect n'est imposé que par l'amputation au tiers supérieur, et encore doit-on l'alléger par un appui direct.

Mais cette réalisation est impossible avec la cicatrice terminale ; elle exige le procédé à lambeau, et en particulier à lambeau antérieur. On tiendra compte de cette donnée, au lieu de toujours se laisser hypnotiser exclusivement par la longueur d'os conservé. Cette longueur est d'importance majeure quand on est forcé de scier au-dessus de la partie moyenne : un moignon trop court tient mal dans le cône d'adaptation ; et d'autre part, comme l'appui terminal est nul ou accessoire, l'importance de la cicatrice est accessoire.

Mais au-dessous de la partie moyenne, il faut savoir au besoin sacrifier un peu de longueur à un bon matelassage.

Je crois, par exemple, que sous les condyles fémoraux saillants la structure de la peau, mince et non doublée, de la face antérieure de la jambe a causé souvent des déceptions après la désarticulation du genou : dans cette région si l'on veut marcher sûrement avec appui direct sur le bout du moignon, je crois préférable de pratiquer l'amputation intra-condylienne, avec ablation de la rotule. On amène sous la section osseuse, large et plane, une peau qui déjà est habituée aux frottements et qui est doublée par l'appareil tendineux du quadriceps. Il faut avoir soin de couper le tendon rotulien aussi bas que possible, de le conserver assez long pour pouvoir le suturer aux parties molles postérieures. On coiffe ainsi très bien l'extrémité osseuse, et je ne suis pas convaincu qu'il soit préférable d'enclouer sous la section fémorale la rotule conservée et avivée.

Les névromes du nerf sciatique semblent bien moins fréquents et bien moins gênants que ceux des nerfs du bras.

CHAPITRE I

AMPUTATIONS DANS LA CONTINUITÉ

§ 1. — RÈGLES GÉNÉRALES

J'ai donné, dans les pages précédentes, les règles générales pour tracer et tailler les lambeaux : elles sont, en effet, communes aux amputations et aux désarticulations.

Il ne reste donc à exposer ici, pour les amputations dans la continuité, que les règles pour scier.

Cette manœuvre comporte deux temps : 1° Remonter la section osseuse ;

2° Scier.

Remontez la section osseuse, parce que votre attaque de la peau et des muscles est plus basse que le point où vous voulez scier. Donc, coupez le périoste circulairement, puis, soit avec la rugine, soit plus simplement avec le talon du couteau, raclez l'os de bas en haut, tout autour de lui.

Relevez alors le ou les lambeaux, protégez-les sous une compresse (à deux chefs s'il n'y a qu'un os, à trois chefs s'il faut en faire passer un dans l'espace interosseux) et sciez.

La *compresse à deux chefs* est un linge carré, fendu à mi-largeur sur le milieu d'un des côtés. On enfourche l'os de bas en haut dans cette fente, on rabat les deux pans en avant l'un de l'autre et on relève les chairs sous cette collerette.

La *compresse à trois chefs* est analogue, mais avec deux fentes, laissant entre elles une languette médiane large de 4 à 5 cm : on enfourche de bas en haut les deux os à la fois ; on rabat les deux pans en avant l'un de l'autre, et, en avant d'eux, on fait remonter la bande

médiane passée de bas en haut dans un trou fait au ligament inteross-
seux.

Manœuvre de la scie. — Pour scier avec la scie ordinaire,
il faut agir main haute, en tirant et en poussant alternativement. *La
scie mord par le mouvement de tirée* : c'est donc à celui-ci qu'on
donnera un peu de force, en appuyant, mais toujours très légèrement;
pour scier vite et avec régularité, on n'agit guère qu'avec le poids de
l'instrument, manié de bout en bout, lentement. Que la partie sacrifiée
du membre soit tenue par le chirurgien ou par un aide, on aura soin
de la laisser s'abaisser un peu (pas trop, ce qui fait éclater l'os quand
il ne reste plus qu'une mince lame) pour que la section osseuse bâille
en avant : les débutants ont tendance à soulever le membre et à
serrer ainsi entre les surfaces osseuses la lame qui ne peut plus ni
avancer ni reculer.

Le premier temps consiste toujours à *amorcer la voie*. Pour cela,
au ras du point où vous voulez scier, vous appliquez perpendiculairement à l'os l'ongle du pouce gauche, phalangette fléchie; contre
cet ongle vous appuyez le talon de la scie et, *en tirant*, vous faites un
premier sillon, l'instrument perpendiculaire à l'os, même si vous
voulez ensuite scier obliquement. Après quelques mouvements alternatifs très lents, le sillon est fait, et vous sciez à fond.

La *scie à chantourner* est une scie à arbre dont la lame, très
étroite, tourne dans ses tourillons. On la manie horizontalement et la
lame, prise dans la rainure osseuse, tourne autour du manche en
sens inverse de l'arbre : cela permet d'obtenir des sections curvi-
lignes, pour abattre certaines arêtes saillantes.

I. — AMPUTATIONS DE LA CUISSE

1° Procédé circulaire (partie inférieure).

L'amputation circulaire peut se pratiquer à toute hauteur, mais en haut le procédé à lambeaux vaut en principe mieux ; en bas, c'est le procédé de choix pour vous exercer à l'amphithéâtre, mais il n'est pas démontré que sur le vivant il ne soit pas préférable de tailler un lambeau, car les appareils prothétiques modernes permettent l'appui au moins partiel sur l'extrémité du moignon lorsque la cicatrice n'est pas terminale.

Repérage. — En principe, comme pour toute amputation circulaire, il faut couper la peau à un quart de la circonférence du membre (facile à mesurer avec un ruban plié en quatre), au-dessous de la

la section osseuse, en sorte que, sur tout le tour de l'incision, la peau dépasse l'os, après rétraction, d'environ 1/2 diamètre.

Tracé. — A la cuisse, en bas surtout, il faut savoir que la

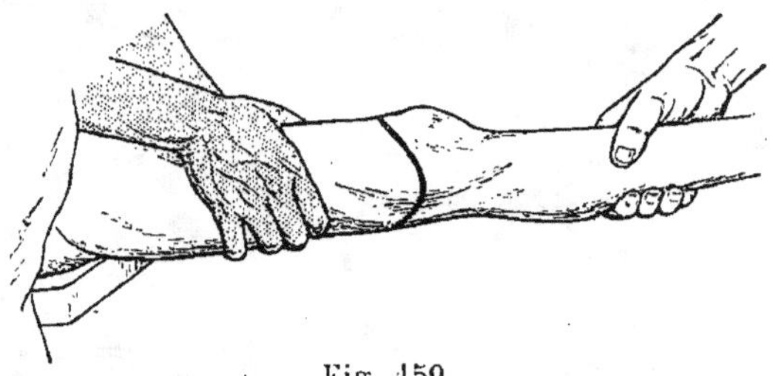

Fig. 159.

peau se rétracte en dedans et en arrière plus qu'en dehors et en avant. Donc, pour être finalement circulaire, l'incision devra être d'abord une ellipse oblique en bas et en dedans.

Pour scier le fémur à 8 ou 10 cm. au-dessus de l'articulation, faites partir le tracé en avant au-dessus de la base de la rotule ; il descend en dedans sur le condyle interne, presque au niveau de l'interligne, croise à ce niveau la face postérieure et remonte à la face externe jusqu'au point de départ (fig. 159).

Le sujet est à plat sur le dos, pli fessier au bord de la table, jambe saine écartée, jambe malade dépassant la table de toute sa longueur, et présentée horizontalement par un aide qui tient le pied. Un deuxième aide, placé en dehors, à hauteur de la hanche, tend la peau qu'il embrasse circulairement entre ses deux mains.

Le chirurgien, armé du couteau de 18 cm., se place en dehors du membre, à hauteur du genou.

1° *Coupe de la peau.* — Les novices la font, très correctement, *en deux temps* : 1° la main gauche étant appuyée sur le membre, passez la droite,

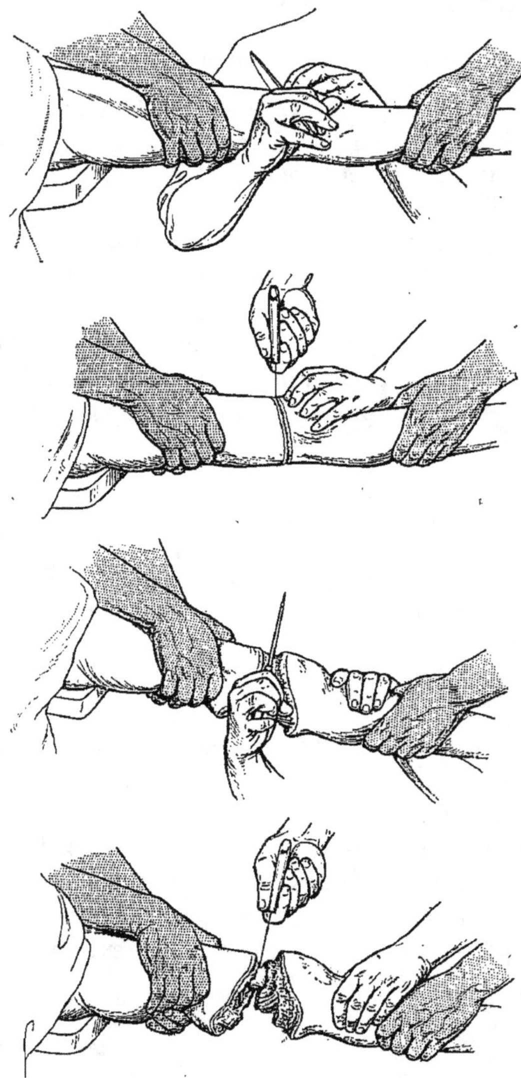

qui tient le couteau à pleine main, sous la face postérieure et, pointe haute, appliquez le talon contre la face interne ; tirez à vous en tournant et ressortez sur la face externe, manche haut, ayant basculé entre vos doigts, par une échappée de la pointe ; 2° passant alors le couteau en avant, index sur le dos de la lame, vous tirez à vous, du talon à la pointe, et coupez la peau antérieure entre les deux extrémités de l'incision précédente (voy. fig. 95 et 96, p. 82).

Un opérateur exercé coupe la peau *en un temps.* Mettant genou en terre, il passe sous le membre, puis sur lui, la droite en pronation et extension complètes, et de la sorte applique le talon du tranchant, manche en l'air, sur la face externe du membre ; il tire en sciant légèrement, se relève peu à peu à partir du moment où il atteint la face postérieure du membre et termine debout, manche ayant basculé en haut, en raccordant avec la pointe son point de départ (fig. 160 et 161).

Il faut *mobiliser complètement la peau,* en débridant d'un coup de pointe

Fig. 160, 161, 162 et 163.

l'aponévrose au niveau des cloisons intermusculaires interne et externe, jusqu'à ce que, sous l'action de l'aide rétracteur, il y ait environ 3 cm. d'écartement entre les lèvres de l'incision.

2° *Coupe des muscles.* — L'aide rétracteur les maintient en serrant circulairement le membre, près de la peau rétractée, entre ses deux mains qui l'empaument, et le chirurgien, au ras de cette peau, coupe circulairement jusqu'à l'os.

Cette coupe se fait exactement comme celle de la peau, en deux temps (par dessous puis par-dessus) ou en un temps, selon qu'on est plus ou moins exercé (fig. 162 et 163).

Recoupe des muscles. — L'aide rétracteur, qui continue à serrer le membre circulairement, à deux mains, tire à lui ; la peau s'écarte, laissant à découvert un cône musculaire allant de la base cutanée à l'os. Il faut couper circulairement cette base, au ras de la peau rétractée, ce qui se fait toujours de la même manière, en un temps ou en deux temps, selon qu'on est plus ou moins habile (fig. 164 et 165).

Ce temps terminé, on voit, au-dessous du point de section, le fémur entouré d'une collerette musculaire continue (fig. 166). On a donc coupé les muscles circulairement et en biseau ; donc, après section, le fémur sera au fond d'un entonnoir musculaire.

Ruginer le périoste. — Avant de scier, il faut décoller le périoste, ce qui se fait en ruginant de bas en haut avec le talon du couteau ; en arrière, à la ligne âpre, on se souviendra que les insertions tendineuses sont solides et on les relève d'un coup de talon spécial.

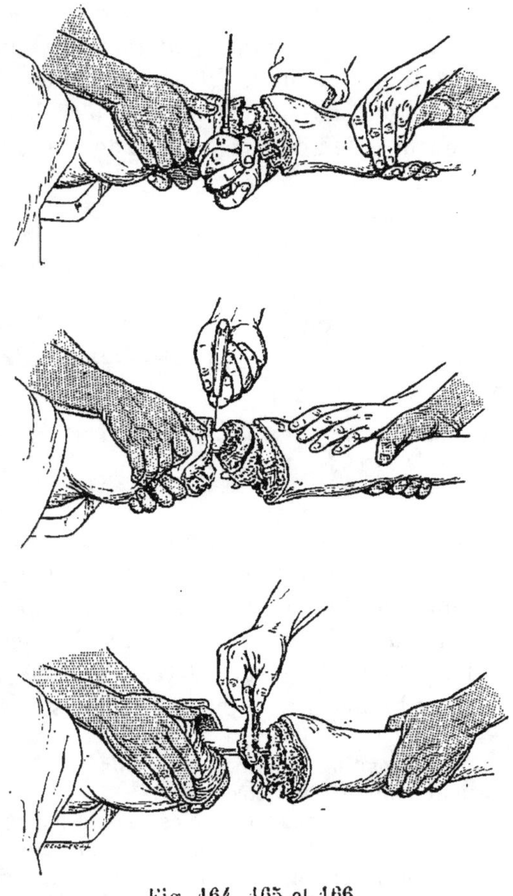

Fig. 164, 165 et 166.

Scier. — On scie l'os manche haut, en finissant par la face externe. Si l'on sait manier la scie à chantourner, on scie horizontalement, et l'on rabat l'angle saillant de la ligne âpre. Ces manœuvres, identiques quel que soit le procédé, sont représentées p. 152 et 156.

2° Amputation de cuisse à lambeaux (partie moyenne).

C'est le procédé de choix à la partie moyenne de la cuisse. On doit, en principe, rejeter la cicatrice en arrière, donc tailler un *lambeau antérieur non point unique, mais prédominant.*

Tracé. — Le *lambeau antérieur* aura comme longueur une fois à une fois et demie le diamètre antéro-postérieur du membre. Il est en forme d'U, aussi large en bas qu'en haut, descendant un peu plus eu dedans qu'en dehors à cause de la rétractilité plus grande de la pean

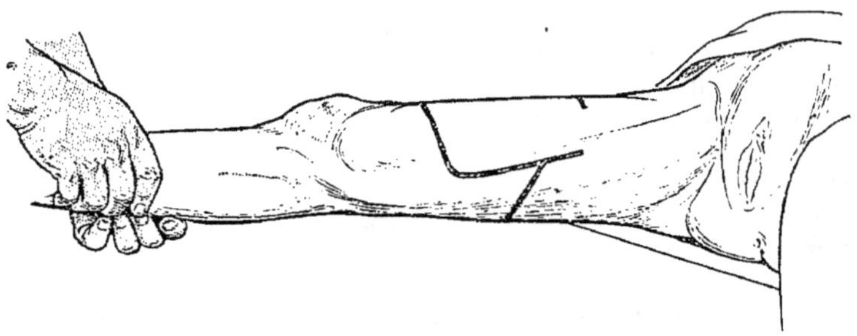

Fig. 167.

interne. Ses branches descendent verticalement à un doigt environ en arrière du diamètre transversal du membre ; leurs têtes restent au moins à un doigt au-dessous de la future section osseuse.

Le *lambeau postérieur*, haut d'un demi-diamètre si l'antérieur est long d'un diamètre, est rectiligne ou convexe en bas ; il réunit les deux branches de l'U à trois doigts environ au-dessous de leur tête.

Les position du sujet, des aides et du chirurgien sont les mêmes que pour l'amputation circulaire.

Le manuel opératoire n'est pas le même à droite et à gauche.

Côté droit. — I. *Taille de la peau antérieure.* — Faisant face au membre, horizontal devant vous, vous empaumez la face antérieure du futur lambeau, dont vous tendez ainsi la peau. Par un mouvement de rotation en dehors, l'aide vous présente la face interne, sur laquelle, vous penchant un peu en avant, vous piquez la pointe à la tête de l'U et vous tirez (fig. 168) ; vous tournez de la pointe à angle droit arrondi, vous traversez transversalement le membre étant en rotation nulle (fig. 169), et pour tourner sur l'angle externe vous commencez à pivoter sur votre jambe gauche pour vous trouver face au pied et tirer à vous l'incision externe, que l'aide vous expose par rotation interne du membre (fig. 170). Mobilisez bien la peau.

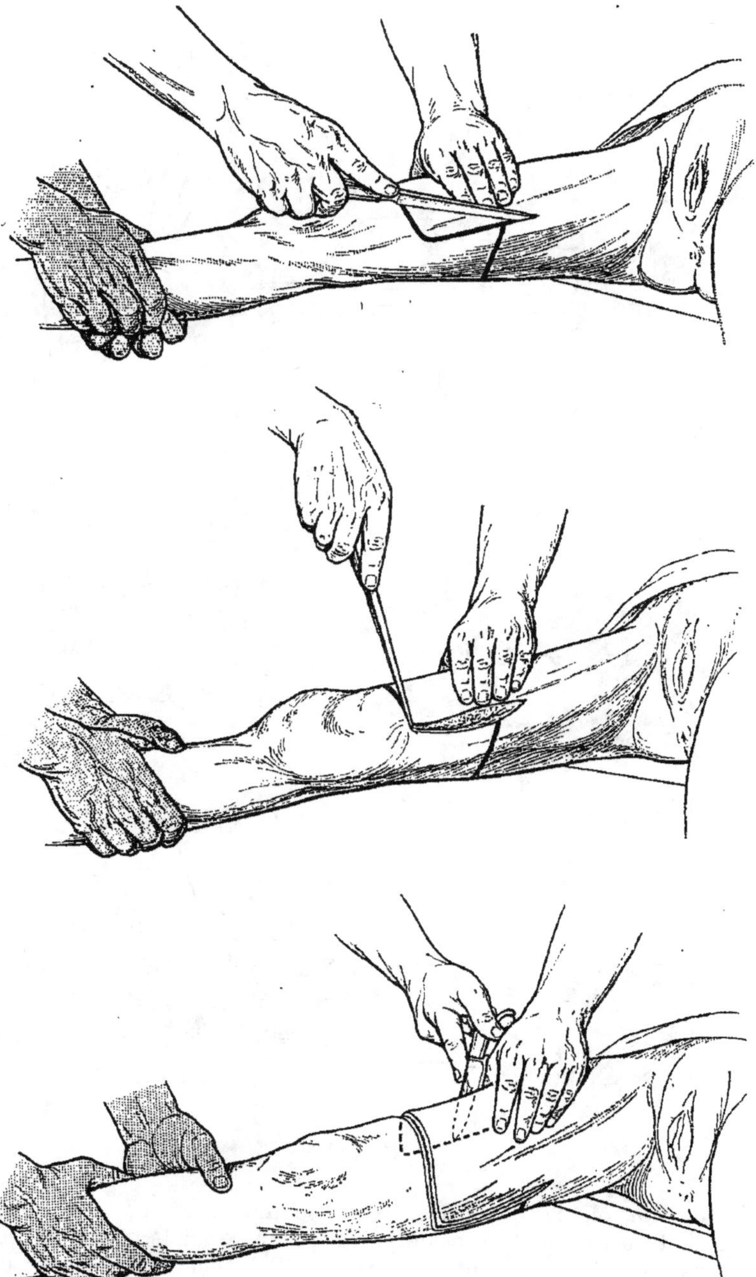

Fig. 168, 169 et 170.

A Broca. — Médecine opér.

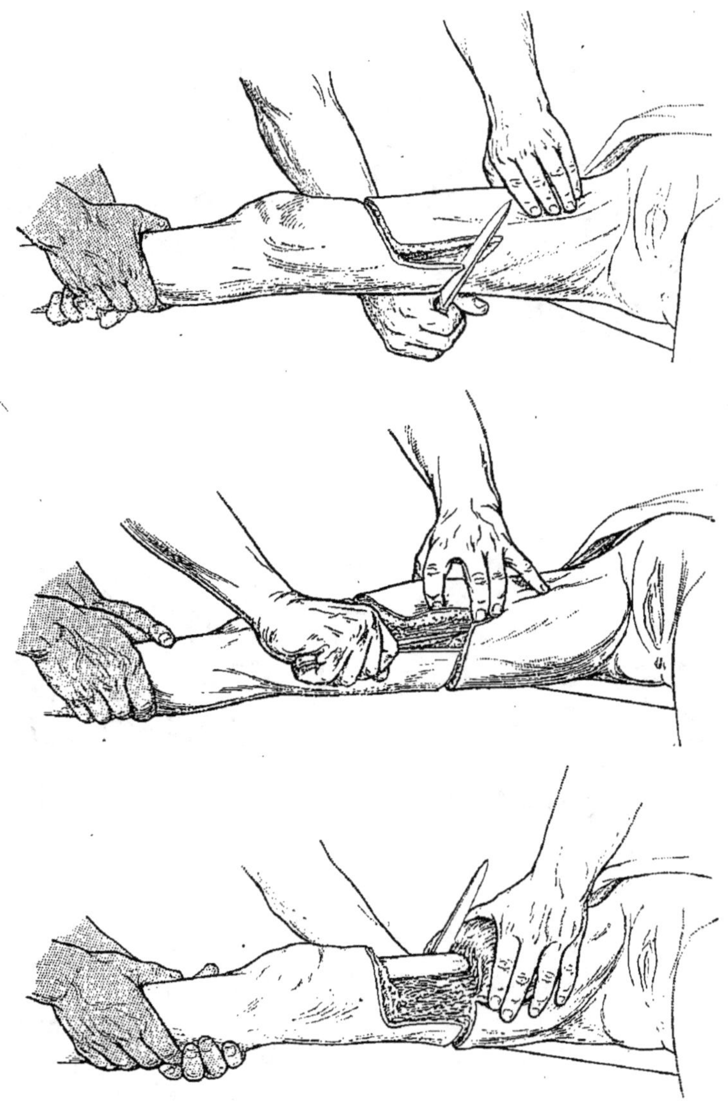

Fig. 171, 172 et 173.

II. *Taille de la peau postérieure.* — Revenu face au membre, vous passez le couteau sous sa face postérieure et coupez par le même mouvement
que dans l'amputation circulaire, avec toute la longueur de la lame : départ
du talon, pointe en haut, lame verticale (fig. 171) ; traversée (convexe en

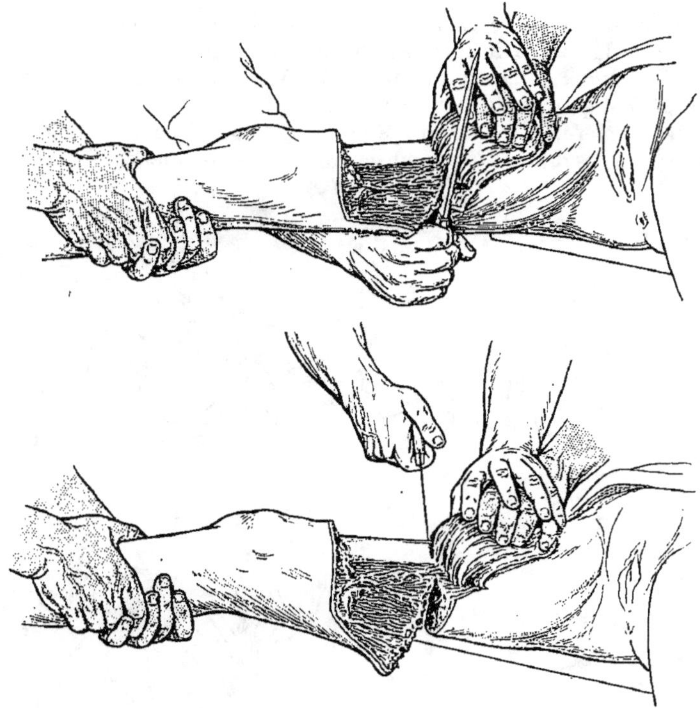

Fig. 174 et 175.

bas), lame horizontale: arrivée de la pointe, manche en haut, lame verticale. Repassez pour mobiliser, en libérant bien de la pointe les angles de
jonction des deux lambeaux et les cloisons intermusculaires latérales.

III. *Entaille du lambeau antérieur.* — De la gauche en pronation, pouce
près de la lèvre externe, doigts près de la lèvre interne, empaumez le
lambeau, soulevez-le en tirant à vous et coupez longitudinalement les muscles, pointe au contact de l'os, en arrière de l'artère si vous amputez au-
dessus de la partie moyenne, en avant si vous amputez au-dessous (fig. 172).
A hauteur de l'angle interne du lambeau, tournez pour raser l'os avec le
milieu et le talon de votre lame (fig. 173), en suivant de bas en haut la
convexité du fémur tandis que de votre gauche vous soulevez les chairs
d'abord droit en haut (face antérieure du fémur), puis en haut et en
dedans (face externe du fémur). Selon que l'opérateur est plus ou moins
exercé, il fait l'entaille en un ou en deux coups.

L'aide placé à la racine du membre saisit le lambeau et le relève.

IV. *Section des muscles postérieurs.* — Elle se fait par le même mouvement
que celle de la peau, couteau passé sous le membre, d'un coup demi-
circulaire allant directement à l'os, du talon à la pointe (fig. 174 et 175).

Le tranchant doit être appliqué au niveau de la peau et être dirigé légèrement vers la racine du membre, pour couper les muscles un peu en biseau.

V. La *section de l'os* (remonter de 2 ou 3 centimètres le manchon mus-
culo-périostique ; racler la ligne âpre du talon ; scier) se fait toujours de la
même manière, quel que soit le procédé employé pour la taille des parties
molles. Au ras de la tranche musculaire, vous commencez par couper circu-

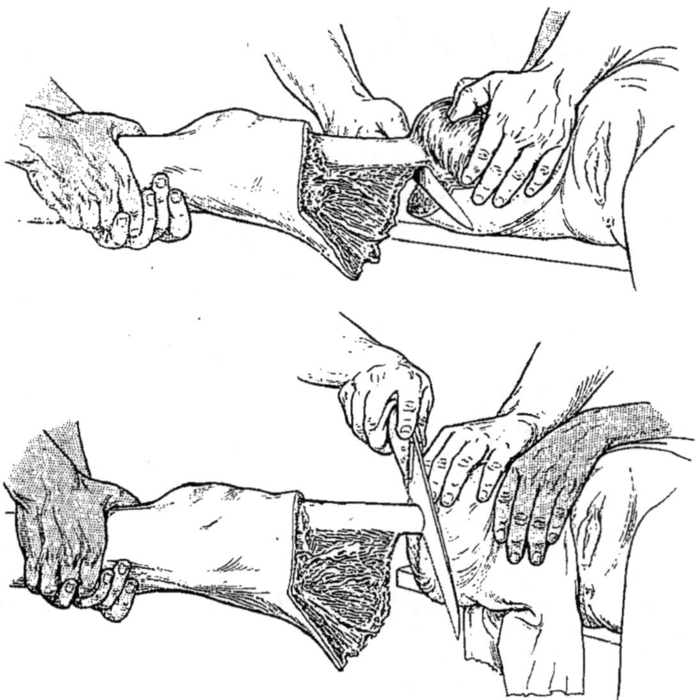

Fig. 176 et 177.

lairement le périoste, puis avec la rugine, ou avec le talon du couteau, vous
désossez ce périoste et le manchon musculaire qui s'y insère, de façon à
atteindre, à deux doigts plus haut, le niveau où vous voulez scier. Sur la
figure 176 vous voyez le temps où, lame horizontale, tranchant légèrement
incliné vers la racine du membre, on désinsère les tendons fixés à la ligne
âpre.

Cela fait, on relève les parties molles sous la compresse à deux chefs et
l'on scie, comme il est dit p. 122. La scie large, à dos mobile, représentée
fig. 177, doit être tenue à 45° environ ; on doit finir par la face externe de
l'os et non par la ligne âpre, qui éclate facilement L'aide doit tirer sur la
jambe et la porter un peu en bas pour faire bâiller dans l'os le trait de scie.

B. Côté gauche. — I. *Taille de la peau antérieure.* — Saisissez vous-
même la jambe sous le mollet, de votre gauche en demi-pronation, genou

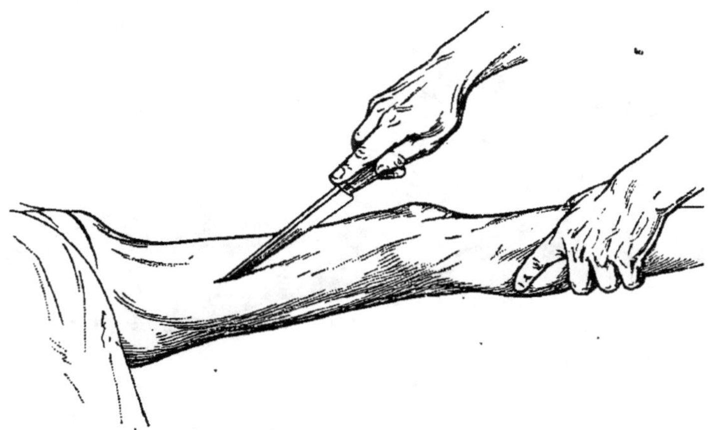

Fig. 178.

et hanche un peu fléchis, et portez le membre en abduction et en rotation
externe (fig. 178). L'aide placé à la racine du membre tend la peau; l'autre
peut soutenir le pied et alléger votre gauche.

Dans cette position, vous pouvez tirer l'incision interne, tourner et tra-

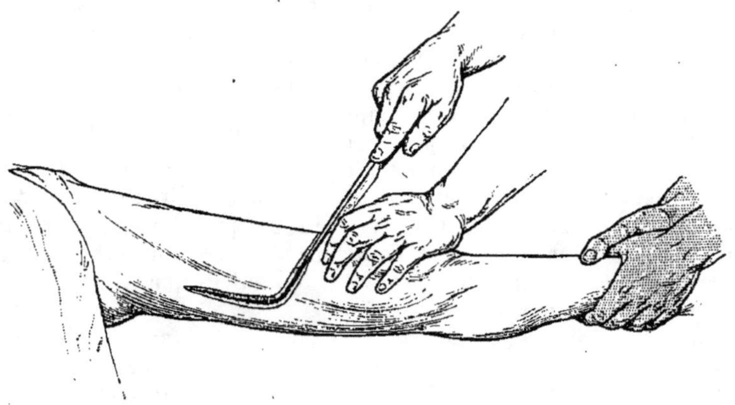

Fig. 179.

verser en rotation nulle, puis, tournant peu à peu sur votre jambe droite
pour finir face au pied, tirer l'incision externe sur le membre progressivement mis en adduction, rotation interne et légère flexion.

On peut confier à l'aide le maniement du membre; l'opérateur appuyera
sa main gauche au-dessus du genou pour tendre la peau (fig. 179 et 180) et
coupera à peu près de la manière décrite pour le membre droit.

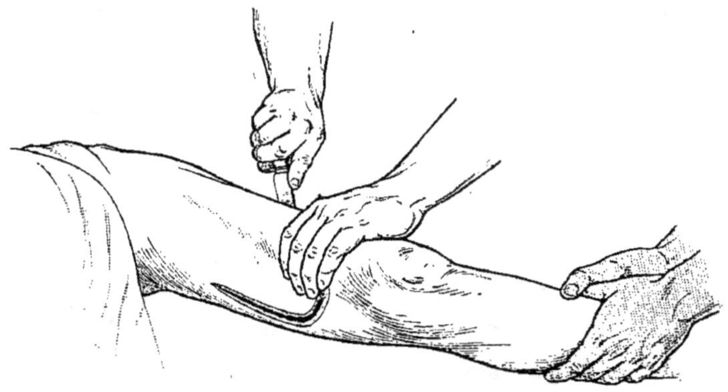

Fig. 180.

II. *Taille de la peau postérieure* et mobilisation : identique à celle du côté droit.

III. *Transfixion du lambeau antérieur* (de ce côté on n'est pas à main pour faire l'entaille). Le lambeau étant empaumé, de bas en haut, par votre gauche en supination, par action du pouce vous attirez en dedans sa lèvre externe, et tout à la tête de l'U vous piquez votre lame horizontalement, tranchant à gauche, jusqu'à toucher le fémur. Abaissez alors le manche, puis relevez-le, pour que la pointe, montant et descendant en sens inverse, suive de dehors en dedans la convexité de l'os et ressorte, out à la tête de l'U, dans l'incision interne que vos doigts attirent en dedans. Selon la hauteur où vous amputez, vous ressortez devant ou derrière l'artère, comme il est dit plus haut.

Sur la fig. 181 la main gauche, qui écarte la lèvre cutanée vers l'axe du membre, est supprimée, pour que l'on voie bien la direction du couteau, horizontal, tenu comme un trocart, bout du manche appuyé contre la paume de la main entre les deux éminences thénar et hypothénar. Mais la manœuvre du pouce sur la lèvre externe, des autres doigts sur la lèvre interne, se comprend par la figure 182.

La lame étant ainsi engagée, soulevez directement en haut le lambeau largement pincé et coupez les muscles en sciant de la lame tenue horizontale, tangente au fémur (fig. 182), jusqu'à l'extrémité du lambeau; là vous ressortez, tranchant en haut, au ras de la peau (fig. 183). Dans les mouvements de va-et-vient, la pointe en dedans, le talon en dehors, doivent toujours rester hors de la masse musculaire que vous voulez couper. Pour augmenter la tension des muscles — plus nettement coupés s'ils sont plus tendus — vous pouvez commander à l'aide de fléchir un peu le genou.

IV. *La coupe des muscles postérieurs et la section de l'os* se font comme du côté droit.

V. *Scier.* — La manœuvre pour la scie plate est décrite p. 132.

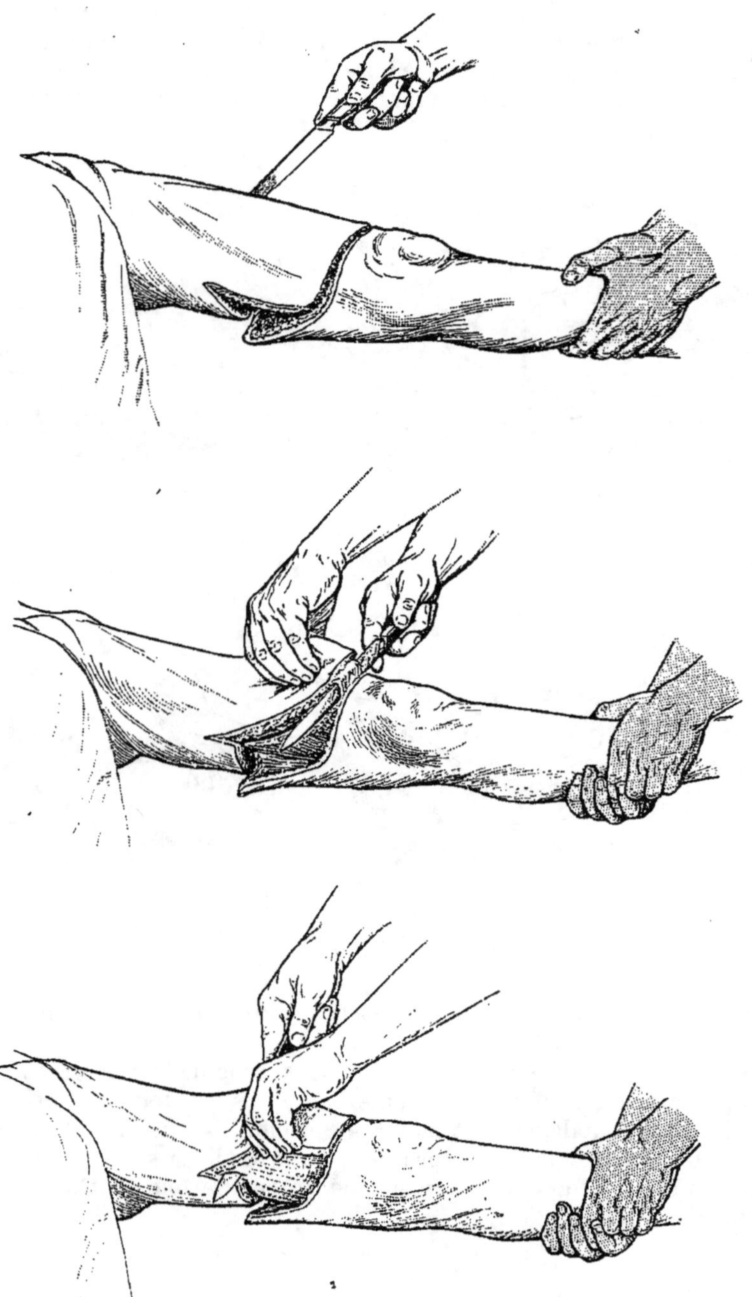

Fig. 181, 182 et 183.

Pour la cuisse droite, vous pouvez vous passer d'un aide qui maintienne sous la compresse les chairs du moignon. Mais sur le côté gauche, ici figuré, vous avez la racine du membre à votre droite, et l'aide rétracteur est indispensable. La fig. 184 représente le premier temps, celui où vous

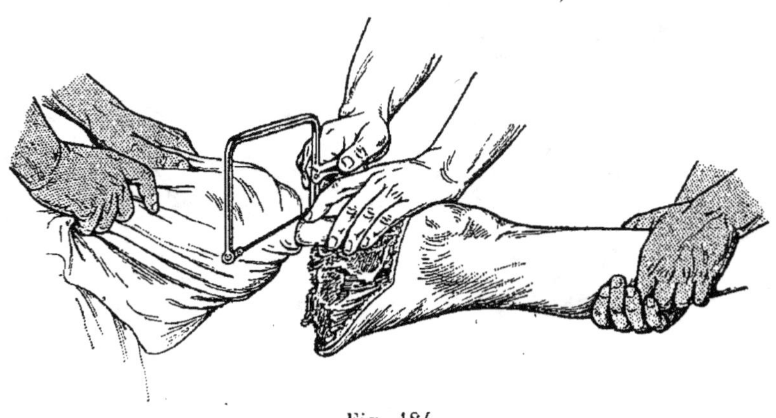

Fig. 184.

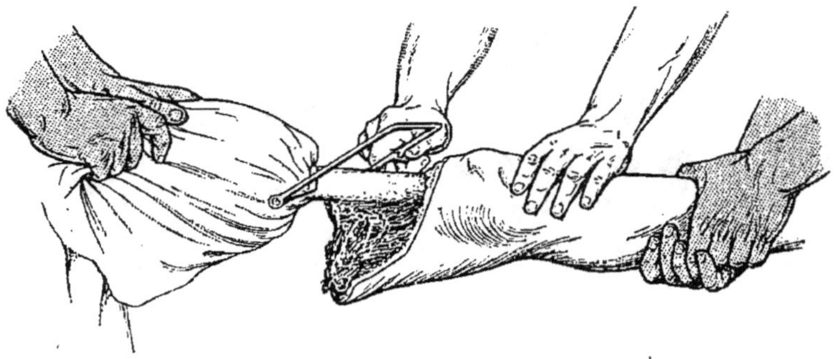

Fig 185.

faite la voie à la scie en un ou deux petits coups tirés à vous contre l'ongle de l'index qui cale la lame.

La manœuvre figurée ici (fig. 184 et 185) est celle de la *scie à chantourner*, dont la lame étroite tourne à chaque bout dans des tourillons. On manie cette scie horizontalement, et non à 45° comme la scie large (Voy. p. 132) et l'on termine par la ligne âpre dont on arrondit la section : on incline l'arbre vers le genou et les dents de la scie se tournent alors vers le moignon.

II. — AMPUTATIONS DE JAMBE

Je décrirai successivement :

1° *L'amputation haute*, à *lambeau externe*, où il faut étudier séparément le manuel à droite et à gauche. Le chirurgien se place de façon à avoir l'ombilic à sa gauche.

2° *L'amputation au-dessous de la partie moyenne*, à *lambeau postérieur*. Elle peut se faire aussi par la méthode elliptique, dont l'exécution est sensiblement la même.

3° *L'amputation sus-malléolaire*, dite de Guyon, par le procédé elliptique.

1° Amputation à lambeau externe (dite au lieu d'élection).

L'amputation de jambe dite « au lieu d'élection », celle qui permet la marche sur le genou fléchi, se fait à cinq travers de doigt au-dessous de l'interligne articulaire, à 4 travers de doigt au-dessous du condyle tibial.

Tracé. — Le *lambeau*, long d'environ une fois un quart le dia-

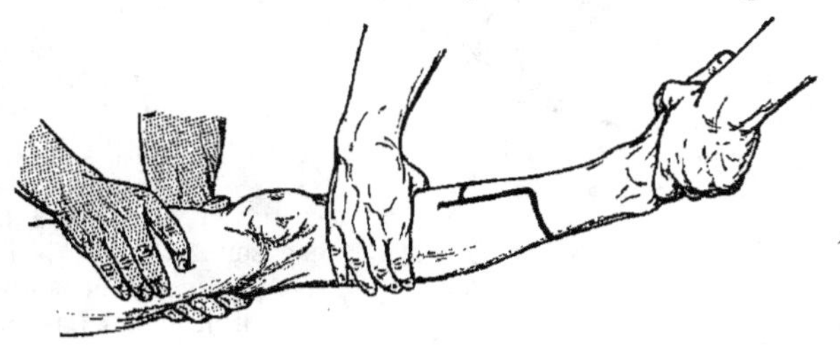

Fig. 186.

mètre antéro-postérieur du membre, est un U, aussi large en bas qu'en haut, qui est circonscrit, sur la moitié externe du membre, par : un *trait antérieur*, commençant à un doigt au-dessous du point de section et descendant sur la face interne du tibia, le long de la crête, à 1 cm. en dedans d'elle ; et un *trait postérieur*, qui remonte en pleine ligne médiane du mollet, à deux doigts moins haut que le trait antérieur.

La *ligne postéro-interne* réunit transversalement cette tête postérieure de l'U à la branche antérieure (donc deux doigts au-dessous de sa tête).

Il est bon d'avoir *deux aides*, un en face de soi, un au pied.

On opère avec la lame de 15 cm.

1° **Taille de la peau.** — L'incision doit remonter moins haut en arrière qu'en avant, et le niveau est facile à marquer de la façon suivante. Placé en dehors du membre gauche, en dedans du membre droit, un aide l'empaume de la droite par sa face postéro-interne, pouce dessus, index au mollet, tous deux bien perpendiculaires à l'axe du membre, au niveau du point d'où partira l'incision en avant, en sorte que, sur le mollet, l'index jalonne ce niveau (fig. 188 et suiv.). Il présente la jambe en extension, presque horizontale.

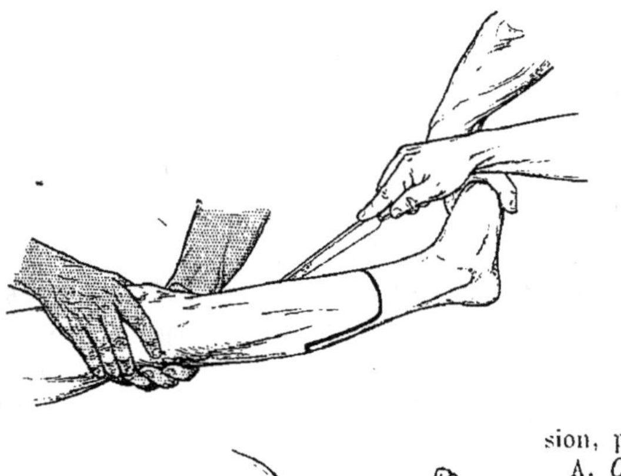

A. *Côté droit.* — Placé à la pointe du membre et un peu en dehors, de votre gauche en flexion et pronation forcées saisissez l'avant-pied et, passant sous cette gauche, sur le membre horizontal, tirez è vous a pointe. qui sent l'os, le long de la branche antérieure de l'U (fig. 1887 ; puis tournez de la pointe, traversez le membre, tournez à nouveau (fig. 188) et suivez en sciant de la pointe la branche postérieure en même temps que (fig. 189) : 1° votre gauche élève la jambe, à la fin du tracé presque verticale, et la tord un peu à gauche pour exposer la face postérieure ; 2° votre corps entier pivote sur la jambe gauche, en sorte que vous finissez en faisant face au dos du pied.

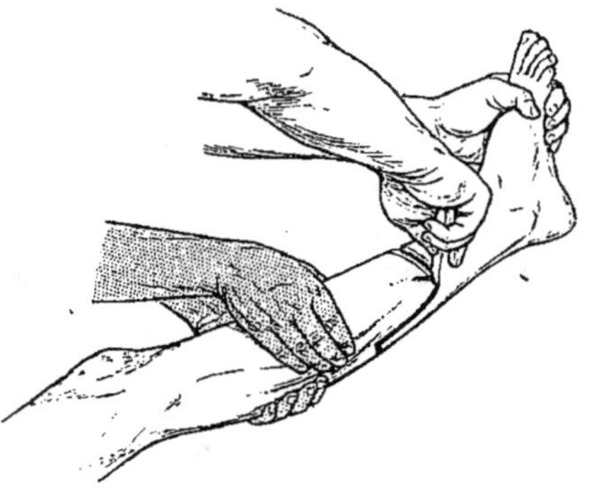

De sa gauche, l'aide placé à la cuisse a saisi transversalement la partie postéro-interne de la jambe entre pouce et index, au niveau de la tête antérieure de l'U, en sorte que son index vous marque en arrière ce niveau, à deux doigts duquel vous devez vous arrêter.

Vous terminez donc en étant à la face externe du membre, l'ombilic du sujet à votre gauche, et vous y restez jusqu'à la fin de l'opération.

Taille de la peau interne. — Vous la faites transversalement, du talon à la pointe, à plein tranchant, entre la tête postérieure de l'U et la branche antérieure (donc en aboutissant à deux doigts au-dessous de la tête antérieure).

Vous libérez attentivement la peau, surtout dans l'angle postéro-interne, qui doit être parfaitement libre ; vous décollez, de votre lame

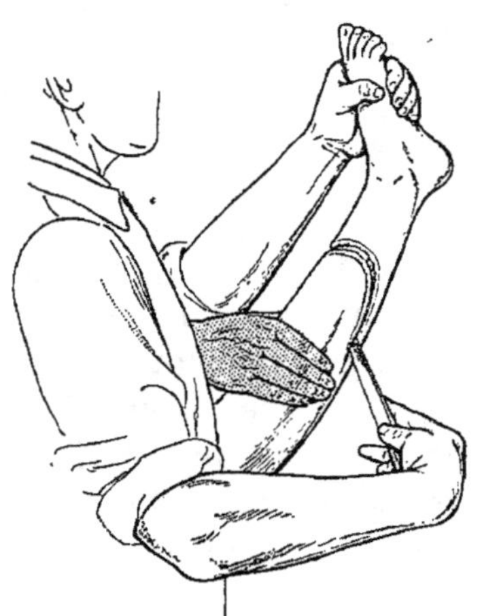

Fig. 187, 188 et 189.

à plat, en remontant, le petit lambeau cutané qui recouvre la face interne du tibia et que vous pincez entre pouce et index gauches. (Fig. 192, photographie prise de dedans en dehors.)

B. *Côté gauche.* — Le chirurgien, ayant empaumé de la gauche le bord interne du pied, pique sa pointe à la tête de l'U (fig. 190), tire le long de la face interne du tibia, tourne au angles de l'U, qu'il expose ar rotation du membre à sa gauche et, soulevant la jambe à peu près à 45°, en sciant de la pointe, rétrograde ur la ligne médiane du mollet qu'il a bien en face de lui : il s'arrête à deux doigts de l'index de l'aide, jalonnant comme il est dit plus haut (fig. 191).

Il lui est facile, sans changer de position, de *couper transversalement la peau postéro-interne.* exposée par rotation du membre à droite.

Cela fait, il se place en dedans du membre, soutenu horizontalement par un aide qui le tient sous le jarret, par un autre qui tient le pied. Il décolle du tibia l'angle du petit lambeau interne comme cela est montré figure 192 pour le côté droit, et il passe à la *confection du lambeau externe.*

2° **Taille des muscles.** — A partir de ce moment, à gauche comme à droite, vous êtes placé de façon à avoir l'*ombilic de votre sujet à votre gauche*, et vous devez tailler d'abord le lambeau externe, puis les muscles postérieurs.

A. *Côté gauche* (vu de dehors en dedans).

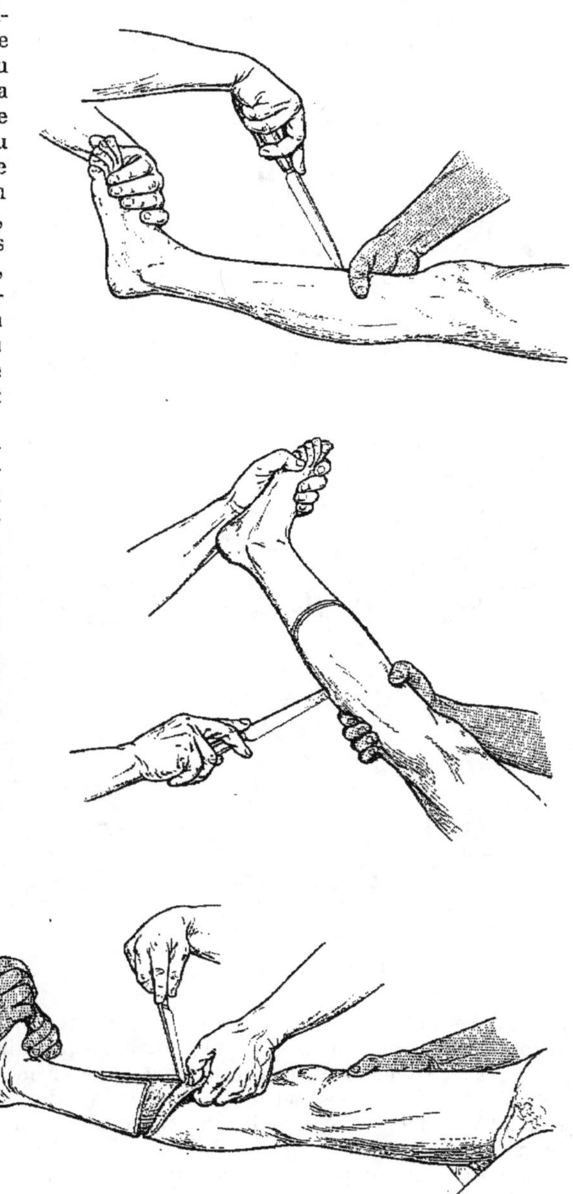

Fig. 190, 191 et 192.

1° Écartant la peau prise entre le pouce et l'index gauches, l'opérateur rend visible l'aponévrose et y pique sa lame, aussi haut que possible, au ras de la crête du tibia, le long de laquelle il l'incise de bout en bout (fig. 193).

2° Pinçant alors de la gauche la peau et les muscles du lambeau, il rabat en dehors du membre sa droite renversée et coupe au ras de la peau aponévrose et muscles, à plein tranchant, jusqu'au contact du péroné (fig. 194).

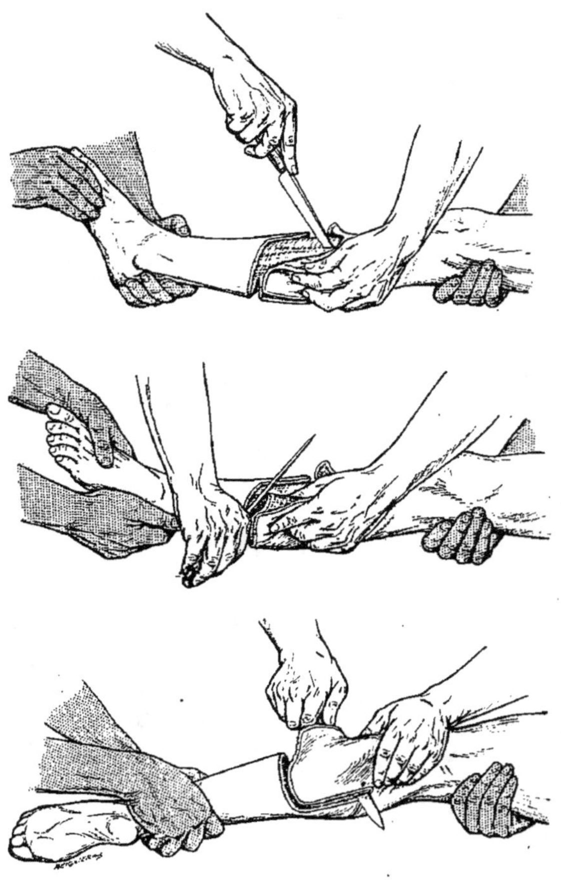

3° Le décollement du lambeau, impossible à voir de ce côté (mais voyez fig. 196, côté droit), se fait en insinuant le pouce gauche entre le tibia et le jambier antérieur, que de la sorte on écarte, préparant la voie au couteau qui de la pointe, par une série de coups donnés de bout en bout et de gauche à droite, suit légèrement la face externe du tibia, puis le ligament interosseux, puis la face interne du péroné, désinsérant les muscles que du plat de la lame on rabat en même temps en dehors et contre lesquels reste l'artère. On s'arrête lorsque de la pointe on a suivi le bord antérieur du péroné tout le long du lambeau et qu'on a fendu la cloison des péroniers.

4° La taille des muscles postérieurs du lambeau se fait par transfixion (fig. 195). De la gauche, on pince entre pouce et index la base du lambeau, les doigts attirant le plus

Fig. 193, 194 et 195.

possible le mollet en avant et en dehors ; on relâche les muscles par flexion du genou renversé en dedans et on pique à hauteur de la tête postérieure de l'U, où l'on ressort, en inclinant un peu la lame de façon que, son tranchant étant orienté vers le péroné, son dos soit tourné vers les vaisseaux tibiaux, protégés d'ailleurs en haut et écartés avec la pulpe du pouce gauche. Dans cette position, on coupe de gauche à droite le long du péroné, et quand on est au niveau de l'extrémité du lambeau, on coupe les muscles transversalement en tournant la lame à 90°.

5° *La section des muscles postérieurs* se fait transversalement, au ras de la peau, couteau passé sous le membre.

B. *Côté droit.* — Après
avoir piqué aussi haut
que possible l'aponé-
vrose contre la crête du
tibia et coupé cette apo-
névrose, le long de l'os,
jusqu'à l'extrémité du
lambeau, vous tournez,
en rabattant le manche,
et coupez transversale-
ment les muscles, au
ras de la peau, jusqu'au
péroné. L'artère est donc
coupée à ce niveau et ne
doit pas être recoupée.

Les muscles étant ainsi
mobiles par en bas, vous
les relevez de votre gau-
che à la base du lam-
beau, les décollant pour
préparer la voie au cou-
teau qui, tenu presque
longitudinal, suit de la
pointe, en plusieurs
coups tous donnés de
bout en bout, le tibia,
le ligament interosseux,
le péroné (fig. 197).

Les muscles postéro-
externes sont coupés par
transfixion, comme il est
dit p. 140; la fig. 198
fait bien voir : 1° l'at-
titude du membre et de
la gauche qui attire le
mollet en dehors ; 2° l'inclinaison légère du tran-
chant vers l'os ; 3° le dos
de la lame contre les
vaisseaux.

La *coupe transversale
des muscles postérieurs*
se passe de description.

Quand elle est ache-
vée, avec le talon de
l'instrument on rugine
les os pour désinsérer
les muscles jusqu'au ni-
veau de la future sec-
tion osseuse, dont on
prépare ensuite le sciage
par le 8 *de chiffre.*

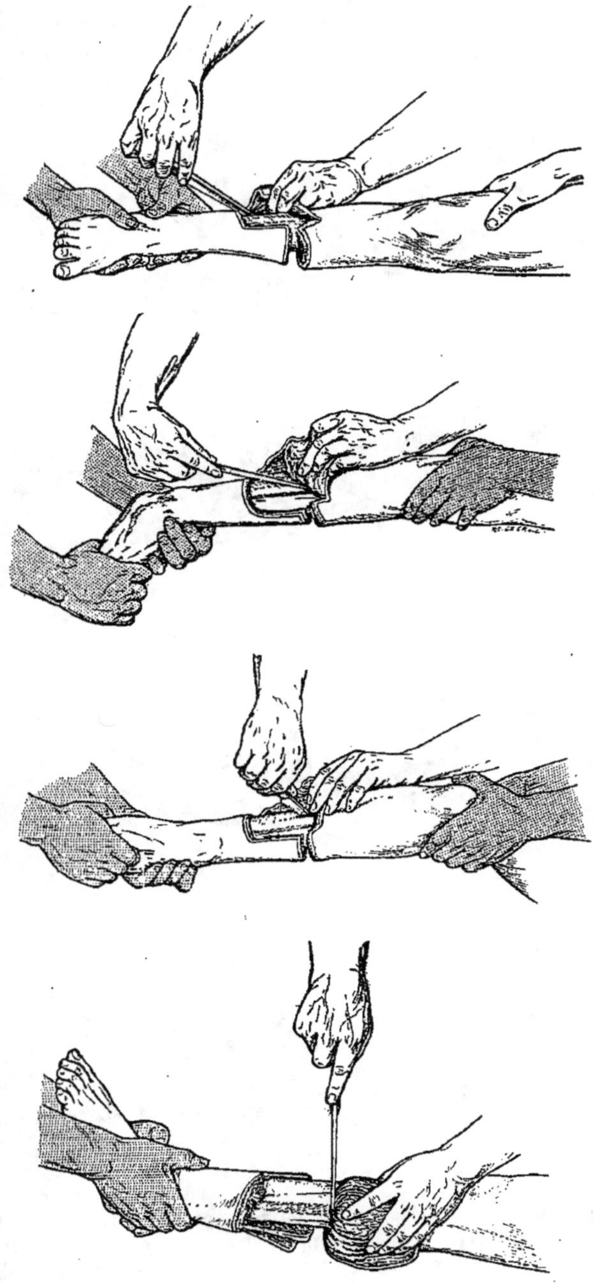

Fig. 196, 197, 198 et 199.

3° **Le 8 de chiffre.** — Ces manœuvres sont expliquées sur les figures suivantes (jambe gauche, amputation au lieu d'élection, à lambeau externe).

1° La lame, tranchant horizontal sur les deux bords osseux, est tirée à vous et coupe le périoste sur les bords.

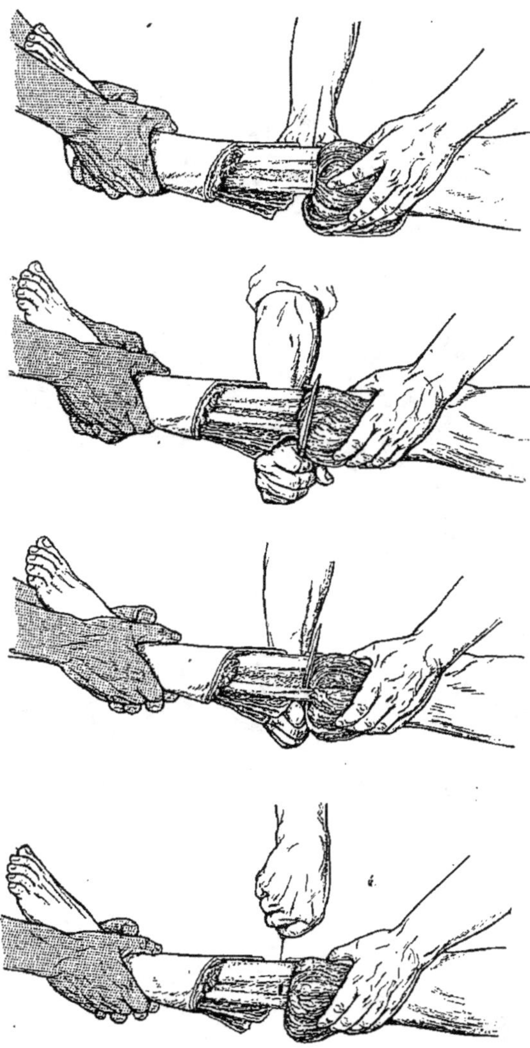

2° Levant le manche, vous envoyez la pointe au flanc interne du péroné, puis au ras du ligament interosseux, puis au flanc externe du tibia (fig. 199, p. 141).

3° Abaissant le manche, vous coupez du tranchant le périoste sur la face interne du tibia (fig. 200).

4° Passant le couteau sous le membre, pointe en l'air, vous attaquez du talon la face externe du péroné (fig. 201).

5° Après avoir mis la lame horizontale sur les bords osseux et avoir suivi, par abaissement léger du manche, la face interne du péroné, vous perforez verticalement le ligament interosseux en ayant bien soin de ne pas piquer l'artère à la base du lambeau (fig. 202).

6° Vous reprenez le contact du tibia et vous ressortez, manche en haut, contre sa face interne (fig. 203).

Scier les os. — Appliquant l'ongle de votre index gauche sur la crête du tibia, vous faites mordre la scie transversalement contre cet ongle, perpendiculairement à l'os, et dès qu'elle est engagée vous l'obliquez à votre droite, manche haut, pour *scier le tibia en biseau*

Fig. 200, 201, 202 et 203.

jusqu'au milieu à peu près de son épaisseur (fig. 204). Quittez alors ce trait et à un doigt environ au-dessous de lui, en alignant son extrémité inférieure, réappliquez la scie transversale et horizontale sur le tibia (fig. 205). Quand celui-ci est scié à moitié, relevez le manche et *coupez le péroné à 1 cm. environ plus haut*; puis,

scie de nouveau hori-
zontale, reprenez et
achevez le tibia. A celui-
ci vous avez abattu en
biseau la crête qui fai-
sait saillie sous la peau.

Un moignon où les os
ne sont pas sciés ainsi,
tibia en biseau, pé-
roné plus haut que le
tibia, est en général
douloureux. On voit la
manœuvre sur :

1° Fig. 204, pour l'at-
taque d'abord oblique
de la face interne du
tibia jusqu'à mi-épais-
seur ;

2° Fig. 205, pour la
reprise transversale du
tibia, ce qui abat le
coin.

A *gauche*, pour scier
le péroné vous n'avez
qu'à lever le manche
et à scier main haute,
en abandonnant le trait
tibial quand vous en
êtes à mi-épaisseur,
fig. 206, et vous repre-
nez le tibia quand le
péroné est coupé.

Pour scier, *du côté
droit*, le péroné, lors-
que le tibia est coupé
à moitié, il faut d'une
part que vos aides met-
tent le membre en
flexion et rotation in-
terne, ce qui amène un
peu en avant le péroné,
normalement situé fort
en arrière ; d'autre part
que vous abaissiez le
manche, pour scier en
agissant de bas en haut
(fig. 207). Quittez, pour
cela, le trait tibial,
coupez le péroné à
1 cm. plus haut que
lui, et revenez, main
haute, au tibia.

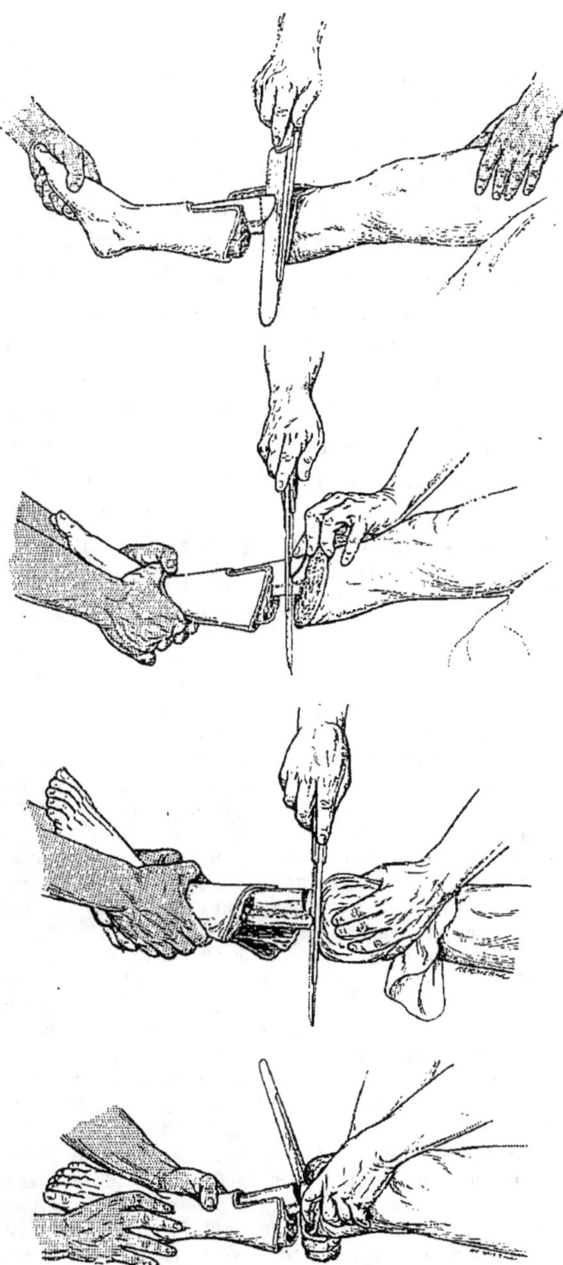

Fig. 204, 205, 206 et 207.

2° Amputation à lambeau postérieur (partie moyenne ou au-dessous).

Tracé. — Vous évaluez comme il est dit p. 85 le diamètre antéro-postérieur du membre, celui que vous voulez recouvrir, puisque vous prenez un *lambeau postérieur*.

Ce lambeau est un U, aussi large en bas qu'en haut. Les têtes de l'U sont marquées à un travers de doigt au-dessous du point où vous voulez scier l'os. Ses branches descendent : l'une un **peu en avant du bord interne** du tibia (donc sur la face interne, superficielle), l'autre derrière le péroné. Il est donc légèrement déjeté en dedans et plus large que le diamètre du membre. Sa longueur doit être de 1 fois 1/3 le diamètre du membre (1/3 pour la rétraction).

En avant, marquez un trait transversal, entre les deux branches de l'U postérieur, à 2-3 cm. au-dessous de leurs têtes. Si la peau postérieure est insuffisante, gardez en avant un lambeau en conséquence, le trait antérieur réunissant transversalement les branches de l'U plus ou moins bas au-dessous des têtes.

1° *Pour tailler la peau postérieure*, vous êtes à la pointe du membre et devez vous préparer pour évoluer de façon à être sur le côté au moment de sectionner les chairs antérieures, puis de scier. A ce moment, la règle est, comme dans le cas précédent, d'avoir la racine du membre à votre gauche; mais vous pouvez aussi bien scier en ayant dans votre gauche la partie du membre qui va tomber.

Si, prenant le pied de ma gauche, pouce sous la plante, et passant ma droite sous ma gauche je coupe de gauche à droite, j'aboutis en dedans du membre droit, en dehors du membre gauche ; donc ayant le pied à ma gauche.

Pour finir l'incision cutanée en ayant l'ombilic à gauche, il faut la faire en sens inverse, c'est-à-dire de dehors en dedans pour le membre droit ; de dedans en dehors pour le *membre gauche*, comme cela est représenté sur les fig. 208 à 211.

De la gauche, j'empaume la plante sous les têtes des métatarsiens, pouce en dedans, main en pronation forcée, poignet en extension, et je lève le coude à hauteur de l'épaule, ce qui élève presque verticalement la jambe, en extension sur la cuisse ; je fléchis la tibiotarsienne, ce qui tend la peau postérieure et le tendon d'Achille, et je porte le membre en dedans, en le tordant dans le même sens, ce qui expose sa face latérale externe. Je suis alors à la pointe du membre, un peu en dedans, face vers la plante du pied. J'applique la pointe sur la tête externe de l'U et je tire longitudinalement (fig. 208).

Après avoir tourné sur la pointe légèrement secouée, je commence à diminuer la torsion du membre vers la gauche et en même temps, fléchissant un peu le coude, toujours horizontal, et pivotant sur la jambe droite, je commence à me mettre face vers le côté interne du membre (fig. 209).

Après avoir traversé transversalement, à plein tranchant, la face postérieure du membre, toujours élevé, j'ai tourné de la pointe sur l'angle interne de l'U. Alors,

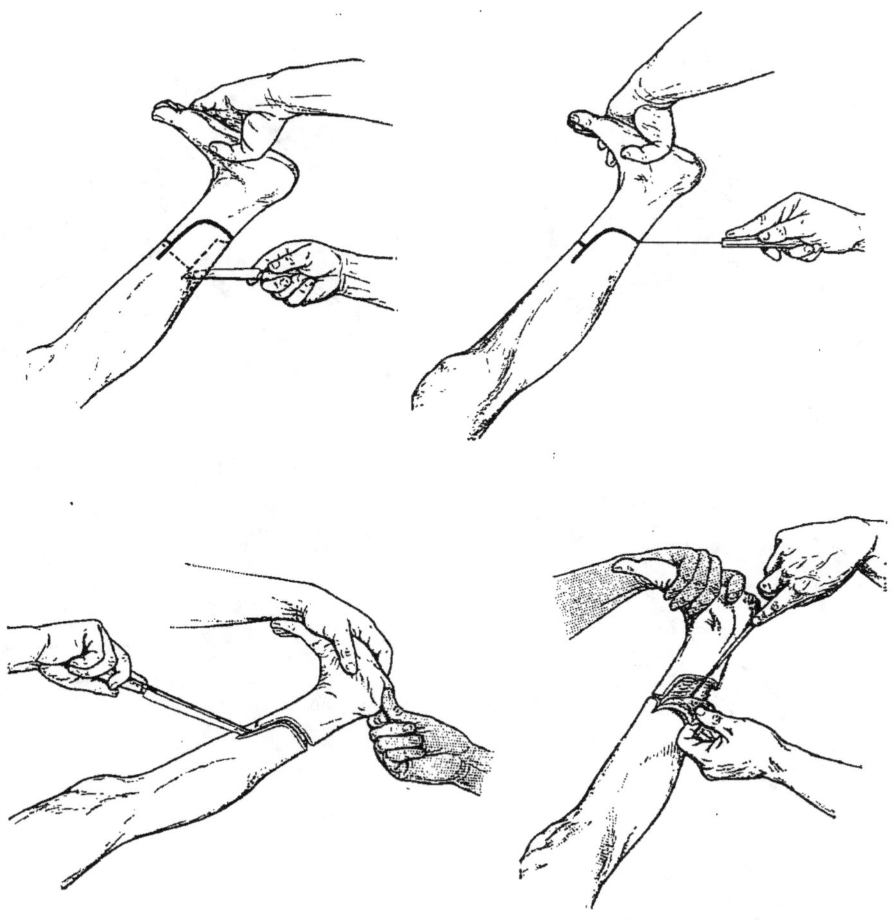

Fig. 208, 209, 210 et 211.

de la gauche, j'ai porté le membre à gauche et en rotation à gauche, en l'abaissant à 45°; je me trouve en dedans, face au dos du pied et je tire sur moi, de la pointe, le long de la branche interne de l'U (fig. 210).

2° *Taille de la peau antérieure.* — Ainsi placé en dedans du membre, et lui faisant face, je coupe transversalement, de dehors en dedans, à plein tranchant, la peau antérieure que je mobilise avec soin, tandis qu'un aide, prenant le pied, tient la jambe horizontale.

3° *Entaille des muscles postérieurs.* — Je confie le pied à un aide placé en face de moi, qui élève le membre presque à la verticale, en fléchissant la tibiotarsienne, pour tendre fortement le tendon d'Achille. Pivotant sur la jambe gauche, je me suis reporté à la pointe du membre, face au talon et, le membre en rotation à droite, porté à droite (fig. 211), après avoir libéré la peau j'incise lon-

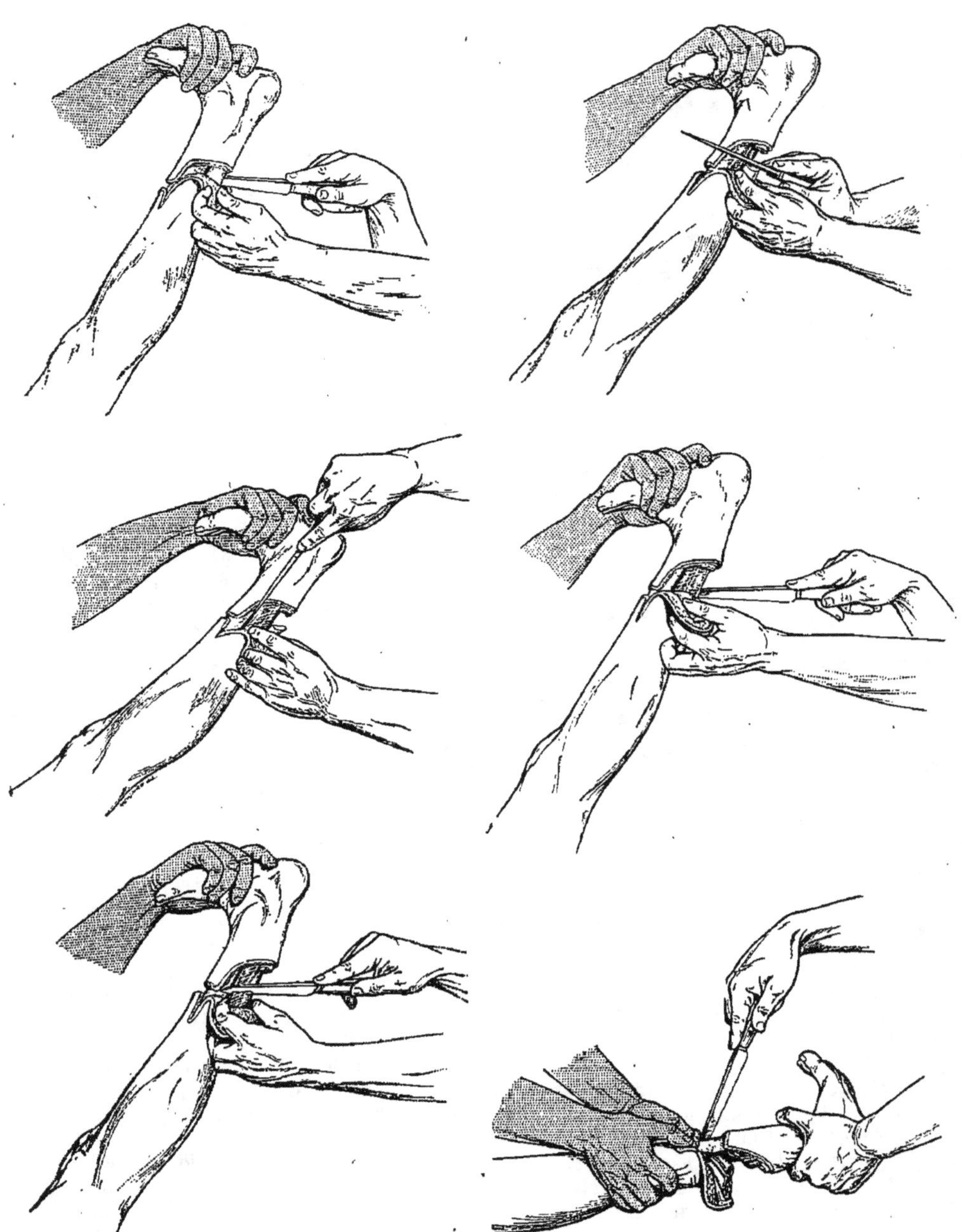

Fig. 212, 213, 214, 215, 216 et 217.

gitudinalement l'aponévrose sur le bord droit du tendon d'Achille, à ma gauche par conséquent, et en tirant la pointe vers moi et de bas en haut, manche élevé (fig. 211).

Le-membre toujours élevé est porté à gauche, en rotation à gauche, et j'incise de même l'aponévrose sur le bord gauche ainsi exposé du tendon d'Achille, donc à ma droite, mais cette fois en faisant avancer la pointe de haut en bas (fig. 212).

Le membre est ramené par l'aide, sans rotation, au plan sagittal, et sur la face postérieure, à laquelle je fais directement face, je coupe au ras de la peau le tendon d'Achille trans-versalement, un peu en biseau aux dépens de sa face antérieure, et quand il est entière-ment coupé, l'hyper-flexion du pied devient possible (fig. 213).

Le membre étant re-mis en rotation et in-clinaison à droite, je fends d'un coup de pointe, de bas en haut, l'aponévrose profonde le long du bord posté-rieur de l'os qui est à ma gauche (fig. 214).

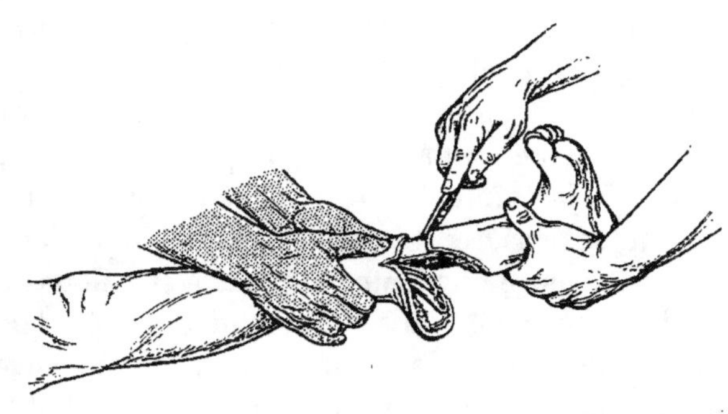

Fig. 218.

Le membre étant en rotation et inclinaison à gauche, je fends, de haut en bas, l'aponévrose profonde le long de l'os qui est à ma droite (fig. 215).

Par les deux boutonnières ainsi ouvertes, je pince entre mes pouce et index gauches les muscles jambier postérieur et fléchisseurs et je les coupe, en biseau aux dépens de leur face antérieure, en ayant soin, après que la lame a rencontré transversalement les os, de relever le manche, porté vers ma gauche, pour que la pointe aille couper à fond jusqu'à la membrane interosseuse (fig. 216).

4° *Taille des muscles antérieurs.* — Le lambeau postérieur étant ainsi achevé et décollé, je prends le pied de ma gauche, en supination, au-dessus du talon et, commençant à me porter un peu à droite, je fends longitudinalement l'aponévrose contre le bord du tibia d'abord (fig. 217), du péroné ensuite.

Je coupe transversalement les muscles antérieurs, en me plaçant au côté droit du membre (sur la figure je reste à la pointe pour exposer le champ opératoire) en ayant soin de faire descendre la pointe jusqu'à la membrane interosseuse, par élévation du manche (fig. 218).

5° *Scier.* — Les règles pour ce temps opératoire sont les mêmes que dans l'amputation au lieu d'élection (voy. p. 143), c'est-à-dire qu'il faut :

a) Remonter d'un travers de doigt environ la section des muscles autour des os ;

b) Couper le périoste par le 8 de chiffre ;

c) Scier en abattant la crête du tibia et en coupant le péroné un centimètre au-dessus du tibia. On doit toujours commencer par le tibia, couper le péroné, puis finir par le tibia.

Pour scier selon cette règle, quand on a le pied à gauche, pour le *côté droit* on attaque le péroné, main haute, sur le membre en extension ; pour le *côté gauche*, il faut ou bien couper le péroné de bas en haut en un temps spécial, ou bien l'exposer sous la scie, manche bas, par flexion du genou et rotation de la cuisse en dedans.

3° Amputation sus-malléolaire (procédé elliptique de Guyon).

Opération excellente, permettant la marche directe sur le moignon, et pouvant être exécutée lorsque la peau est détruite ou altérée presque jusqu'à la pointe du talon.

Repérage. — Il suffit de marquer les malléoles.

Tracé. — C'est une ellipse dont le point infime est en arrière à la pointe du talon et le point supérieur en avant, au niveau de l'interligne. Mais cette ellipse doit être coudée.

Partez, en dehors, de la pointe du talon, un peu en avant si la peau y est saine et, par une ligne peu ascendante, arrivez à 1 cm. au-dessous de la pointe de la malléole externe, plutôt un peu en avant d'elle qu'en arrière. Là, coudez votre ligne en une courbe à convexité antérieure et montez en guêtre sur le dos du pied jusqu'à hauteur de l'interligne, puis redescendez symétriquement jusqu'à 2 ou 3 cm. au-dessous de la malléole interne pour revenir de là, très peu obliquement, à votre point de départ (fig. 219 et 220).

Temps principaux. — 1° Couper la peau;

2° Dégager et couper les tendons derrière la malléole externe;

3° Couper le tendon d'Achille;

4° Couper les tendons derrière la malléole interne;

5° Scier.

On opère avec la lame de 6 cm. (couteau à sous-astragalienne).

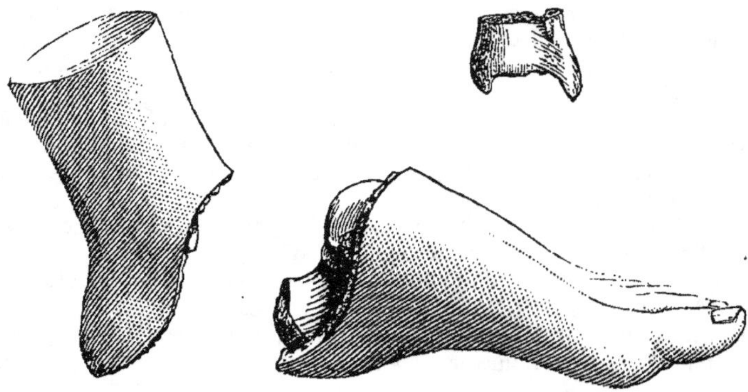

Fig. 219. — Amputation sus-malléolaire de F. Guyon. — La forme curviligne de l'incision a été conservée au lambeau pour la graver dans la mémoire. Cela n'est pas conforme à la vérité, car le lambeau se rétrécit et les malléoles se découvrent aussitôt que les incisions sont accomplies. — Au-dessus du pied on voit représentée la longueur du squelette jambier qu'il faut enlever Farabeuf.)

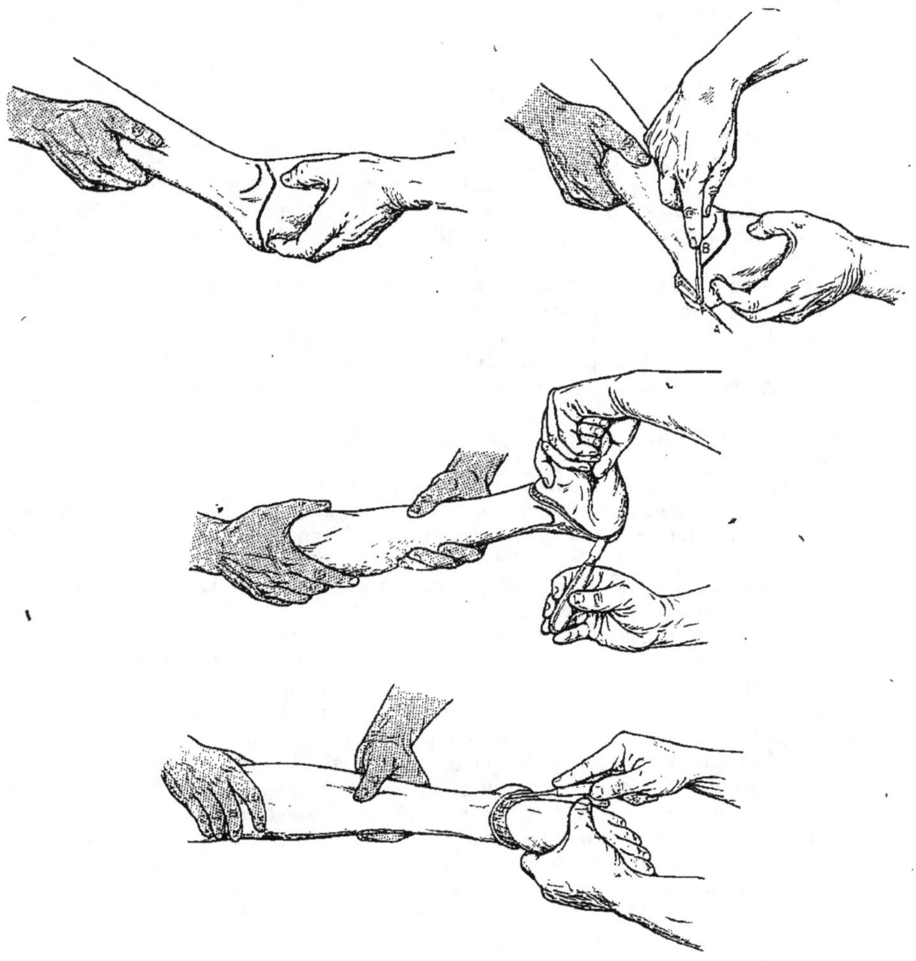

Fig. 220, 221, 222 et 223.

Taille de la peau. — L'aide, placé en dehors, cuisse du sujet contre le tronc, soutient le mollet et présente la jambe pendante (voy. p. 230).

Placé à la pointe du membre, saisissant l'avant-pied de votre gauche et tordant à droite pour voir à gauche (fig. 221, A), partez du talon de votre couteau au point infime de l'ellipse, en dépassant un peu la ligne médiane, et à plein tranchant vous suivez le tracé de gauche à droite (fig. 221, B), pour ressortir à droite. de la pointe, lame horizontale, manche à gauche (fig. 222), ce qui vous permet de fermer complètement l'ellipse (couteau tenu comme un archet). Tandis que votre droite avance en ce sens, votre gauche tord progressivement le pied à gauche, pour vous exposer la peau où vous allez passer.

Ne coupez que la peau, mais libérez-la partout avec soin.

Taille du lambeau. — Lorsque la peau est coupée, le *procédé facile* consiste à désarticuler le pied et à décortiquer le calcanéum comme dans le procédé de Syme mais avec plus de facilité (voy. p. 278).

Le *procédé élégant* consiste à libérer la section osseuse sans désarticuler d'abord, en 3 temps :

1° Couper les tendons derrière la malléole externe;

2° Couper le tendon d'Achille;

3° Couper les tendons et les vaisseaux derrière la malléole interne.

Il faut s'habituer à finir cette libération par le côté interne, car c'est là, dans le canal calcanéen, qu'on coupe l'artère tibiale postérieure et que le sang coule en abondance.

L'opération représentée est celle que l'on pratique sur le pied gauche, dans l'ordre suivant, en commençant à votre droite :

1° Jambe horizontale pour libérer la malléole externe;

2° Jambe élevée, pied tenu par l'aide, pour couper le tendon d'Achille;

3° Jambe horizontale, l'aide continuant à tenir l'avant-pied, pour libérer la malléole interne.

Pour le côté droit, on opère dans le même ordre, donc en commençant à votre gauche.

Tel étant l'ordre, voici les manœuvres (excellentes pour l'éducation de la main).

1° *Malléole externe (à votre droite).* — De votre gauche, inclinez le pied à gauche et au bord antérieur de la malléole, horizontale devant vous, insinuez votre lame à plat, tranchant à droite, entre peau et os; et, à petits coups de scie, cheminez de gauche à droite, contournant la légère convexité de l'os, jusqu'à ce que vous arriviez au bord postérieur de cet os (fig. 224). A ce moment, vous sentez l'appui manquer à votre tranchant et, faisant décrire à votre lame un angle de 90° contre le bord osseux et derrière lui, vous coupez, directement sur ce bord, la gaine tendineuse, lame perpendiculaire à l'os, en tirant, de bout en bout. Votre tranchant est ainsi longitudinal entre l'os et la face antérieure des tendons. En sorte que si, éloignant de vous votre poignet en pronation et en flexion (fig. 225), vous rabattez le manche contre la jambe et un peu à gauche, tout en poussant légèrement, la pointe du couteau va s'engager sous les tendons et ressortir à leur droite, obliquement, appuyée par le dos sur la face latérale correspondante du calcanéum. Appuyez cette pointe et, par mouvement d'éventail, ramenez le manche à vous, pied solidement tordu vers votre gauche : vous couperez ainsi, sur le calcanéum faisant billot, les tendons que vous avez chargés. (Sur la fig. 226, on voit les bouts des tendons saisis, après section, avec une pince hémostatique.)

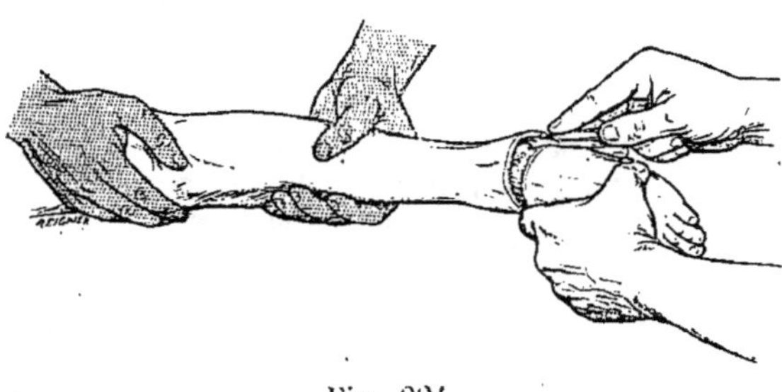

Fig. 224.

Pour se rendre bien compte de ces mouvements, on complétera ces vues par celles qui montrent la manœuvre du sens inverse, sur la malléole interne (p. 152).

2° *Section du tendon d'Achille*. — Prenant l'avant-pied, l'aide, élève ce pied à hauteur de votre menton, plante verticale. De la gauche, vous accrochez le lambeau talonnier entre pouce et index et, lame transversale, vous libérez le bout du talon, en rétrogradant, jusqu'à sentir manquer l'appui osseux (fig. 227) : vous êtes alors à l'insertion du tendon d'Achille, que vous coupez au ras de l'os en tournant votre tranchant en haut, à 90° (fig. 228); et le lambeau, que vous libérez jusqu'aux malléoles, pend devant vous (fig. 229).

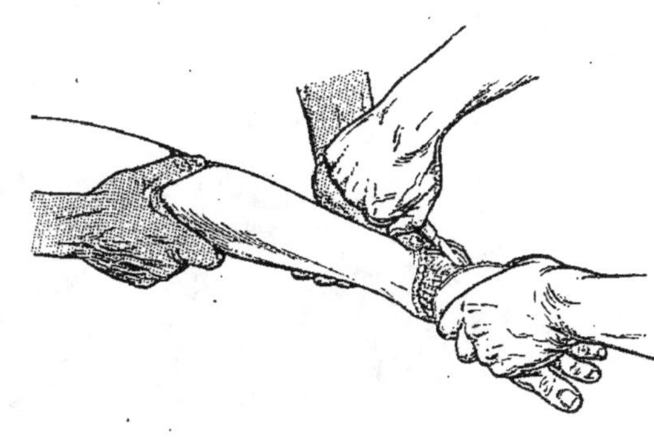

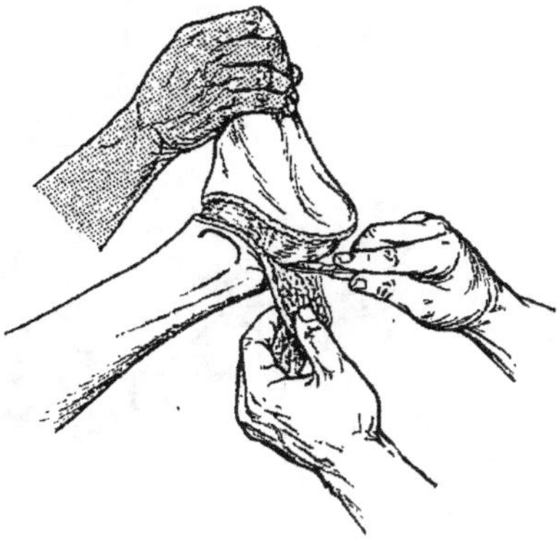

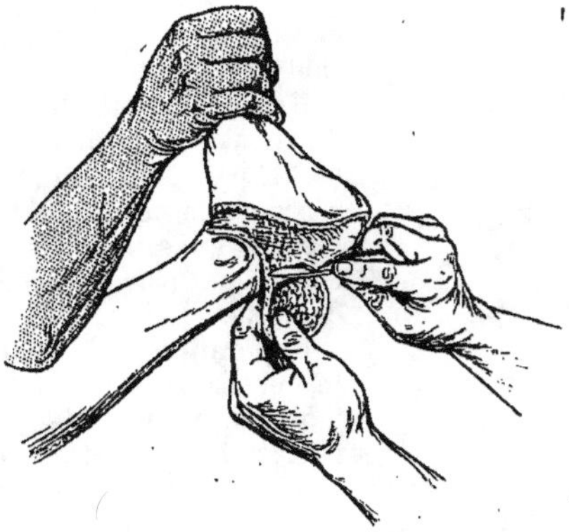

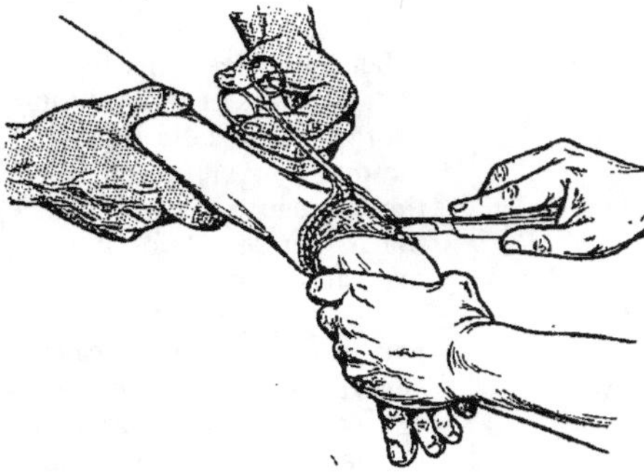

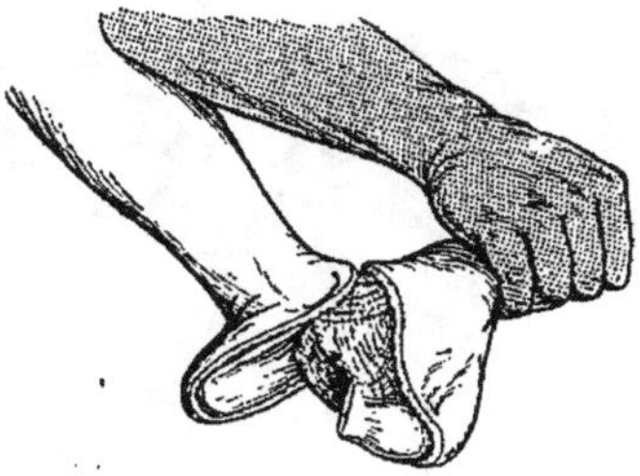

Fig. 225, 226, 227, 228 et 229.

2º *Malléole interne* (*à votre gauche*). — Le pied étant tordu à votre droite, vous contournez à plat la malléole de droite à gauche, et au défaut du bord osseux vous tirez, de la pointe, contre ce bord, pour couper la gaine tendineuse et insinuer ainsi la pointe entre l'os et les tendons (fig. 230). Vous renversez poignet et manche vers la gauche comme il est montré fig. 225; et sur la fig. 231, vous voyez comment, en ramenant la main à vous, pointe immobile, vous pincez les tendons entre cette pointe et le calcanéum, sur lequel vous les coupez en les faisant tendre par flexion du pied (fig. 232).

Lorsque les malléoles sont libérées et le lambeau postérieur décollé jusqu'à hauteur de la future section osseuse, vous vous placez sur le côté du membre, de façon à tenir toujours le pied de votre gauche; vous coupez transversalement les muscles antéro-externes au ras de la peau rétractée, vous coupez le périoste circulairement (à ce niveau il n'y a pas d'espace interosseux), et vous sciez, main haute, en commençant et en finissant par le tibia.

Il faut biseauter la crête du tibia, comme il est dit p. 143. On aura soin de réséquer le nerf tibial postérieur, qui sans cela serait comprimé par la section des os.

L'opération est excellente, et l'appui terminal du moignon est très bien supporté si la peau est doublée par le tendon d'Achille. P. Duval et Farabeuf conseillent même de conserver avec lui une rondelle de calcanéum, abattue d'un trait de scie.

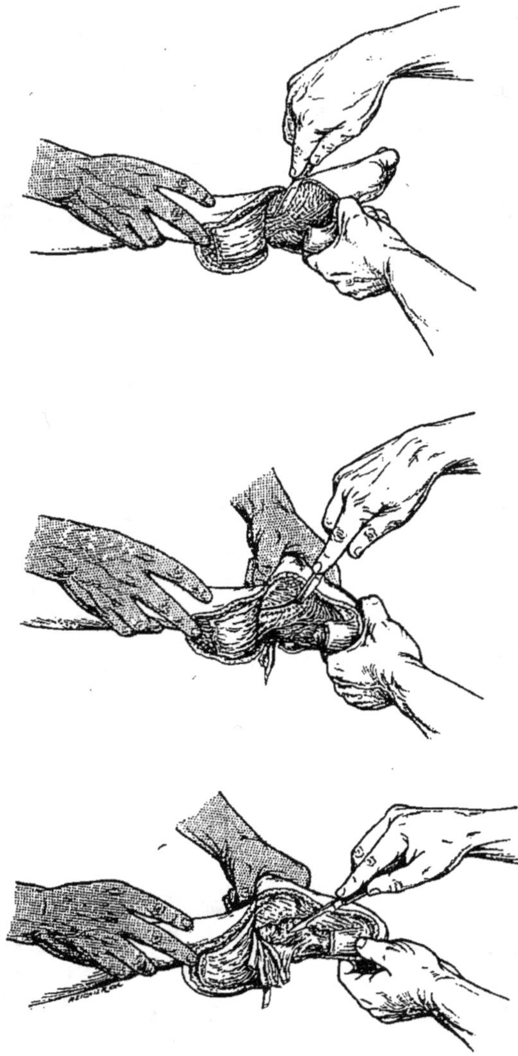

Fig. 230, 231 et 232.

III. — AMPUTATIONS DU BRAS

Au-dessous de l'insertion du deltoïde, l'*amputation circulaire* est le procédé de choix. On peut aussi tailler deux lambeaux égaux, antérieur et postérieur. La présence d'une cicatrice terminale, en effet, n'a pas ici grande importance, car, dans l'usage du membre artificiel, l'amputé n'a pas à appuyer sur le bout du moignon : il n'exécute que des mouvements de levier, sans poussée.

Au-dessus de l'insertion deltoïdienne, il faut tailler un *lambeau externe*. Ce procédé n'est pas imposé par la nécessité de rejeter en dedans la cicatrice : même les mouvements de levier, avec ce très court moignon, sont à peu près nuls. Mais il est imposé par l'insertion du deltoïde, faisant corps avec au moins le tiers supérieur de l'humérus.

Je ne décrirai pas les amputations basses, identiques à celles de la cuisse. Il faut seulement avoir soin de couper légèrement la peau interne, parce que les vaisseaux sont très superficiels.

Le tracé circulaire peut être perpendiculaire à l'axe du membre, parce que la peau est partout à peu près également rétractile. Cependant, la rétractilité étant un peu plus grande en avant et en dedans, le résultat sera plus joli si vous inclinez en ce sens votre plan de section.

Les *temps principaux* sont les mêmes que pour les amputations de cuisse.

On opère avec la lame de 15 centimètres, en se plaçant de façon à avoir, à gauche, la main du sujet. Le bras est en abduction à angle droit. Si l'on ne dispose pas, à la racine du membre, d'un aide exercé pour comprimer l'artère et rétracter les chairs, on peut se placer en sens inverse et de la main gauche serrer circulairement le membre.

Après les amputations du bras, les gros nerfs, surtout le médian et le cubital, sont souvent atteints de névromes douloureux, si on n'a pas soin de les réséquer, après section des muscles, sur 2 à 3 centimètres de longueur.

Amputation intra-deltoïdienne (à lambeau externe).

Tracé. — Le diamètre transversal du membre étant évalué ainsi qu'il est dit p. 85, on trace un lambeau en U ayant au moins cette longueur (la peau interne fera compensation, selon les besoins, pour la rétraction d'environ 1/5). Ce lambeau doit être aussi large en bas qu'entre les branches en haut. Celles-ci sont placées sur les extrémités du diamètre antéro-postérieur de l'épaule, plutôt un peu en dedans d'elles, et partent à un doigt au-dessous de la future section osseuse.

Un petit lambeau interne réunit, en travers de l'aisselle, les deux branches de l'U.

Coupe de la peau. — Pour couper la peau et toujours commencer par assurer le lambeau, la position des mains de l'opérateur est celle qui est indiquée p. 97 pour la taille des lambeaux chefs de file. C'est-à-dire que *pour le côté gauche* vous attaquez directement, mains côte à côte, le lambeau étant ainsi à votre droite : *pour le côté droit*, au contraire, il faut attaquer en passant la main droite et le couteau sous l'avant-bras et le poignet gauches faisant pont, poignet en pronation et en forte flexion.

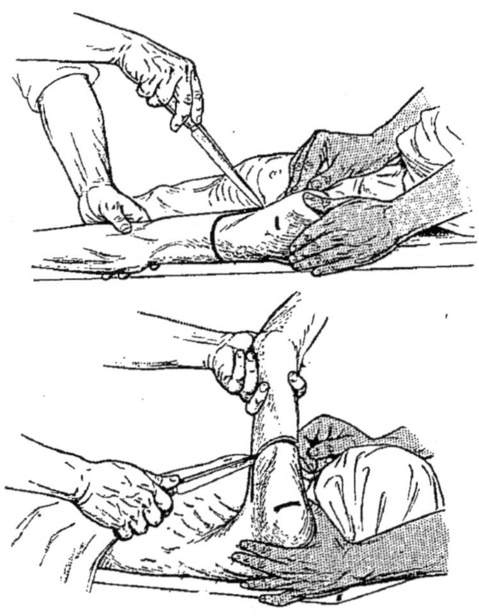

Fig. 233 et 234.

L'aide placé derrière l'épaule, une main de chaque côté du moignon, tend la peau.

Le chirurgien empaume de la gauche e côté interne du membre qu'il maintient horizontal, en légère abduction et rotation externe ; et, lame presque verticale, il pique la pointe sur la tête antérieure de l'U. Il tire le long de la branche antérieure, tourne sur l'angle antérieur, et, faisant de la rotation progressive en dedans, traverse le membre transversalement. Après avoir tourné en arrière, il lève le membre, le portant en même temps en adduction et rotation interne, et sur la face postérieure ainsi exposée, il coupe en rétrogradant, de haut en bas, la branche postérieure de l'U (fig. 233, départ; fig. 234, arrivée au bout postérieur). A ce moment, il a devant lui le membre vertical.

Après avoir libéré la peau, sans craindre d'entamer l'aponévrose, le chirurgien se place en dehors du membre qu'un aide tient horizontal, en abduction, et passant la droite sous le membre, pointe en l'air, il réunit les deux branches de l'U par un trait un peu convexe en bas, forman un lambeau interne, haut d'environ 1/2 diamètre.

Taille des muscles du lambeau externe. — Deux procédés :

1° *Transfixion.* — Vous piquez le couteau presque vertical, aussi haut que possible, à votre droite; arrivé à l'os, vous abaissez le manche vers votre droite pour que la pointe, remontant, contourne la face droite de l'os; relevez alors le manche vers votre gauche pour abaisser la pointe contre la face gauche de l'os, et ressortir aussi haut que possible sous le bord gauche du lambeau. Pour pincer le lambeau, le relever et transfixer, vous agissez donc comme il est dit pour la cuisse, p. 135;

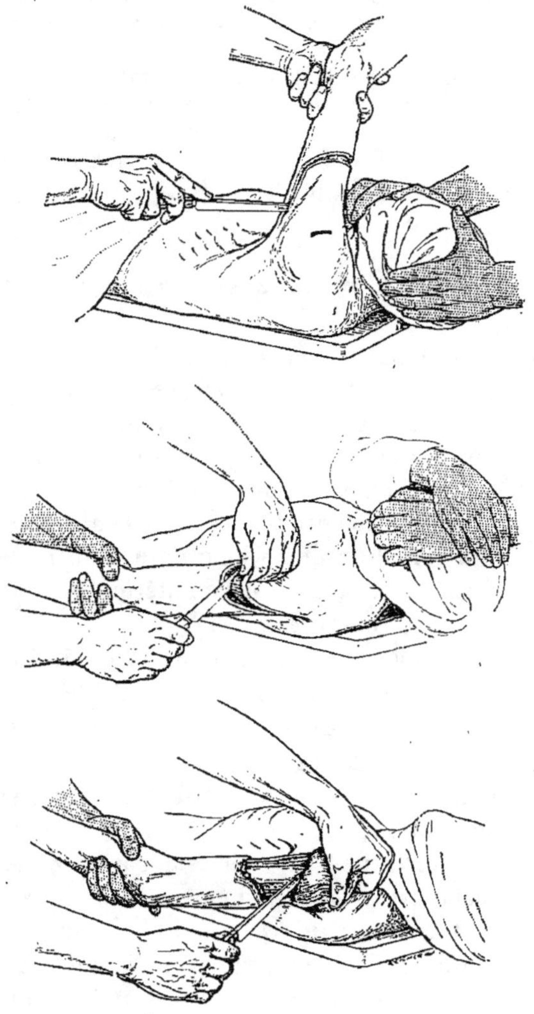

Fig. 235, 236 et 237.

mais vous piquez la lame verticalement et non horizontalement, soit de haut en bas (du côté droit) soit de bas en haut (du côté gauche).

2° *Entaille.* — Le lambeau étant empaumé de votre gauche en pronation, sous la lèvre gauche que votre pouce écarte, engagez le couteau longitudinalement, la pointe contre l'os (fig. 236), et tirez; tournez, lame en biseau, sous le bord inférieur (postérieur) du lambeau et (fig. 237), en rétrogradant, remontez le long de la branche droite de l'U, votre gauche soulevant et relevant à mesure le lambeau. C'est le meilleur procédé.

Section des chairs internes et des vaisseaux. — Elle se fait transversalement, à pleine lame ; on pince le coraco-biceps de la gauche pour le bien tendre et on le coupe en tirant à soi. Puis on coupe transversalement les vaisseaux, pincés par un aide placé à la racine du membre.

Scier l'os. — Cette section se fait main haute. Le chirurgien se place en dehors s'il a deux aides ; il se met de façon à avoir la main du sujet à gauche s'il n'a qu'un aide.

IV. — AMPUTATIONS DE L'AVANT-BRAS

A la partie supérieure, où il y a des masses musculaires épaisses, on ampute par les procédés à lambeaux, le procédé de choix étant à deux lambeaux égaux, antérieur et postérieur ; par nécessité, on peut faire prédominer l'un de ces lambeaux l'un sur l'autre.

Les lambeaux sont tracés sur l'avant-bras en supination et leurs branches longitudinales seront alignées : l'externe, le long du bord tangible du radius, donc un peu en arrière de l'axe transversal ; l'interne, en avant du bord antérieur du cubitus, donc un peu en avant de l'axe transversal.

On opère avec la lame de 12 ou de 15 cm.

Les attitudes pour couper et libérer la peau sont les mêmes que pour la désarticulation du coude à lambeau antérieur.

On coupe les muscles, à volonté, soit par transfixion, soit par entaille, en avant d'abord, en arrière ensuite, l'avant-bras étant en supination.

Pour couper le périoste par le 8 de chiffre et pour scier, les manœuvres sont les mêmes que pour l'amputation basse.

A la partie inférieure, il n'y a plus de masses musculaires, et l'on n'a guère que la peau pour matelasser le moignon. On opère donc par le *procédé circulaire à manchette* que je vais décrire.

Procédé circulaire à manchette.

Pour exécuter cette opération, il est commode d'avoir deux aides, un à la pointe du membre, tenant la main, l'autre placé en dedans, à hauteur du bras. Un seul aide placé en face du chirurgien, tenant d'une main le poignet, de l'autre le bras, suffit.

Temps principaux de l'opération. — Il faut :

1° Couper circulairement la peau ;

2° La relever en une manchette ;

3° Tailler les lambeaux musculaires ;

4° Couper le périoste et le ligament interosseux par le 8 de chiffre ;

5° Scier.

On opère avec le couteau à poignet.

Le membre est présenté horizontal, en supination. Le chirurgien se place de façon à avoir la main du sujet à gauche.

Après avoir déterminé le point où il veut scier les os, de la lame, sur laquelle son index droit fait curseur, il évalue le diamètre antéro-postérieur du membre et reporte cette dimension sur la face antérieure, marquant ainsi le niveau de l'incision cutanée, qui sera circulaire, perpendiculaire à l'axe du membre.

Section de la peau. — Un opérateur peu exercé la fait *en deux temps*, coupant d'abord, par-dessous le membre, en tirant, la peau postérieure : il part du talon, lame verticale pointe en haut, au bord loin de lui, passe horizontalement en arrière et ressort talon en haut, par une échappée de la pointe, au bord près de lui ; la peau antérieure se coupe par reprise, en tirant, entre les deux bouts de l'incision dorsale.

Il est facile de s'exercer à la *coupe en un temps*. Passant sous le membre, de la droite renversée en pronation forcée, on applique le talon de l'instrument, manche tenu à pleine main, pointe en bas, au bord près de soi, et l'on tourne circulairement pour ressortir au point de départ, par une échappée de la pointe, manche en haut ; le manche, dans ce mouvement, a basculé dans la paume et n'est plus tenu qu'entre pouce et index.

Relèvement de la manchette. — L'aide pince la tranche cutanée vers le moignon et vous la libérez, couteau à plat, en coupant les tractus conjonctifs qui l'unissent à l'aponévrose. Vous commencez à la face antérieure, en supination,

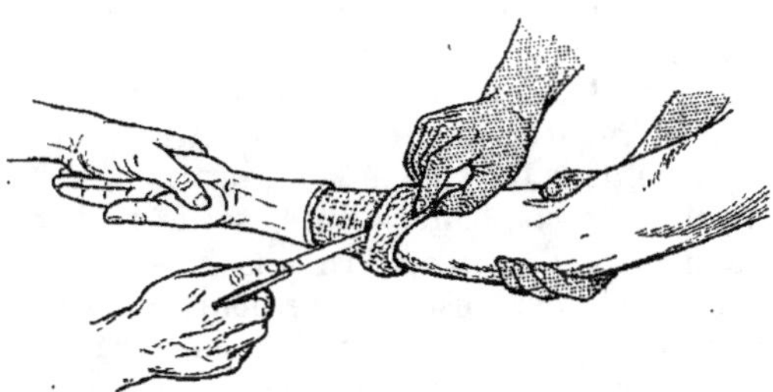

Fig. 258. — Décoller la manchette.

vous continuez par la postérieure, en pronation, à plusieurs reprises, tournant et retournant le membre, l'aide relevant à mesure la peau en manchette, jusqu'à ce que ce retroussis soit au niveau de la future section osseuse.

Taille des muscles. — Elle se fait par transfixion.

A plat devant l'os près de vous, piquez votre lame, tranchant vers le poignet, aussi haut que possible contre la manchette retroussée, et ressortez, toujours à plat, devant l'os loin de vous. Pour faciliter le passage, détendez les muscles par flexion légère du poignet.

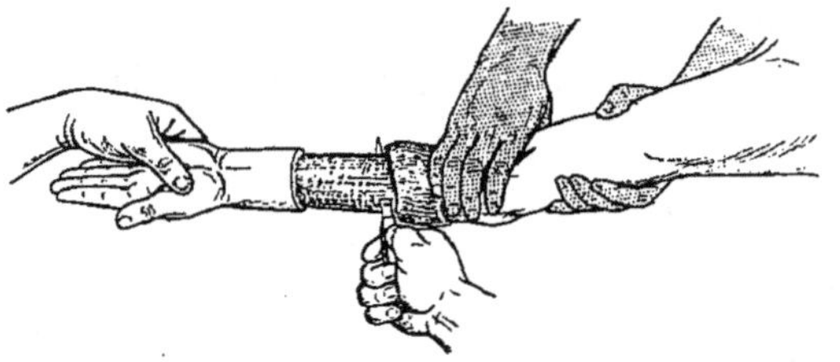

Faites alors étendre le poignet pour tendre les muscles, et tournant à 90°, tranchant en haut, coupez-les, en un petit lambeau qui n'aura guère que la largeur de la lame.

Même manœuvre en arrière, avec position inverse du poignet pour relâcher (extension) et tendre (flexion) les muscles.

Fig. 259. — Transfixer les muscles antérieurs.

Libérer les os par le 8 de chiffre. — 1° *En avant.* — Passant par-dessus le membre, vous appliquez le talon du couteau tenu à pleine main, vertical, pointe en bas, sur la face interne du cubitus; tirant de bas en haut, vous arrivez au bord antérieur et vous coupez alors de la lame appuyée transversalement sur les deux os à la fois ; levant un peu le manche quand la pointe est parvenue au bord antérieur du cubitus, vous rayez avec cette pointe le versant cubital, le ligament interosseux, puis le versant radial de la face antérieure du squelette ; abaissant enfin le poignet, vous coupez le périoste sur la face externe du radius, du talon à la pointe et vous sortez par une échappée de la pointe, verticalement, le manche ayant basculé dans votre paume et étant tenu comme un archet entre le pouce et les deux premiers doigts.

2° *En arrière.* — Passez par-dessous le membre, comme pour la coupe circulaire de la peau, lame verticale, pointe en l'air, et appliquez le talon sur la face interne du cubitus ; tirez de haut en bas ; mettez la lame transversalement, tranchant contre les deux os, et suivez, comme il a été dit plus haut, les deux versants osseux de la pointe, que vous y envoyez en abaissant le manche ; au passage contre le ligament interosseux, abaissez le manche pour que, de la lame verticale, vous piquiez et perforiez ce ligament de bas en haut ; vous ressortez au flanc externe du radius, verticalement, manche en l'air, par une échappée de la pointe.

La manœuvre est décrite pour le côté gauche (chirurgien en dehors); pour le côté droit (chirurgien en dedans) c'est le radius qui est loin de vous. Voy p. 142 la manœuvre figurée pour la jambe.

Scier les os. — Le membre est en supination. Main haute, vous amorcez le trait sur le cubitus, os solidement articulé avec l'humérus ; de la scie d'abord horizontale, puis un peu ascendante, vous attaquez, puis vous sciez complètement le radius ; et, de nouveau main haute, vous terminez par le cubitus.

CHAPITRE II

DÉSARTICULATIONS

RÈGLES GÉNÉRALES

Avant de mettre le couteau dans une articulation, il est indispensable d'avoir des connaissances *très* précises sur son anatomie chirurgicale et sur la manière de déterminer, par les repères osseux accessibles à travers la peau, la position des interlignes. Interlignes, ligaments qu'il importe d'étudier dans un sens spécial, dans leurs connexions avec la face du membre par laquelle on veut pénétrer dans le joint.

Car toute articulation a une face chirurgicale, pour ainsi dire, celle par laquelle on entre. Mais vous comprenez sans peine que si, pour scier un os, on n'en est pas à 1 cm. près, pour tomber dans un interligne on en est à 1 mm. près : coupez la peau trop haut, et le squelette restant fera saillie ; coupez trop bas, et vous vous escrimerez sans résultat sur l'os inférieur.

Tel est un des buts du résumé d'anatomie et d'exploration par lequel débute la description de chaque opération, car une grande précision est nécessaire dans le tracé des lambeaux. Et quand le joint est découvert, pour y pénétrer, — selon le cas, de la pointe, du tranchant, du talon, — reprenez toujours vos repères et, pénétrant presque toujours de gauche à droite, n'oubliez pas qu'il faut *faire bâiller l'interligne* à votre point d'attaque : selon les cas par traction, par torsion, par écartement, par inclinaison de l'axe ; quelquefois par une attitude constante, telle que le varus équin pour la médio-tarsienne et la sous-astragalienne.

Entrez dans le joint sans force ; suivez avec légèreté sa direction et même ses sinuosités, que vous devez toujours avoir en mémoire. Connaissez les ligaments (et quelquefois les tendons qui sont, pour ainsi dire, la clef de l'articulation; connaissez et leur direction et la manière de les tendre, pour envoyer contre leur flanc gauche une pointe sur laquelle ils se coupent presque d'eux-mêmes. Vous réussirez à une condition : être juste au bon endroit, ne déployer de force qu'avec la main gauche ; avec la droite, de l'adresse seulement, de la précision. C'est par là que rien ne vaut la pratique des désarticulation pour votre éducation manuelle.

I. — DÉSARTICULATION D'UNE PHALANGE

Anatomie. — Les articulations interphalangiennes sont des ginglymes angulaires ; la surface supérieure est une poulie à deux petits condyles, ressemblant à celle du fémur ; l'inférieure est formée de deux petites cavités, presque planes, séparées par une crête très mousse. Celle-ci se prolonge, sur la ligne médiane postérieure, en un petit bec saillant, en sorte qu'*à la face dorsale l'interligne a la forme d'un accent circonflexe très obtus*. A son bord palmaire, la surface inférieure est agrandie par un *bourrelet glénoïdien*, auquel adhère la gaine du tendon fléchisseur. L'union est assurée par deux *ligaments latéraux*, un peu obliques en bas et en arrière, formant un plan continu, sur la face dorsale, avec le *tendon extenseur*.

Exploration. — La main étant en pronation et le *doigt en extension*, si l'on serre en remontant les faces latérales de celui-ci entre les ongles de pouce et index, on sent l'élargissement du *nœud articulaire*, formé de chaque côté par deux petits tubercules superposés, entre lesquels l'ongle s'arrête dans une rainure.

Si maintenant on met la jointure *en flexion*, la phalange inférieure se déplace vers la paume, et c'est la trochlée supérieure qui vient faire saillie sous la peau ; si l'on prolonge le plan tangent à la face dorsale de l'articulation, l'interligne est alors à 3 ou 4 mm. au-dessous de lui, vers la paume, et il devient horizontal.

Tracé opératoire. — Il faut que la cicatrice soit dorsale, que par conséquent on taille un *lambeau palmaire*, limité par deux lignes latérales, tracées à la jonction des faces dorsale et latérale et s'arrondissant pour prendre toute la paume de la phalange enlevée. *Au dos*, une incision transversale, qui ne doit pas mordre sur les faces latérales, est tracée un peu au-dessous de l'interligne pour qu'après rétraction la tête de la phalange restante soit bien couverte.

Temps principaux. — L'articulation étant fléchie, il faut :

1° Couper transversalement à la face dorsale la peau et le tendon extenseur ; et entrer directement dans l'interligne ;

2° Sectionner successivement chaque ligament latéral ;

3° Raser de la pointe la face palmaire de la phalange enlevée, pour laisser dans le lambeau le bourrelet glénoïdien désinséré ;

4° Tailler par transfixion le lambeau palmaire.

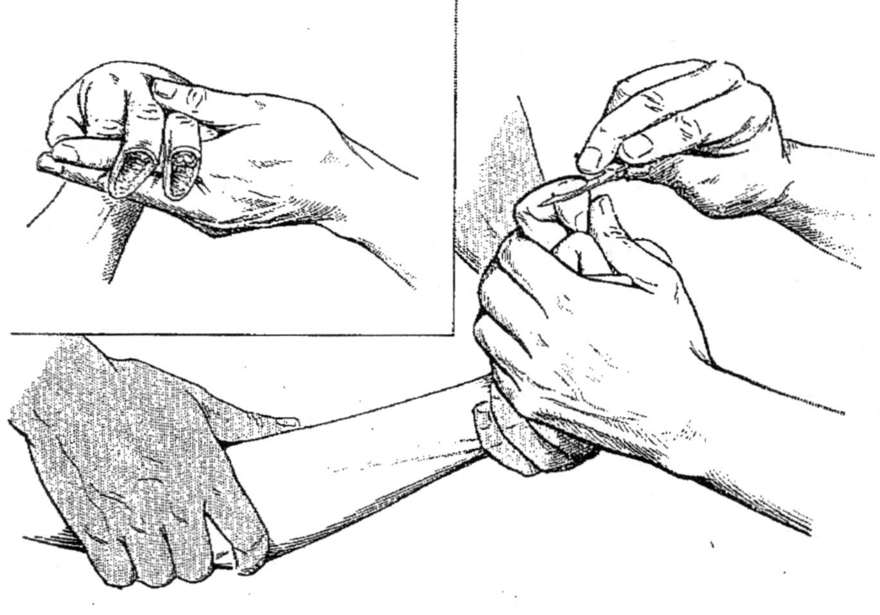

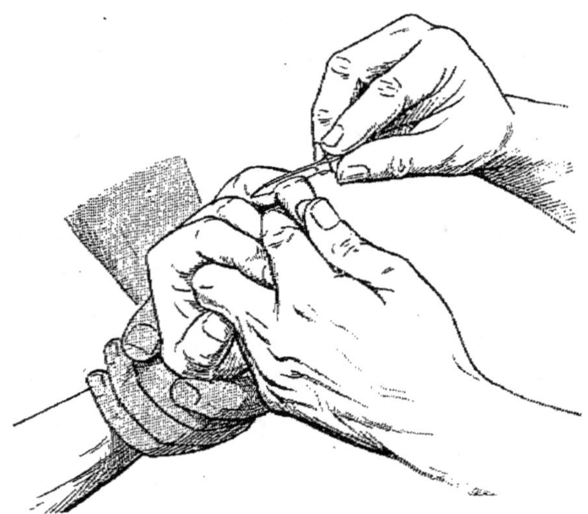

Fig. 240, 241 et 242.

Pour couper la peau dorsale, l'aide, placé en dehors, vous présente la main à peu près verticale, en pronation et extension du poignet. Pesant du pouce gauche sur l'ongle de la phalangette, l'index étant sur le dos de la phalange, vous fléchissez à angle droit les deux jointures de la phalangine, et vous appliquez votre bistouri *horizontalement*, par le milieu de la lame, à 5 mm. environ au-dessous du plan tangent au dos de cette phalangine (fig. 241). Tirez de gauche à droite, en poussant un peu, et vous entrez dans l'interligne, ce que vous jugez à un petit claquement sec, et à ce que la pression de votre pouce fait augmenter un peu la flexion de la phalangette. La faute habituelle est d'inciser la peau dorsale sur la tête de cette phalange, lame plus ou moins inclinée vers la verticale et non point horizontale (fig. 242). On arrive ainsi sur le col de la phalangine; on désarticule difficilement et la tête osseuse reste découverte au lieu d'être cachée sous un petit capuchon (Cf. les deux résultats de la fig. 240).

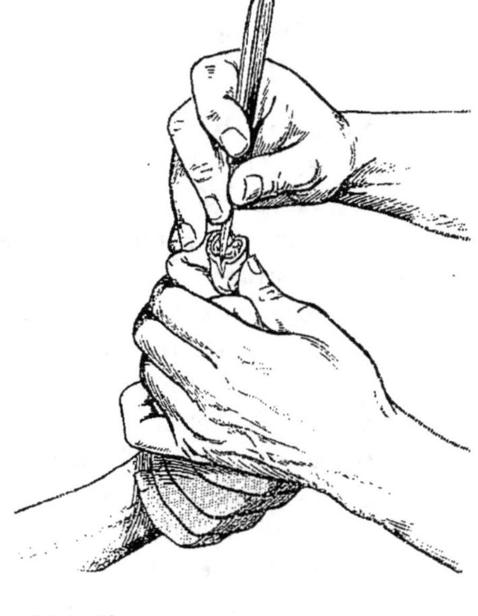

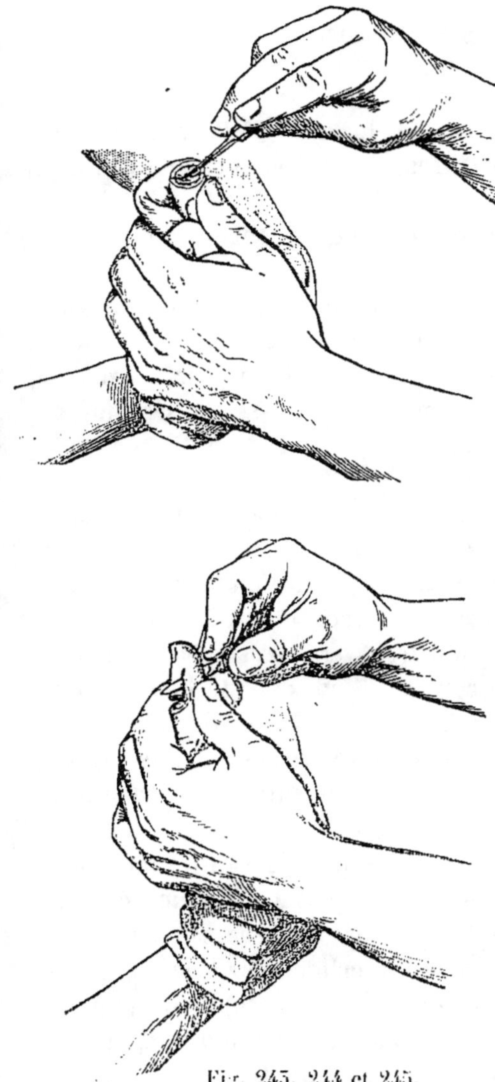

Fig. 243, 244 et 245.

L'interligne ouvert, d'un petit coup de pointe en accent circonflexe, libérez le bec de la surface phalangettienne et l'articulation bâille devant vous (fig. 243).

Pour couper le ligament latéral de votre gauche, vous renversez la main vers votre droite, et, après avoir fait, en remontant, une incision d'engagement de 5 mm. environ, au ras du bord latéral de l'os, vous coupez avec 1 à 2 mm. de pointe le ligament tendu par hyperflexion, bistouri vertical, tenu comme une plume, près de la pointe (fig. 244), annulaire appuyé.

A votre droite, la manœuvre est la même : vous avez renversé la main à votre gauche et vous avez fait en tirant à vous, de la pointe, la petite incision d'engagement.

Le doigt étant ramené droit devant vous, toujours en hyperflexion, de gauche à droite vous rasez avec la pointe, tout contre l'os, la face palmaire de la phalangette, pour faire contre cette face, entre les deux incisions latérales d'engagement, un chemin de la largeur de la lame.

Réarticulez maintenant par-dessus la lame engagée à plat de la sorte, pincez la phalangette entre pouce (dessous) et index, et par petits mouvements de scie transversaux sortez à l'extrémité de la pulpe, contre l'ongle (fig. 245).

II. — DÉSARTICULATIONS MÉTACARPO-PHALANGIENNES
(SAUF LE POUCE)

Anatomie. — Les articulations métacarpo-phalangiennes des quatre derniers doigts sont des énarthroses condyliennes, à joint transversal, entre :

1° La *tête du métacarpien*, segment de sphère dont les deux joues ont été abattues.

2° L'*extrémité supérieure de la phalange*, en forme de cavité glénoïde à grand axe transversal, peu creusée, et dont le bord palmaire est agrandi par un *bourrelet glénoïdien*. Celui-ci fait corps avec la gaine des fléchisseurs; il contient souvent des osselets sésamoïdes (surtout à l'index et à l'auriculaire).

Les moyens d'union sont :

1° Deux *ligaments latéraux*, un peu obliques en bas et en avant ;

2° A la face dorsale, le *tendon extenseur*, qui adhère à la capsule, et est uni par une expansion, sur chaque côté, à la fois aux ligaments latéraux et aux tendons des muscles interosseux et lombricaux.

Exploration. — Les *interlignes*, transversaux, sont presque sur le prolongement l'un de l'autre, ceux de l'index et de l'auriculaire cependant un peu en retrait sur ceux des deux doigts du milieu. Ils sont situés non pas à l'alignement des commissures et des plis digito-palmaires, mais dans la paume de la main, presque à un travers de doigt au-dessus de ces plis.

Dans l'extension, on voit sur la ligne médiane la saillie longitudinale du tendon extenseur, avec un petit méplat de chaque côté, au niveau de l'interligne. Ce méplat se creuse transversalement, par dépression de la peau, quand on écarte l'interligne par traction sur le doigt (comme les enfants qui font claquer leurs doigts), et on le pince alors facilement entre les ongles du pouce et de l'index, appliqués sur les faces latérales de la phalange, en remontant.

Sans tirer, on le fait bâiller de même sur les côtés par *flexion légère*, tout en imprimant au doigt de petits mouvements de latéralité. A mesure qu'on augmente la flexion, la phalange glisse vers la paume, la tête métacarpienne se dégage, et finalement fait seule saillie dans la *flexion complète*, phalange à angle droit sur le métacarpien : c'est avec les têtes des métacarpiens qu'on donne un coup de poing.

Dans cette attitude, la saillie métacarpienne est haute d'environ 1 centimètre, et au-dessous d'elle on voit le tendon extenseur avec deux méplats latéraux. L'interligne, toujours transversal, est devenu parallèle au plan de la paume de la main.

Tracé opératoire. — C'est par la paume et par ses bords que la main subit les pressions et les chocs. Donc, il faut que la cicatrice soit dorsale et rejetée vers l'axe de la main.

Pour un **doigt du milieu** (médius ou annulaire) elle est protégée par les doigts voisins. Donc on peut faire une incision en *raquette symétrique*.

Le procédé le plus simple consiste à *circonscrire circulairement la phalange par une incision transversale passant dans le pli digito-palmaire et sur laquelle on fait tomber une fente dorsale médiane partant à 1 demi-centimètre environ au-dessus de l'interligne* (fig. 246). On a ainsi une petite poche palmaire à 15 millimètres environ au-dessous de la tête et deux petits lambeaux rectangulaires latéraux (qu'un opérateur exercé arrondit facilement).

Pour un **doigt chef de file** (index ou auriculaire) il faut tailler un *lambeau palmaire et externe par rapport à l'axe de la main* (excentrique si vous préférez), ce qui rejettera la cicatrice au dos et contre le doigt conservé, qui formera dorénavant le bord de la main.

L'incision partira donc au bord excentrique du tendon extenseur, au niveau de l'interligne, et suivra longitudinalement ce tendon jusqu'à mi-longueur (ou un peu plus) de la phalange ; là, elle traversera, en s'arrondissant, la face latérale de cette phalange, puis coupera obliquement la face palmaire jusqu'à la commissure, où elle s'arrêtera, en restant sur le doigt à enlever. Ce trait palmaire, rectiligne, est donc oblique en haut et en dedans (par rapport à l'axe de la main), c'est-à-dire en sens inverse du pli digito-palmaire, qu'il rejoint obliquement à la commissure.

On réunit les deux extrémités dorsale et palmaire du lambeau par une *incision rectiligne passant dans la commissure, sur le doigt à enlever* (les opérateurs habiles lui donnent une légère concavité interne).

Ce qui précède s'applique également aux *désarticulations des orteils*, pour lesquels cependant je décrirai à part celle du gros orteil.

Les règles générales pour le tracé des lambeaux chefs de file sont les mêmes pour la partie digitale des incisions par lesquelles on désarticule les doigts ou orteils avec le métacarpien ou métatarsien correspondant.

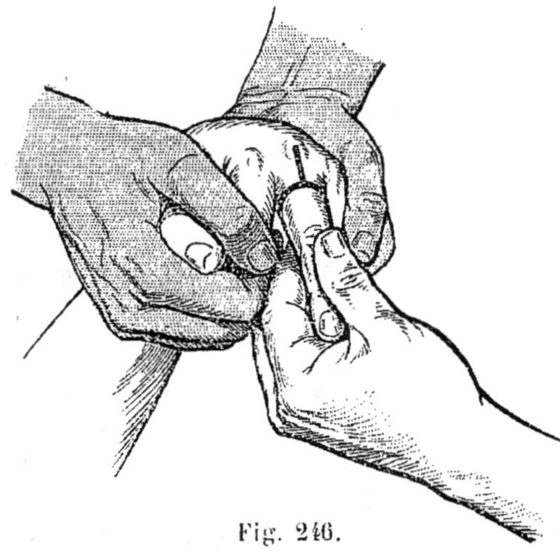

Fig. 246.

Temps principaux de l'opération. — Il faut :

1° Couper la peau ;

2° Disséquer le ou les lambeaux ;

3° Couper le tendon fléchisseur à mi-longueur à peu près de la phalange ;

4° Désarticuler, en laissant dans le lambeau le bourrelet glénoïdien.

On opère avec le bistouri.

1° Taille de la peau pour un doigt de milieu.

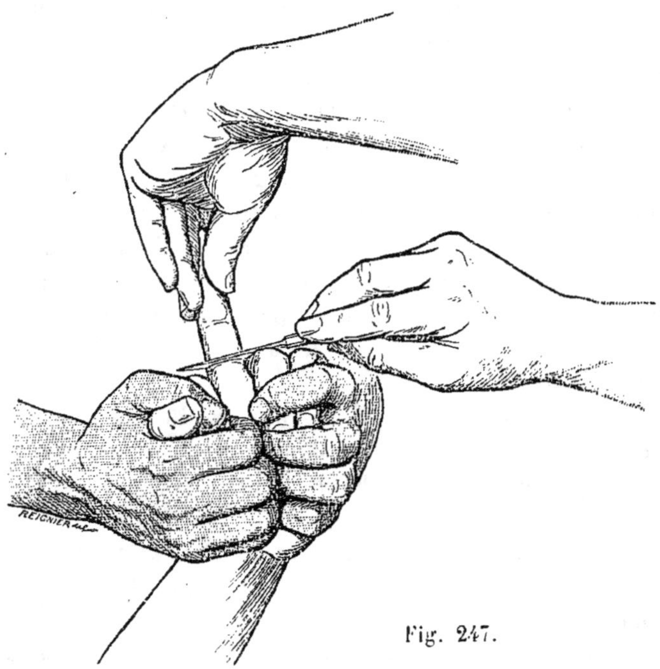

Fig. 247.

L'*aide*, placé en dehors, empaume les deux bords de la main, pouce en dessus, doigts en dessous, pour tenir fléchis et écartés l'index et l'annulaire du sujet ; des pouces, il tend la peau dorsale. Il élève la main à hauteur de l'opérateur et la lui présente verticale, en pronation, face palmaire en avant.

Coupe de la peau palmaire et du tendon fléchisseur. — De sa gauche, le chirurgien prend le doigt par la pointe et le tient en l'air, comme un fuseau, en sorte qu'apparaît nettement le pli digito-palmaire, bien dégagé sur les côtés par la flexion des doigts voisins à angle droit sur le métacarpe. Dans cette position il applique la lame à plat sur le dos des index et auriculaire fléchis, plein tranchant contre le pli digito-palmaire (fig. 247) et il coupe à fond, en tirant de gauche à droite, ne s'arrêtant que lorsque l'hyperextension brusque du doigt lui prouve que le *tendon fléchisseur est complètement coupé* (fig. 248). Si les lèvres osseuses de la gouttière phalangienne sont saillantes, la partie profonde du tendon échappe à la lame, tangente à ces crêtes : on l'atteint en relevant le manche du bistouri, ce qui en-

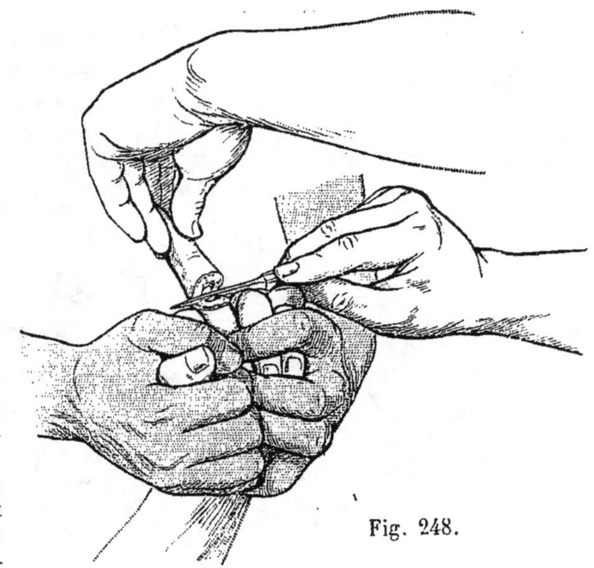

Fig. 248.

voie la pointe raser le fond de la gouttière osseuse et couper le tendon (fig. 249).

Remettant alors le doigt dans la verticale, sans hyperextension, il vous faut *libérer la peau palmaire sous le nœud articulaire*, en introduisant environ 2 cm. de lame à plat contre l'os, manche en l'air, et en coupant du flanc gauche au flanc droit, en demi-cercle (voy. p. 189).

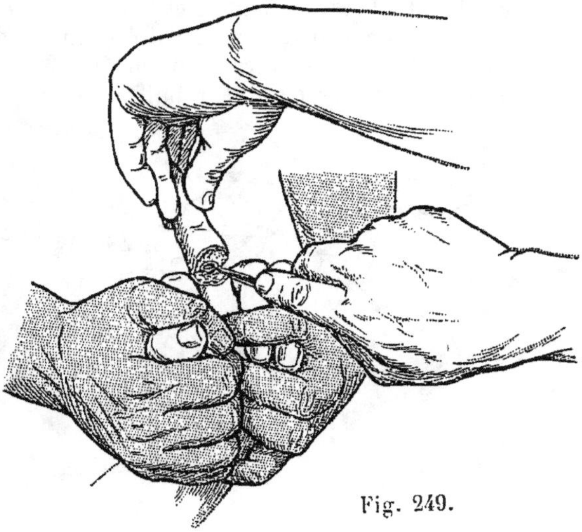

Main et doigt sont alors abaissés horizontalement ; et au dos, de gauche à droite, on trace, d'une commissure à l'autre, la *moitié dorsale de la circulaire* (fig. 250). Puis, en tirant, on fait la *fente dorsale médiane*, doigt fléchi

Fig. 249.

pour tendre la peau (fig. 251). Libérez de chaque côté le petit lambeau angulaire, pincé entre pouce et index. Le joint est ainsi accessible sur toutes ses faces et facile à *désarticuler*. Les manœuvres de désarticulation, identiques quel que soit le doigt, sont décrites page 171.

2° Taille d'un lambeau de chef de file.

Les figures précédentes représentent la méthode circulaire avec fente dorsale. Si l'on veut faire une *raquette symétrique*, on comprend que, le tracé étant le même avec angles arrondis, on coupe la peau en partant sur la face dorsale, en tournant à droite, en passant ainsi sur la commissure.

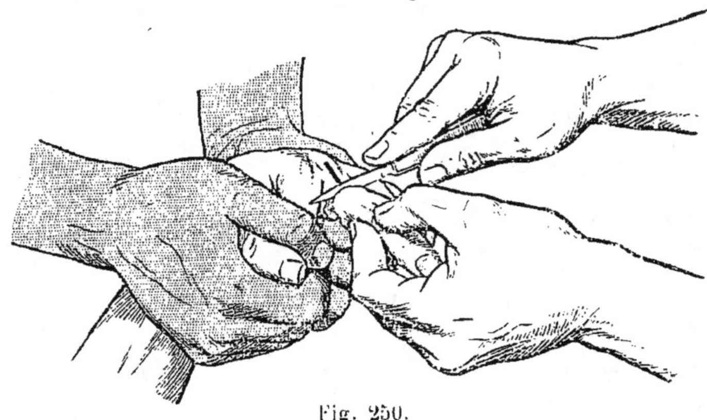

Fig. 250.

puis dans le pli digito-palmaire; et l'on coupe la commissure gauche par une *reprise* faite en rétrogradant. J'ai cru inutile de figurer cette incision, (identique à celle du 3e métacarpien, voy. p. 189), parce qu'onen saisira les temps en regardant les dessins relatifs aux *chefs de file*, c'est-à-dire à la

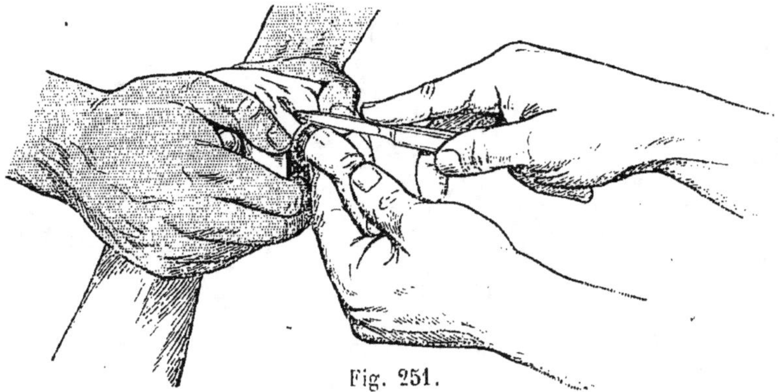

Fig. 251.

raquette asymétrique avec *lambeau palmaire et excentrique*. Il faut exposer les règles générales de ce dernier cas : elles sont les mêmes pour les désarticulations des métacarpiens et métatarsiens.

La règle doit être de commencer toujours par *assurer le lambeau* et de *couper de gauche à droite en tirant*, pour le tracer.

Lorsque la main vous est présentée en pronation, vous avez à votre droite l'*index droit* ou le *petit doigt gauche*. Si vous prenez alors l'un de ces doigts de votre gauche en position horizontale, vous pouvez tirer à vous, droit, sur le dos de la phalange et sans désemparer tourner sur le flanc qui est à votre droite, puis, levant le doigt devant vous, traverser obliquement la paume pour rejoindre la commissure. Revenant alors sur le dos de la main, vous coupez celle-ci par reprise, en rétrogradant, de la paume vers le dos.

Mais pour l'*index gauche* ou le *petit doigt droit*, que vous avez à votre gauche, vous devrez *opérer en croisant* les mains. Saisissez le bout du doigt de votre gauche, que vous renversez en pronation et flexion forcées, et passant le bistouri sous elle vous pouvez, sans désemparer, tirer sur le dos, tourner sur le flanc, puis, levant le doigt, traverser obliquement la paume ; vous coupez la commissure par reprise dorsale, du dos vers la paume, en tirant.

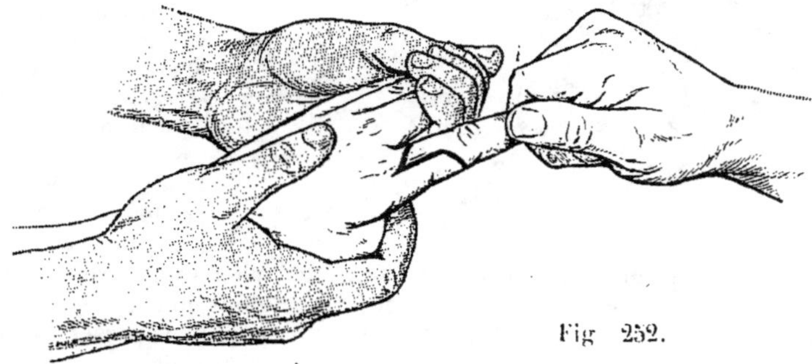

Fig 252.

Petit doigt gauche. — Le doigt étant saisi entre pouce et index gauches, au niveau de la phalangette, dans la rectitude, l'aide écarte des autres doigts par en

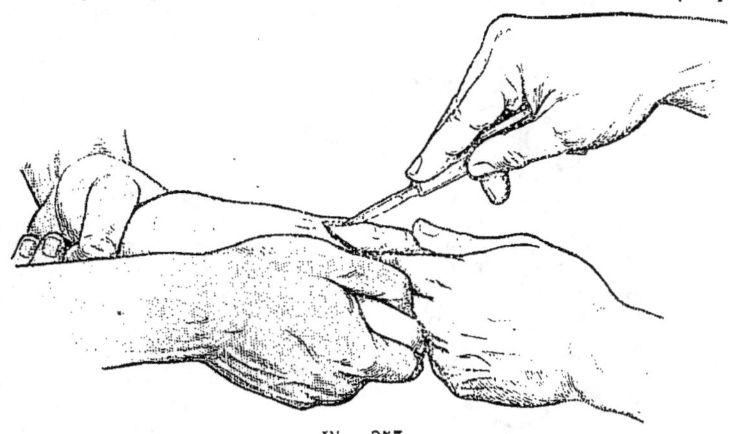

Fig. 253.

bas, bord cubital de la main un peu en haut : vous piquez, partant au niveau du joint, à droite, sur le tendon extenseur, et vous *tirez* le long de ce tendon jusqu'à mi-longueur de la phalange (fig. 253). A ce niveau, vous commencez à *tourner*, puis vous traversez la paume comme il va être dit pour l'index gauche (fig. 255 et 256). Sur la figure 254 vous voyez comme se fait la *reprise commissurale*, à plein tranchant, de la paume vers le dos, en rétrogradant : vous tendez la peau, pour la couper facilement, en portant vers votre droite le doigt fléchi et un peu tordu à gauche.

Index gauche. — Pour *assurer le lambeau* vous opérerez *mains croisées*, la droite sous la gauche qui, en pronation et flexion forcées, saisit la phalangette. Le doigt étant dans la rectitude, vous tirez le

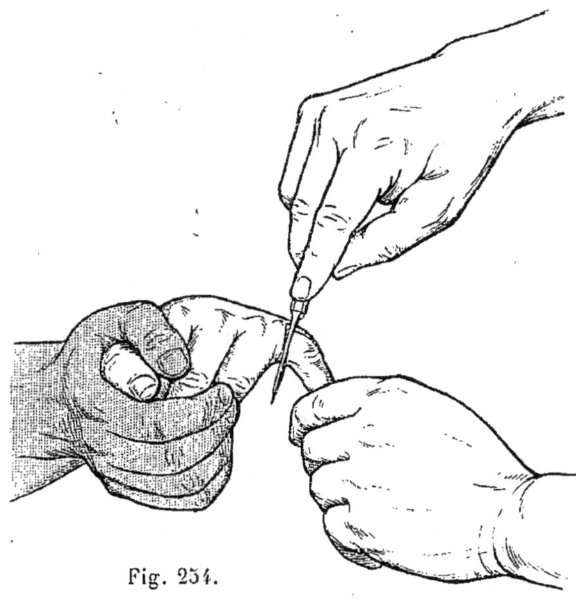

Fig. 254.

long du tendon extenseur, comme il vient d'être dit; puis vous voyez sur les fig. 255 et 256 comment, en relevant peu à peu le doigt une fois que vous êtes à mi-longueur de la phalange, vous tournez au flanc extérieur, puis vous passez à la paume, que par ce mouvement vous exposez devant vous.

Le doigt étant remis en rectitude, et porté à gauche, en flexion, sur la commissure tendue vous faites la *reprise dorsale*, en tirant, du dos vers la paume (fig. 257).

Le temps suivant consiste à libérer partout les lèvres de l'incision cutanée, puis à *disséquer le lambeau*, jusque sous la face palmaire du nœud articulaire. Ce que vous faites (fig. 258) en confiant le doigt à votre aide, *qui le tient dans la rectitude* (l'extension fait saillir la tête à la paume); vous accrochez le bord du lambeau entre pouce et index

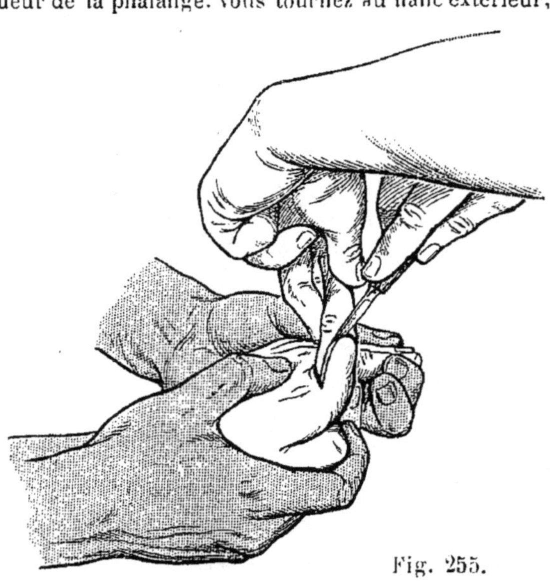

Fig. 255.

et vous rasez l'os à plat, avec le bistouri tenu comme une plume à écrire.

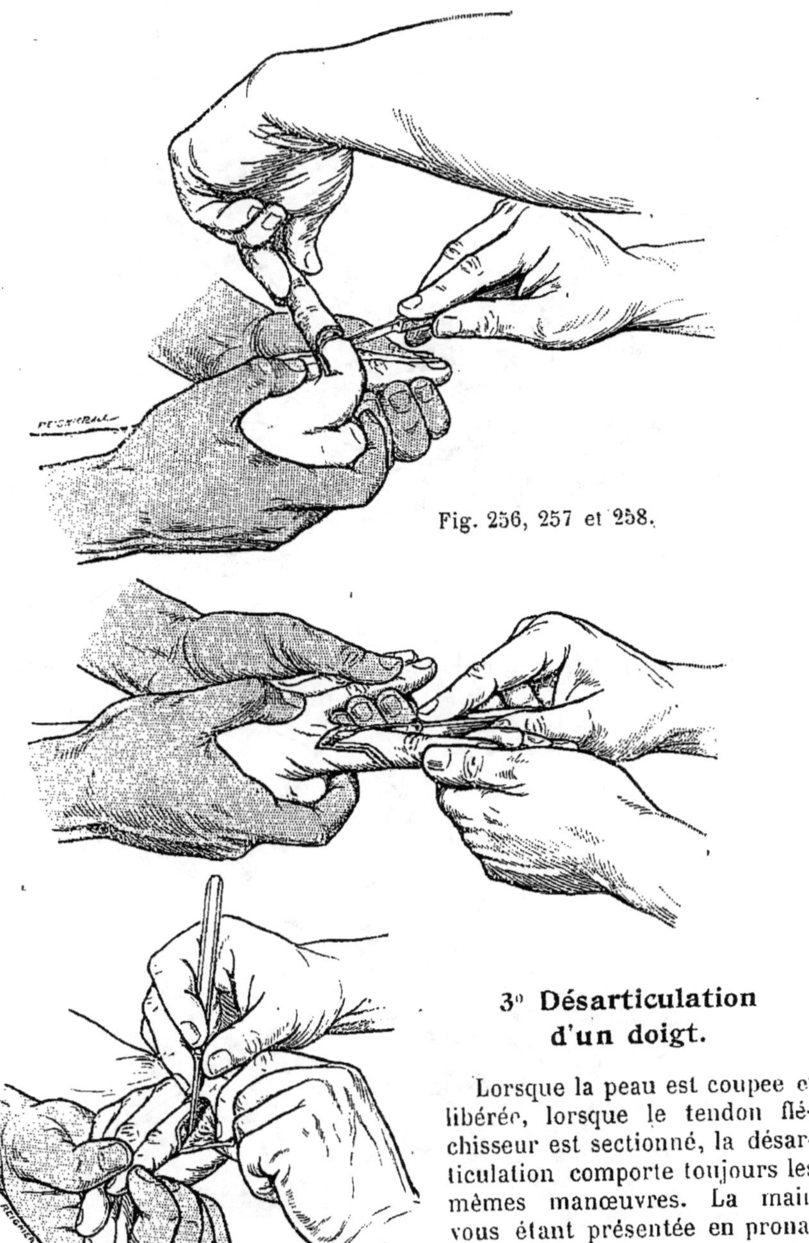

Fig. 256, 257 et 258.

3° Désarticulation
d'un doigt.

Lorsque la peau est coupée et libérée, lorsque le tendon fléchisseur est sectionné, la désarticulation comporte toujours les mêmes manœuvres. La main vous étant présentée en pronation, horizontale ; de la gauche vous saisissez le doigt au nœud phalango-phalangettien, *et vous tirez*, ce qui écarte les surfaces articulaires.

De la droite, vous appliquez 15 mm. de pointe (pas plus, pour ne pas per-

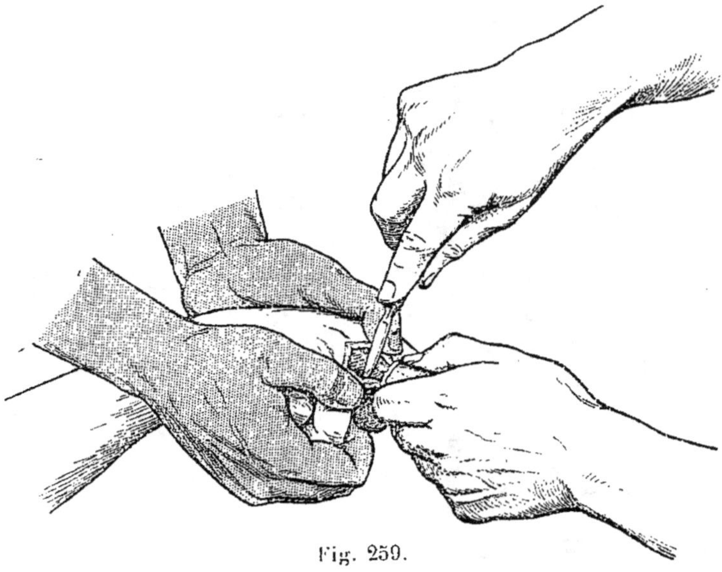

Fig. 259.

forer la paume) à plat contre le flanc gauche de la phalange, lame verticale,

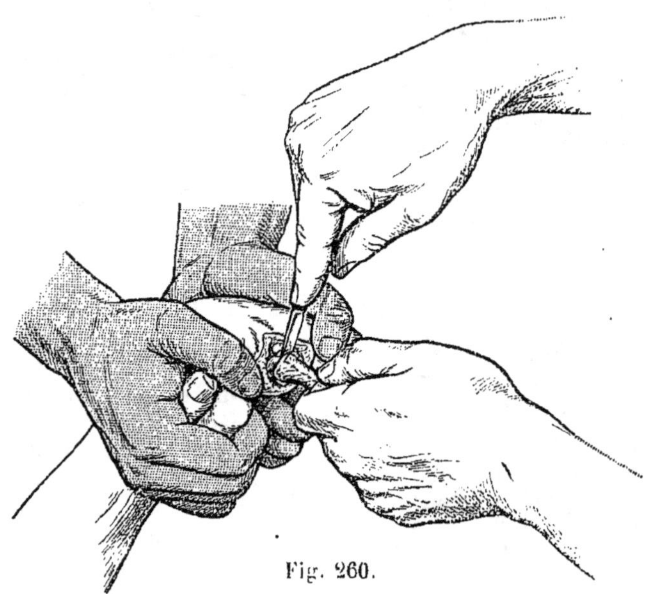

Fig. 260.

tranchant vers le poignet (fig. 259) et vous rétrogradez jusqu'à sentir le

tubercule de la phalange ; vous le contournez et sentez alors que le bistouri
arrive à une ligne dépressible. En ce point tournez à 90°, tranchant à droite,
et coupez avec petites secousses de scie : vous sectionnez ainsi le ligament
latéral gauche, et d'un trait, lame toujours verticale, vous traversez l'interligne de gauche à droite en coupant la dossière formée par l'appareil liga-

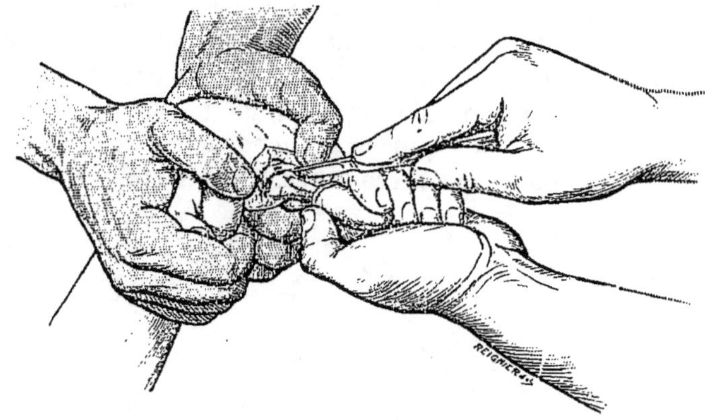

Fig. 261.

menteux dorsal et le tendon extenseur (fig. 260). Ce tendon fuirait devant
votre tranchant si vous n'aviez pris soin de le fixer en le pressant contre
le dos de la phalange avec votre pouce appuyé sur son bord droit. Vous
arrêtez vos secousses de scie verticales et transversales lorsque vous avez
coupé le ligament latéral de droite. A ce moment, sans retirer le bistouri de
la plaie, tordez avec la gauche le doigt de droite à gauche (fig. 261) : il ne
tient plus que par les ligaments palmaires (glénoïdien et gaine du fléchisseur), que vous amenez devant vous par la torsion progressive, de la phalange, ventre en l'air, et que vous désinsérez en rasant le bord palmaire de
la cavité phalangienne à petits coups de pointe donnés de gauche à droite et
en tirant.

Cette manœuvre de torsion de gauche à droite, tandis que le bistouri
coupe de droite à gauche, doit être exécutée avec grand soin, car elle est
d'un enseignement technique général fort important.

III. — DÉSARTICULATION DU POUCE

Anatomie. — L'articulation métacarpo-phalangienne du pouce
est construite sur le type des articulations interphalangiennes, la trochlée qui termine le premier métacarpien (dont la forme générale est
celle d'une phalange) prenant très nettement la forme bicondylienne,
avec saillies palmaires accentuées. Le bourrelet glénoïdien annexé

au bord palmaire de la phalange est très développé, et contient toujours deux os sésamoïdes, interne et externe, auxquels s'insèrent les
muscles de l'éminence thénar. Les ligaments latéraux adhèrent au
passage à ces sésamoïdes (faisceau profond, métacarpo-sésamoïdien) ;
l'interne est plus fort ainsi que le sésamoïde correspondant.

Exploration. — L'*interligne*, transversal, n'est pas caché dans
la paume de la main, comme celui des autres doigts, mais il répond
à la racine du pouce, au niveau du pli de flexion.

Pour le sentir, il faut pincer le nœud articulaire de haut en bas
entre pouce et index, main renversée, l'autre main tenant la phalan-

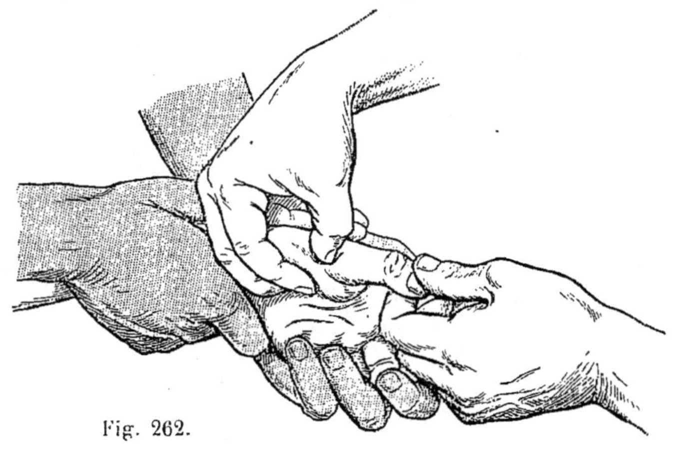

Fig. 262.

gette en extension et imprimant au doigt de petits mouvements. Sur
les côtés, les ongles pénètrent ainsi dans la rainure (fig. 262).

Tracé. — Il faut avoir un *lambeau palmaire*, rejetant la cicatrice
sur la face dorsale. Le tracé a la forme d'une ellipse (ou plutôt d'un
pessaire, à pôles en U) dont le point culminant est au dos du doigt,
à 2 ou 3 mm. au-dessous de l'interligne (que repère l'ongle de votre
pouce); dont le point infime est à la paume, à 2 ou 3 mm. au-dessous
du pli phalango-phalangettien. Les bords suivent le milieu (plutôt
près du dos) de la face latérale correspondante de la phalange. On
obtient ainsi un petit capuchon dorsal qui recouvre la tête métacarpienne et ses parties latérales (fig. 263).

L'aide d'une main tient l'avant-bras et présente le membre en
demi-pronation; de l'autre il prend les quatre doigts, les fléchit et
les écarte par en bas.

Pour *couper la peau* le chirurgien, de sa gauche en pronation, saisit

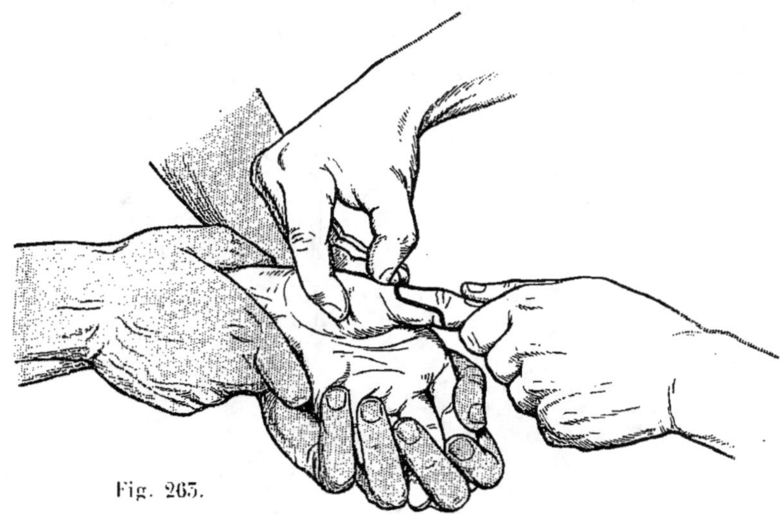

Fig. 265.

la phalangette et tord le pouce à droite pour voir à gauche. Aussi à

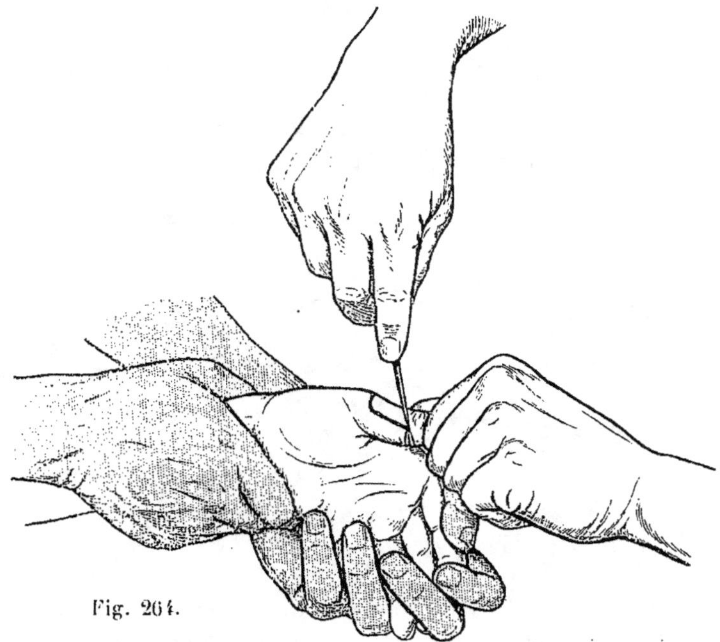

Fig. 264.

gauche que possible (fig. 264), il entame la paume transversalement et arrive ainsi à l'angle gauche, sur lequel il tourne de la pointe, pour suivre ensuite, en rétrogradant jusqu'à l'angle supérieur gauche la face latérale correspondante. De la gauche il a suivi peu à

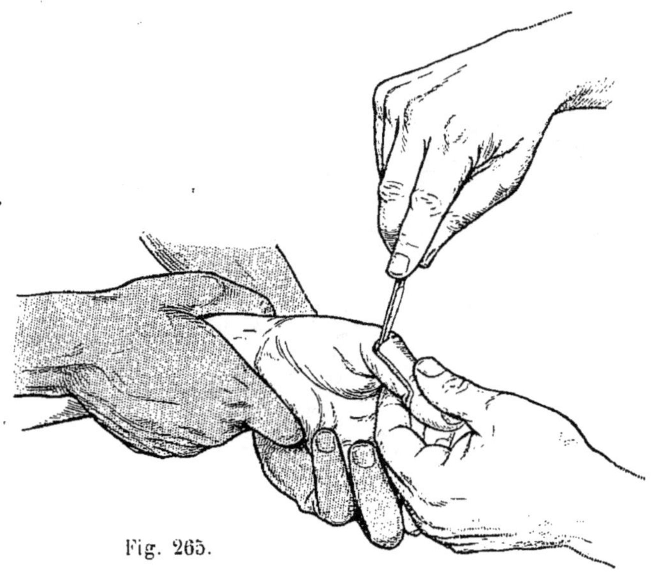

Fig. 265.

peu le mouvement de la lame, en détordant de droite à gauche, en sorte que le pouce est en rectitude et la main en demi-pronation

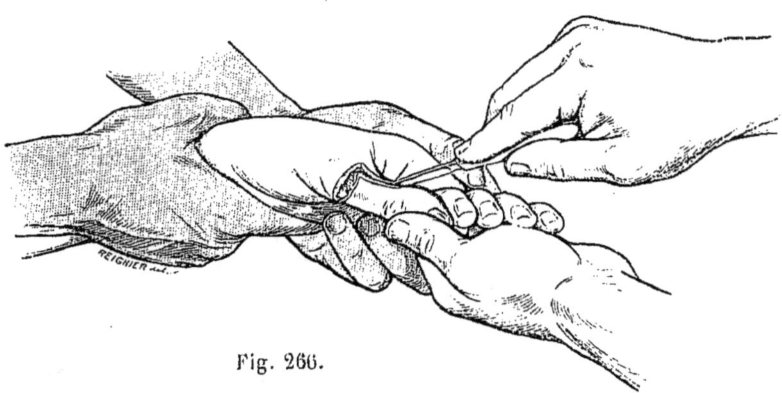

Fig. 266.

quand il arrive à la face dorsale, qu'il traverse transversalement (fig. 265); puis, pouce à gauche et tordu à gauche pour voir le flanc droit, il tourne, il tire le long de ce flanc l'incision latérale, longitudinale; il tourne enfin à l'angle phalango-phalangettien droit pour rejoindre de la pointe le trait palmaire (fig. 266).

Pour *disséquer le lambeau* (fig. 267) confiez le pouce à l'aide qui le prend de sa gauche entre pouce (dessus) et index et le tient vertical, un peu en extension. Le chirurgien pince entre pouce (dessus) et index le lambeau palmaire ainsi exposé devant lui et le dissèque jusqu'à hauteur du joint articulaire, en agissant de gauche à droite et de haut en bas.

Il faut alors *couper le tendon fléchisseur* (fig. 268), vers le milieu de la phalange, lame perpendiculaire à l'os, tendon tendu par extension exercée par l'aide sur le doigt.

La *désarticulation* se fait comme celle du médius (Voy. p. 171) : l'aide rétracte la peau et on traverse transversalement de gauche à droite le joint écarté par traction sur le

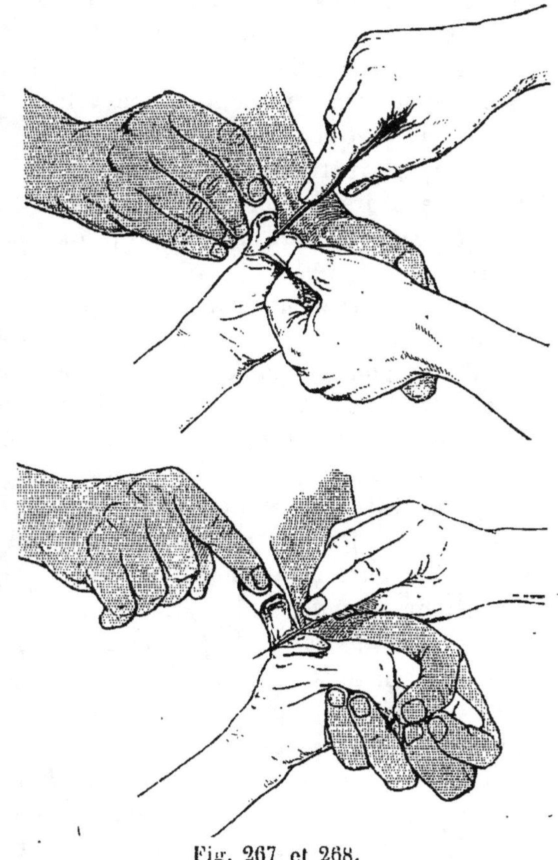

Fig. 267 et 268.

doigt horizontal, et on sort en rasant à petits coups de pointe le bord palmaire de la phalange fortement tordue à gauche, pour laisser dans le lambeau les sésamoïdes et la sangle glénoïdienne.

IV. — DÉSARTICULATION D'UN DOIGT AVEC SON MÉTACARPIEN

Ces opérations comportent quelques *règles générales*, dont je rapprocherai ici celles qui concernent les métatarsiens.

Le *type de l'incision* est une *raquette*, dont la boucle entoure la racine du doigt (à la commissure, sur le doigt à enlever) et dont la queue se prolonge sur le dos du métacarpien ; son extrémité est tantôt droite, tantôt recourbée à angle droit sur le bord de la main ou du pied (5e métacarpien ; 1er métatarsien). Pour un doigt du milieu, la raquette est symétrique ; pour un doigt du bord, elle est en lambeau palmaire et excentrique, comme celui des doigts « chefs de file » (voy. p. 169) et pour les mêmes motifs.

Temps principaux. — Après avoir coupé la peau et les tendons extenseurs, les temps principaux sont :

1° *Libérer la peau palmaire* jusque sous la tête du métacarpien ;

2° *Séparer ce métacarpien des muscles qui s'y insèrent* ; ce qui doit se faire *en rasant l'os*, à la fois pour conserver les muscles le plus possible et pour ne pas couper les artères voisines. Les métacarpiens et métatarsiens ont la forme d'une baguette aplatie terminée par une tête dont la nuque est presque sur le prolongement du dos, dont le menton fait saillie vers la paume. Ces têtes sont unies entre elles par le *ligament transverse intermétacarpien*, qui fait corps à la fois avec la capsule articulaire palmaire et avec les gaines des fléchisseurs : il faut toujours commencer par couper ce ligament, avec la pointe du bistouri tenu vertical et longitudinal. On peut alors, sous le menton, *couper la gorge de la tête* ainsi libérée à la paume et sur les côtés, ce qui se fait avec le bistouri tenu perpendiculairement à l'os, transversalement, après quoi il est facile de suivre successivement chacun des flancs du métacarpien, entre os et muscles (thénar, hypothénar, interosseux), *de la pointe du membre vers la racine et de gauche à droite*. Donc, abstraction faite d'une manœuvre spéciale qui sera indiquée pour le 1er métacarpien, la règle est d'*avoir la pointe du membre à gauche pour pratiquer ce décollement*.

1° Désarticulation du 1er métacarpien.

Anatomie. — L'*interligne trapézo-métacarpien* est, à la face dorsale, concave en bas et, dans sa direction générale, oblique en bas et en dedans. La légère convexité antéro-postérieure de cette articulation en selle est négligeable.

La *capsule* est mince et lâche ; mais en dehors et en arrière, inséré au tubercule externe du métacarpien, le *tendon du long abducteur* forme ligament.

La face palmaire du métacarpien est plate (en forme de phalange), orientée en dedans, et matelassée par la forte saillie des *muscles de l'éminence thénar.* La face dorsale et externe est superficielle, séparée de la peau par les tendons des muscles long abducteur et court extenseur en dehors, long extenseur en dedans. Ceux-ci, au-dessus de l'articulation, s'écartent pour s'accoler à la face externe de l'apophyse styloïde du radius, laissant entre eux la *tabatière anatomique* (voy. p. 20).

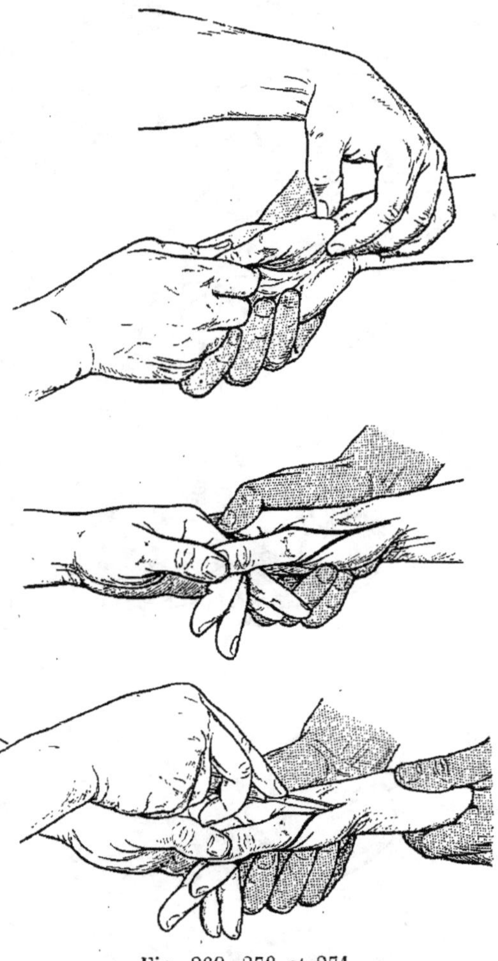

Fig. 269, 270 et 271.

L'*artère radiale* croise cette tabatière (voy. fig. 22), tout contre le flanc interne de la capsule articulaire.

Sur la peau palmaire et externe, à la racine du doigt, ou voit *deux plis* : le *pli de flexion du pouce* (à peu près sur l'interligne métacarpo-phalangien) et au-dessus de lui le *pli d'opposition du pouce.*

Recherche de l'interligne trapézo-métacarpien. — Cette recherche peut se faire en pinçant le nœud articulaire *de bas en haut* : on sent le tubercule externe et dorsal du premier métacarpien et l'interligne est juste au-dessus de lui.

Il est plus commode d'explorer de *haut en bas* (fig. 269), en pinçant la base du métacarpien entre pouce et index d'une main, tandis que de l'autre on imprime des mouvements au pouce. Le niveau où il faut pincer est donné par l'extrémité supérieure du premier espace interosseux. Dans l'adduction, le métacarpien ait saillie en dehors ; dans l'abduction, le trapèze fait saillie à la face dorsale ; l'interligne est entre les deux. Si vous explorez en descendant dans la tabatière après avoir suivi l'apophyse styloïde, vous buttez contre le trapèze, à 1 cm. environ au-dessus du joint.

Tracé. — L'incision est une *raquette à queue droite*. Elle part à 1 cm. au-dessus de l'articulation (un travers de doigt environ au-dessous de la styloïde), sur le tendon du court extenseur, qu'elle suit à la face dorso-externe sur environ 3 cm. de long ; puis elle s'infléchit pour descendre en dehors à 1 cm. au-dessous du pli d'opposition du pouce, traverse la paume transversalement jusqu'à la jonction des deux plis d'opposition et de flexion et rejoint symétrique-

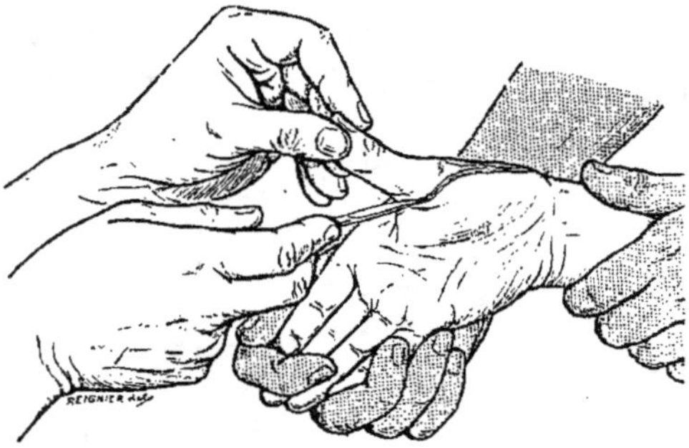

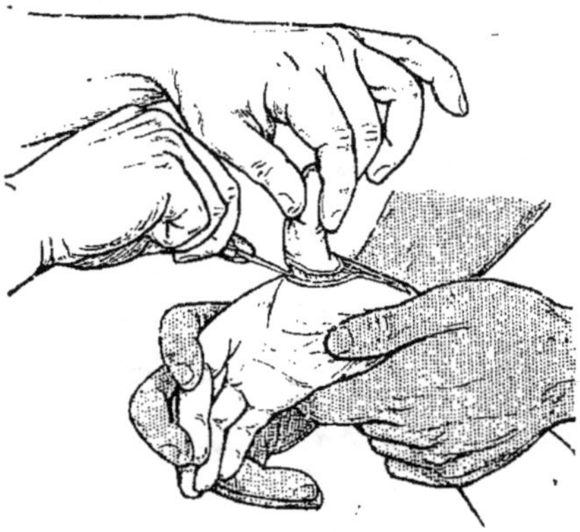

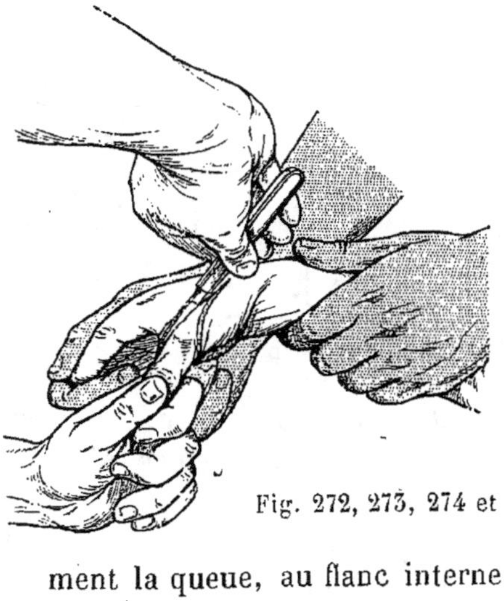

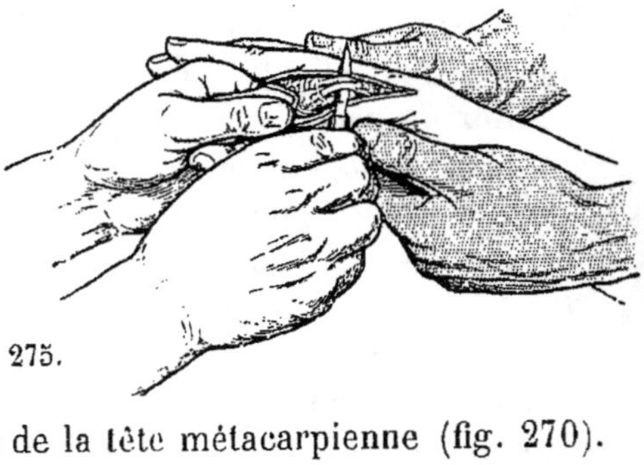

Fig. 272, 273, 274 et 275.

ment la queue, au flanc interne de la tête métacarpienne (fig. 270).

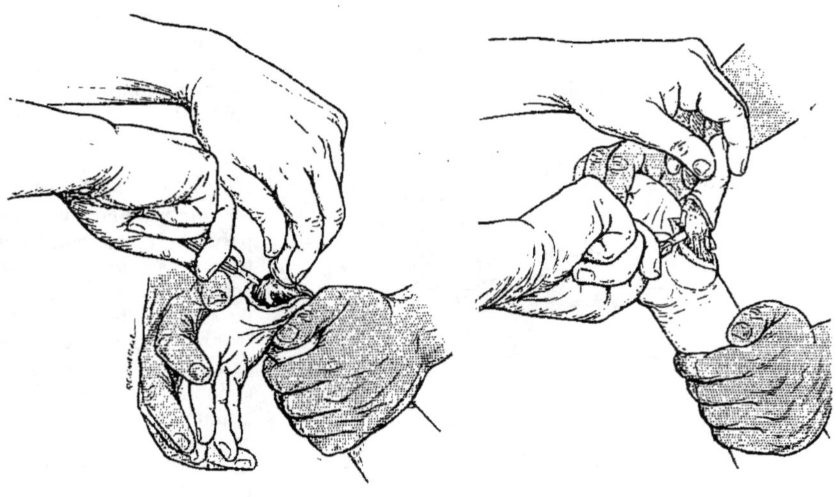

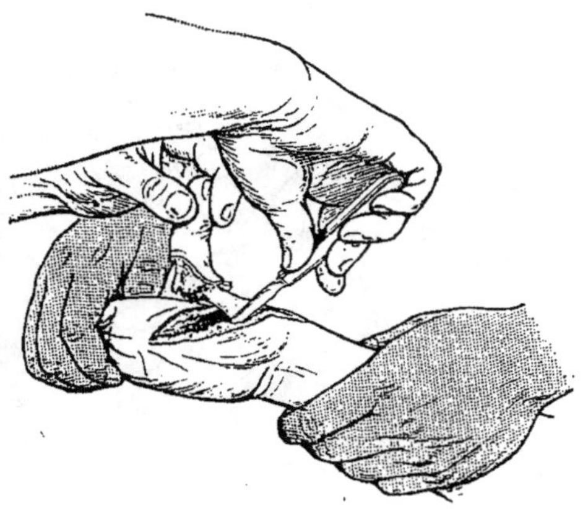

Taille de la peau. — Placé en dehors du membre, l'*aide* fixe l'avant-bras de la gauche et de la droite il empoigne le bord cubital de la main, pouce et éminence thénar tendant la peau dorsale, doigts écartant les doigts du sujet, qu'il tient fléchis. Il présente la main horizontale, en demi-pronation, pouce en haut par conséquent.

Placé à la pointe du membre, saisissez le pouce et, par-dessus la gauche qui le tient horizontal, piquez au bout (fig. 271) de la raquette sur le tendon externe de la tabatière : tirez puis tournez au flanc droit de la tête métacarpienne, un peu en avant le pli de la flexion digito-palmaire (fig. 272) et continuez à la

Fig. 276, 277 et 278.

paume aussi loin que possible vers la gauche (fig. 273), cette paume étant exposée par renversement à gauche et supination de la main, pouce élevé.

La main est remise en pronation, et le pouce étant de la gauche fléchi et porté à droite, coupez à plein tranchant la commissure ainsi tendue, par reprise, en rétrogradant, de la droite en pronation forcée et en extension (fig. 274).

Souvent, en même temps, vous aurez coupé à plein tranchant les tendons extenseurs, tendus sur l'os. Sinon, chargez-les aussi loin que possible et coupez-les par transfixion en rétrogradant (fig. 275).

Section des muscles palmaires. — Il faut d'abord, en soulevant le pouce, libérer la tête métacarpienne en un ou plusieurs coups donnés de gauche à droite autour d'elle, lame à plat contre elle, pouce élevé et porté alternativement à droite et à gauche pour exposer les faces gauche, puis droite. Arrêtez-vous quand vous verrez le rouge musculaire sous l'articulation.

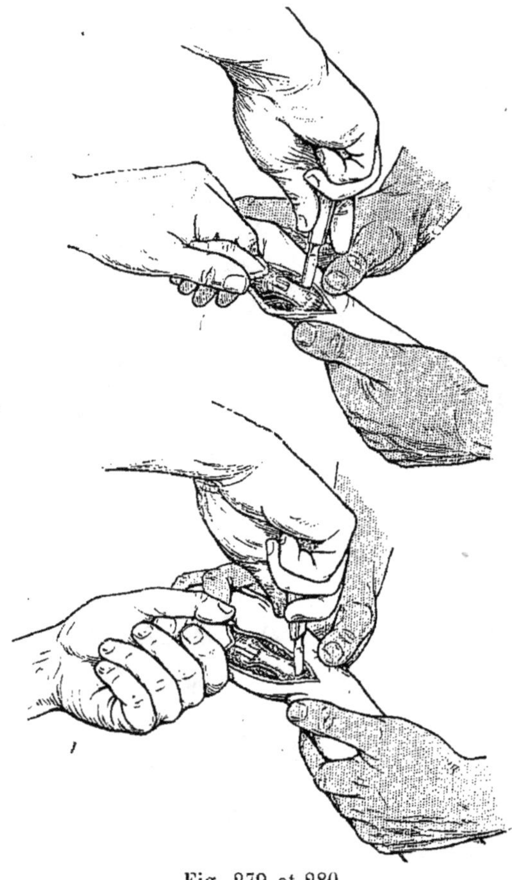

Fig. 279 et 280.

De la gauche pendante en pronation saisissez le pouce à la phalangette, et élevez-le, comme un fuseau ; portez-le à votre droite et sous - le flanc gauche ainsi exposé, aussi loin que possible, piquez environ 15 mm. de pointe à plat sous la face palmaire du métacarpien et tirez en sciant, jusqu'à être arrêté par la saillie métacarpo-sésamoïdienne (fig. 276).

Qu'à ce moment le pouce soit droit devant vous, sans abduction ni adduction et, appliquant la lame au-dessous des sésamoïdes, perpendiculairement au métacarpien, coupez la gorge de ce métacarpien, à fond, de gauche à droite. N'oubliez pas que le tendon fléchisseur commun est dur et qu'il faut le couper (fig. 277).

Quand cette section est complète, il est aisé de s'habituer à raser le flanc droit du métacarpien en rétrogradant, de la droite fléchie et en pronation, la gauche portant à gauche et élevant le pouce (fig. 278).

La *désarticulation* (fig. 279 et 280) se fait comme celle du médius (voy. p. 174).

2° Désarticulation du 5ᵉ doigt avec son métacarpien.

Anatomie. — L'extrémité supérieure du 5ᵉ métacarpien est articulée :
1° Par sa base, avec la moitié interne de l'os crochu ;
2° Par son flanc externe, avec le 4ᵉ métacarpien.

1° *L'articulation unci-métacarpienne* est légèrement en emboîtement réciproque, la surface de l'os crochu étant un peu convexe transversalement et concave d'avant en arrière. A la face dorsale, *l'interligne* est donc un peu concave en haut ; mais opératoirement, on peut le considérer comme plan. Il est oblique en bas et en dehors à son entrée sur le bord cubital de la main ; cette entrée est située à 4 ou 5 mm. au-dessus du tubercule postéro-interne du 5ᵉ métacarpien.

Les *ligaments* proprement dits, uncimétacarpiens, sont peu résistants, mais l'union est assurée en avant, par le ligament pisi-métacarpien, c'est-à-dire le tendon du cubital antérieur; en arrière et en dedans, par le tendon du cubital postérieur, inséré au tubercule postéro-interne du métacarpien.

2° *L'articulation inter-métacarpienne* est un plan oblique en haut et en dehors; le poignet étant fléchi, cet interligne se dirige de l'extrémité supérieure de l'espace interosseux vers la pointe de l'apophyse styloïde du radius. Il est assujetti par des fibres palmaires puissantes.

Exploration. — La main étant en pronation, horizontale et dans la rectitude, on voit à la face dorsale du poignet la saillie de la *tête du cubitus*; on la pince entre pouce et index, et au-dessous d'elle on trouve une dépression large de 15 mm. environ; plus bas, on pince un massif osseux, formé

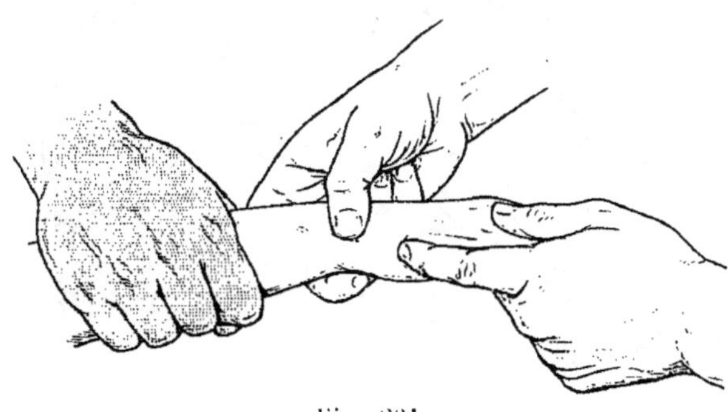

Fig. 281.

par la superposition du pyramidal et du pisiforme. A la paume et au bord interne, le pisiforme marque la racine de la masse charnue de l'éminence hypothénar. Au dos, le plan du pyramidal se continue avec la face dorsale, superficielle, de l'unciforme et du 5° métacarpien, longée en dehors par le tendon extenseur. Si maintenant on suit, en remontant, le bord interne du 5° métacarpien, on est arrêté par la saillie du tubercule postéro-interne de cet os, à peu près à 15 mm. au-dessous du massif pisi-pyramidal, à 5 cm. au-dessous de la tête du cubitus (fig. 281).

En imprimant au doigt des mouvements alternatifs d'adduction et d'abduction, on sent l'extrémité métacarpienne bouger un peu sous l'interligne, facile alors à marquer d'un coup d'ongle.

Tracé. — L'incision a la forme d'une *raquette dont la queue est recourbée et dont la boucle est asymétrique, en forme de lambeau pour chef de file.*

Elle commence au bord cubital de la main, sur l'interligne (donc à 4 ou 5 mm. au-dessus du tubercule du 5°), à la jonction entre l'os et les chairs palmaires, par un trait transversal de 15 mm; sur le dos du métacarpien elle se recourbe à angle droit (arrondi) le long du bord interne du tendon extenseur et va, rectiligne, jusqu'à mi-longueur de la 1re phalange. Là, elle tourne sur la face interne de cette phalange, puis traverse obliquement la paume pour rejoindre la commissure. Le côté interne de la boucle est une ligne droite qui de la commissure (sur le doigt à enlever) rejoint l'incision dorsale à 2 cm. au-dessus de l'articulation métacarpo-phalangienne (voy. p. 184).

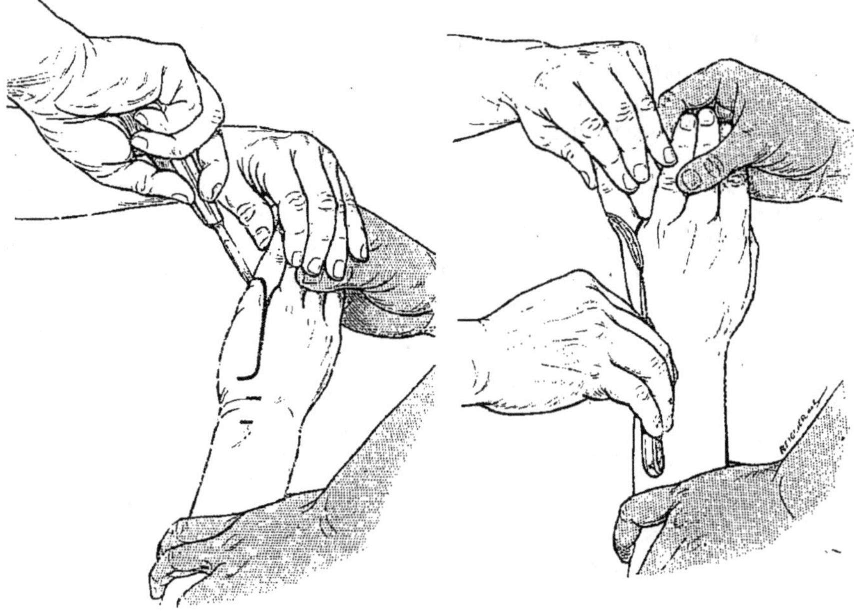

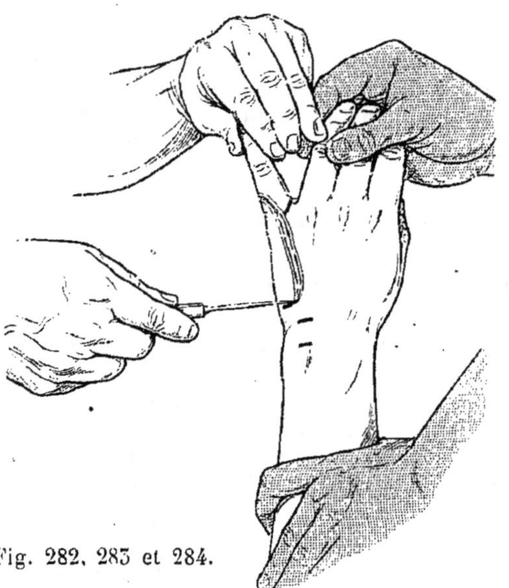

Fig. 282, 283 et 284.

Attitudes de l'aide et du sujet. — L'aide se place en dehors et il présente l'avant-bras vertical, en demi-pronation, coude fléchi à angle droit et appuyé sur la table. D'une main, il tient l'avant-bras vers le milieu ; de l'autre, il prend et attire vers soi les trois premiers doigts.

Couper la peau. — Placez-vous face au bord cubital, donc devant la main gauche (fig. 282), derrière la main droite (fig. 286) ; prenez le doigt par la phalangette, comme un fuseau, tordez-le un peu pour voir la face palmaire et sur celle-ci partez, en piquant la pointe à l'extrémité commissurale du lambeau (fig. 282 gauche ; fig. 286 droit). Vous devez traverser la paume en obliquité inverse de celle du pli digito-palmaire, tourner de la pointe sur le flanc de la phalange à 15 mm. de ce pli, tirer de haut en bas et de droite à gauche sur le dos du métacarpien (fig. 283) et recourber la queue sur le bord cubital, au ras de l'articulation, en tirant pour le côté gauche (fig. 284) en rétrogradant pour le côté droit. Des deux côtés, la *reprise commissurale* externe se fait de la même manière, en tirant à pleine lame de la paume vers le dos, sur le doigt à enlever, en écartant ce doigt pour tendre la peau (fig. 285 et 287).

Dénuder le métacarpien. — Vous confiez le doigt à votre aide, qui doit le tenir vertical, sans hyper-extension (il y en a sur la fig. 289, mais c'est pour rendre plus visible le champ opératoire, et c'est après que la tête métacarpienne a été contournée, moment où cette attitude n'a pas d'inconvénient) et vous commencerez par *disséquer le lambeau*

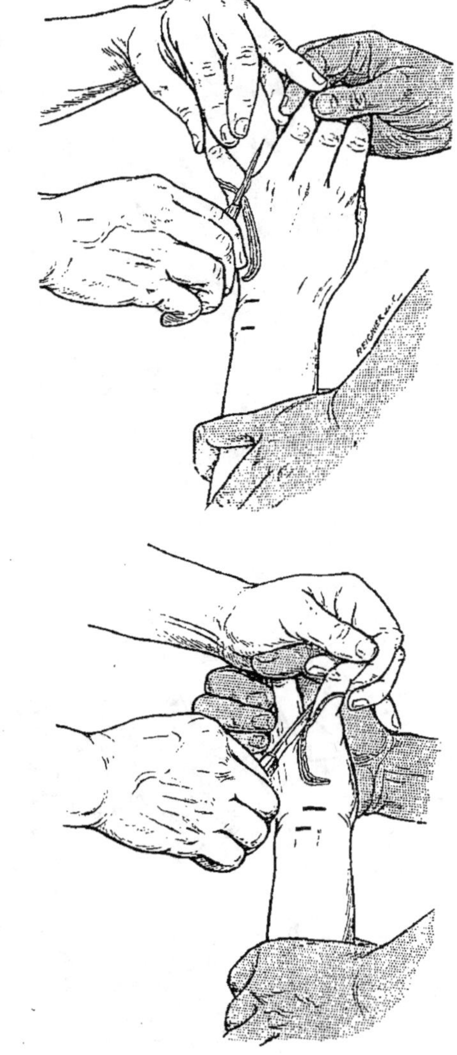

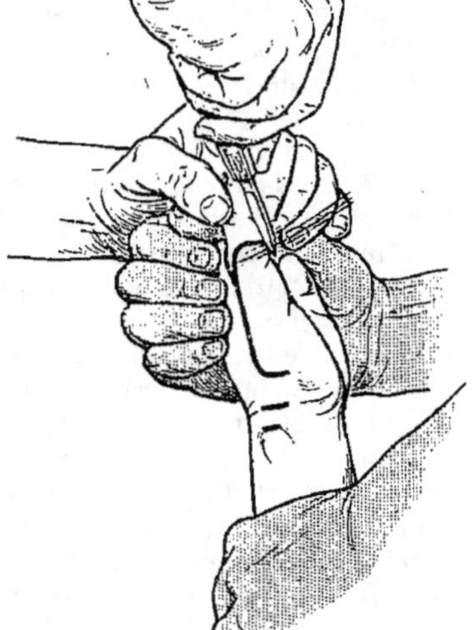

Fig. 285, 286 et 287.

palmaire, de la pointe du membre vers la racine, en le pinçant entre pouce et index gauches pour l'écarter en même temps que du bistouri (tenu à volonté comme une plume ou comme un couteau) vous rasez la face interne et inférieure de la phalange, puis de la tête métacarpienne. Quand vous voyez le rouge des muscles palmaires sous cette tête, tournez à angle droit, coupez la gorge du métacarpien,

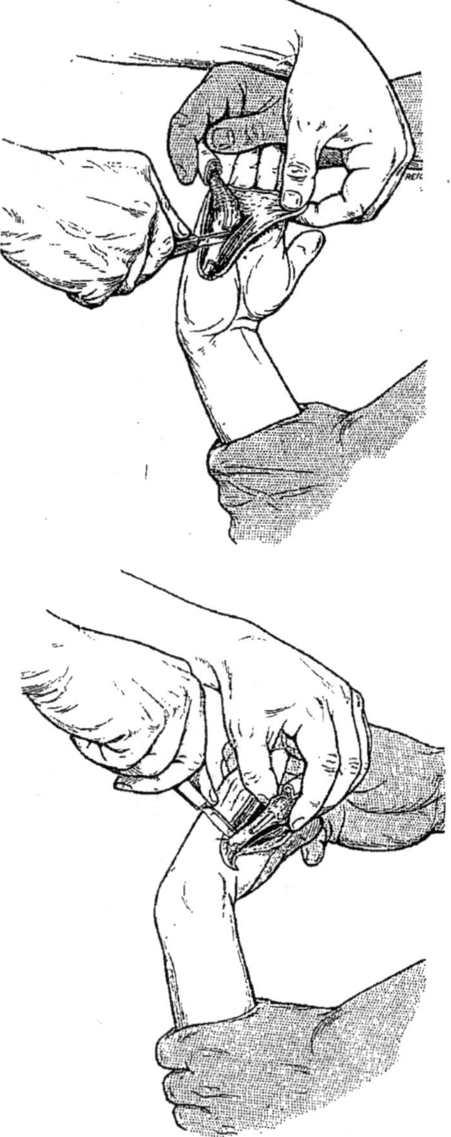

Fig. 288, 289 et 290.

puis suivez la face palmaire de bout
en bout (fig. 288 droit; départ sous
la tête), en rasant l'os de près, en
deux ou trois coups, en ayant soin
à chaque coup de sectionner les
muscles au ras de la queue recourbée (fig. 289 gauche), sans quoi la
valve ne se rabat pas et vous décou-
vrez mal l'articulation.

Lorsque cette valve est disséquée,
*libérez le flanc interosseux du mé-
tacarpien,* en le suivant de haut en
bas et en écartant cet espace avec un
doigt (pouce à droite fig. 290; index
à gauche) faisant coin entre les
têtes du 4e et du 5e, dès que vous
avez coupé le ligament intermétá-
carpien. C'est ainsi, en effet, que
vous faites bâiller, à l'extrémité
postérieure, l'interligne dans lequel,
suivant le flanc du métacarpien
dénudé, vous allez insinuer votre
pointe.

Désarticulation. — Vous entrerez
dans le joint par l'interligne intermétacarpien, dont vous ne devez pas oublier l'obliquité (voy. p. 183). Dites à l'aide de fléchir le poignet à angle droit, puis :

1° *Côté droit.* — De la main droite en pronation forcée, tranchant vers vous,
piquez votre pointe à 15 mm. de profondeur au fond de l'espace interosseux (élargi

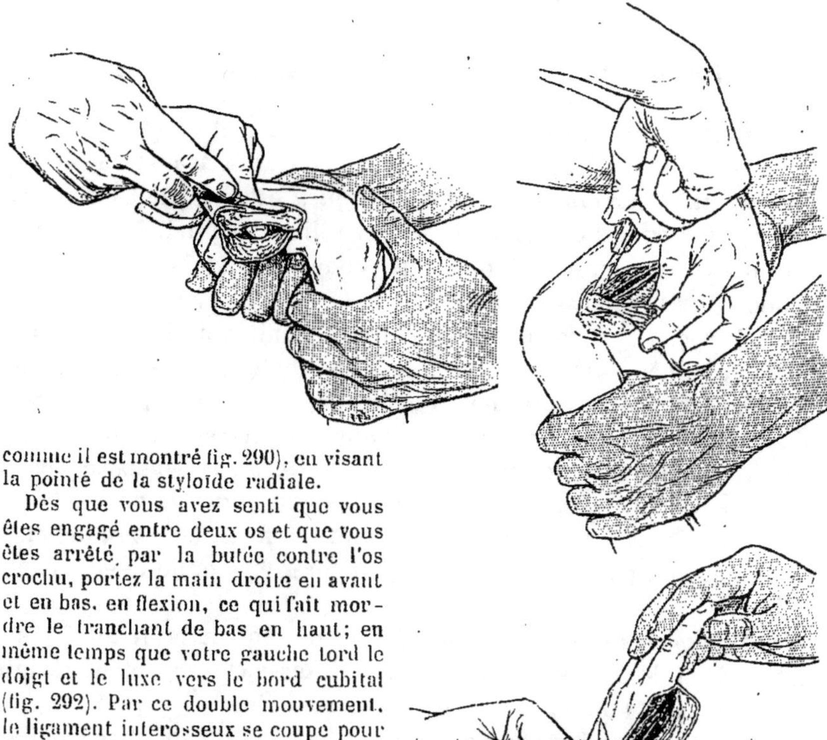

Fig. 291, 292 et 293.

comme il est montré fig. 290), en visant la pointé de la styloïde radiale.

Dès que vous avez senti que vous êtes engagé entre deux os et que vous êtes arrêté par la butée contre l'os crochu, portez la main droite en avant et en bas, en flexion, ce qui fait mordre le tranchant de bas en haut; en même temps que votre gauche tord le doigt et le luxe vers le bord cubital (fig. 292). Par ce double mouvement, le ligament interosseux se coupe pour ainsi dire de lui-même et l'os ne tient plus que par le tendon du cubital postérieur. Appliquez le bistouri, tranchant en haut et en avant sur le dos de la main, au ras du métacarpien qui pend, rabattez ce métacarpien sur la main, dos contre dos, et coupez de dessous en dessus le tendon ainsi chargé (fig. 293).

2° *Côté gauche.* — Si vous faites incliner vers vous l'avant-bras, la face dorsale du poignet fléchi est horizontale, et vous êtes à main pour entrer dans l'articulation en visant la styloïde radiale et en piquant la pointe devant vous, en même temps que de la gauche vous luxez et tordez le doigt (fig. 291). Manœuvre élégante mais délicate que vous simplifierez si, prenant votre bistouri comme une plume et vous portant en dehors du membre par un petit pas à droite, vous entrez dans le joint de la même manière que du côté gauche, en rasant l'os avec la pointe verticale, visant la styloïde radiale.

Pendant la manœuvre, l'aide rétractera la peau, avec un crochet au besoin.

3° Désarticulation du médius avec son métacarpien.

Anatomie. — Le 5ᵉ métacarpien s'articule : 1° par sa base, avec le grand os ; 2° par ses flancs, avec les 2ᵉ et 4ᵉ métacarpiens.

1° L'*interligne dorsal carpo-métacarpien* est large de 15 mm. ; dans ses 2/3 internes il est transversal et rectiligne ; en dehors, il se relève par la saillie, haute de 5 mm., de l'apophyse styloïde, où s'insère le tendon du 2ᵉ radial.

2° Perpendiculairement à ses deux extrémités arrivent, hauts d'un demi-centimètre, les traits verticaux des *articulations intermétacarpiennes*. Ces interlignes sont très étroits, reçoivent à peine la pointe du bistouri. Au dos ils sont rectilignes, L'interne (4ᵉ métacarpien) reste plan dans la profondeur ; mais l'externe (2ᵉ métacarpien) est concave en dehors, en sorte que pour y entrer par le dos de la main le bistouri doit d'abord, sur 8 à 10 mm. de haut, être oblique en bas et en dedans ; puis pour la moitié palmaire, être oblique en bas et en dehors.

Les *ligaments* puissants sont *à la paume*, où la crête du 5ᵉ métacarpien est le rendez-vous des fibres inter-métacarpiennes et interosseuses. Mais l'union avec le grand os est faible.

L'*arcade palmaire profonde* est à 1 cm. au-dessous de l'articulation carpo-métacarpienne. Elle n'est séparée de l'os que par les interosseux palmaires.

Exploration. — Il faut suivre avec la pulpe de l'index, de bas en haut, la face dorsale du métacarpien, au bout de laquelle on sent très facilement la dépression carpo-métacarpienne et l'apophyse styloïde (fig. 294).

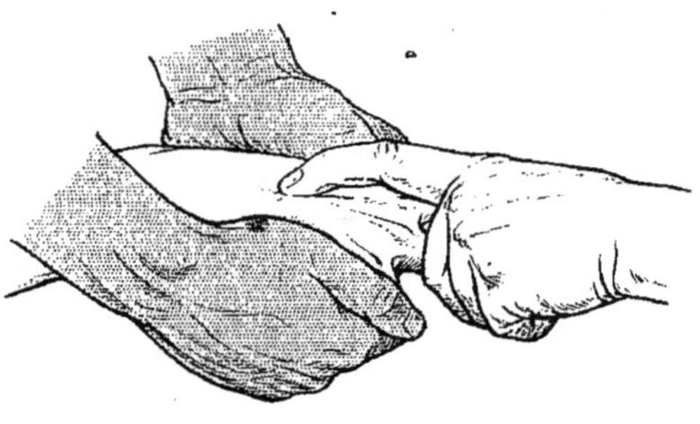

Fig. 294.

Tracé. — L'incision est une *raquette symétrique*, dont la queue part à 1 cm. au-dessus de l'interligne et dont la boucle, qui passe sur les flancs de la tête métacarpienne et de la phalange, tourne dans le pli digito-plantaire (fig. 295).

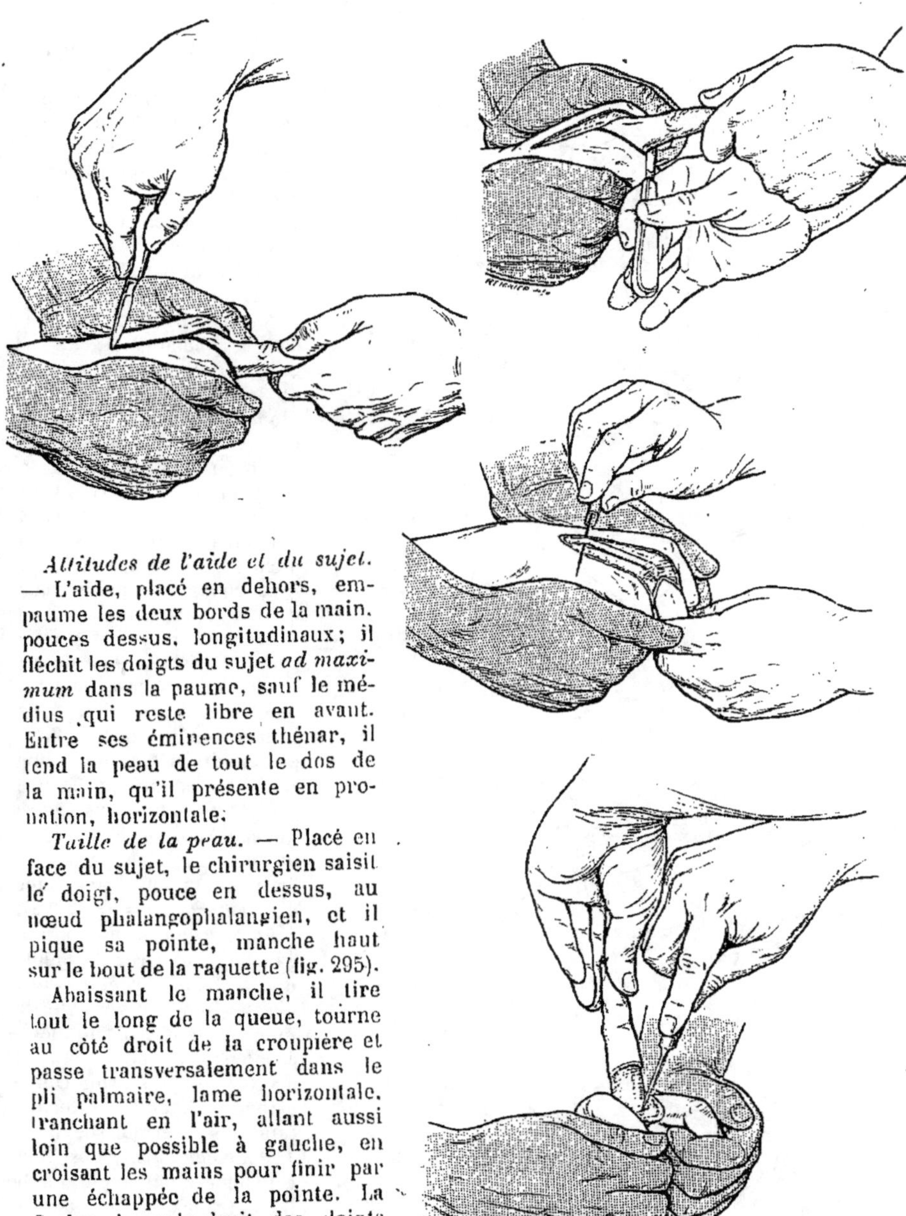

Attitudes de l'aide et du sujet.
— L'aide, placé en dehors, empaume les deux bords de la main,
pouces dessus, longitudinaux; il
fléchit les doigts du sujet *ad maximum* dans la paume, sauf le médius qui reste libre en avant.
Entre ses éminences thénar, il
tend la peau de tout le dos de
la main, qu'il présente en pronation, horizontale.

Taille de la peau. — Placé en
face du sujet, le chirurgien saisit
le doigt, pouce en dessus, au
nœud phalangophalangien, et il
pique sa pointe, manche haut
sur le bout de la raquette (fig. 295).

Abaissant le manche, il tire
tout le long de la queue, tourne
au côté droit de la croupière et
passe transversalement dans le
pli palmaire, lame horizontale,
tranchant en l'air, allant aussi
loin que possible à gauche, en
croisant les mains pour finir par
une échappée de la pointe. La
flexion à angle droit des doigts
du sujet permet le passage de la
lame (fig. 296).

La lèvre gauche de la croupière
se coupe en rétrogradant, du ta-

Fig. 295, 296, 297 et 298.

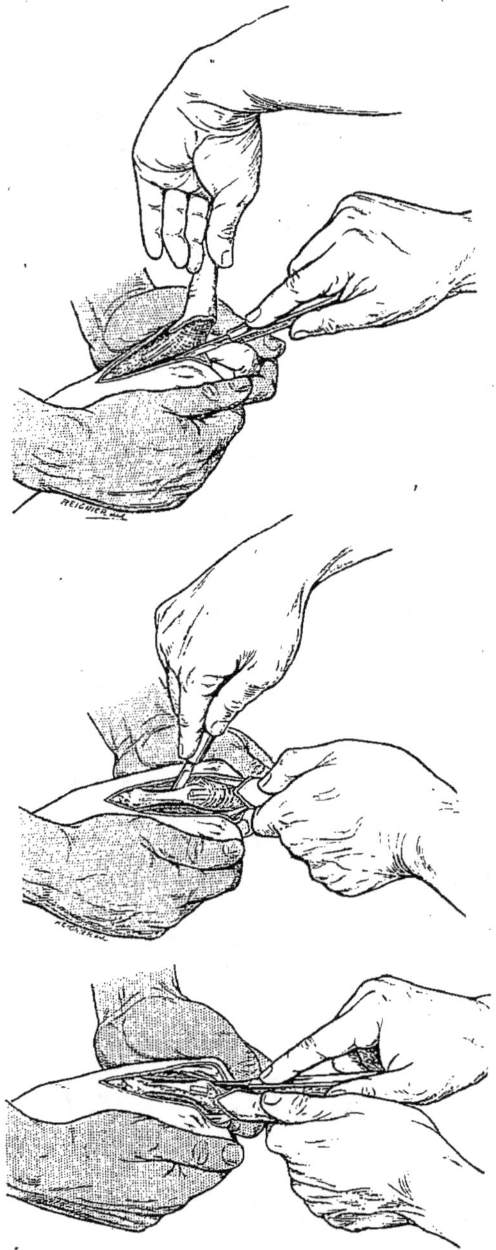

Fig. 299, 300 et 301.

lon à la pointe de la lame, par reprise dans la commissure, doigt fléchi et tordu à gauche (voy. p. 180, fig. 274).

Après avoir libéré la peau dorsale, on coupe (directement, ou en transfixant, fig. 297) le tendon extenseur, aussi loin que possible, en le tendant par flexion du doigt.

Tenant le doigt en l'air par la phalangette, de sa gauche pendante (position de la fileuse), lame à plat (donc à peu près verticale), rasant l'os de gauche à droite, en un ou plusieurs coups, le chirurgien libère avec soin la phalange de ses attaches palmaires, jusqu'à la tête métacarpienne (fig. 298). Et, sans changer la prise, vous donnez le coup de Liston.

Libération de l'os par le coup de Liston. — Le doigt, soulevé et en hyperextension, étant porté à droite, vous tirez à vous, le long du flanc gauche du métacarpien, une *incision d'engagement*, votre droite passant sous votre gauche. Vous ne vous arrêtez qu'après avoir coupé à fond le ligament entre les têtes des métacarpiens (fig. 299).

Portant alors le doigt à gauche, vous tirez de même une *incision d'engagement*, d'aussi loin que possible, le long du flanc droit du métacarpien; et vous ne vous arrêtez qu'après avoir coupé à fond le ligament intermétatarsien antérieur (fig. 300).

Pour *contourner l'os*, vous commencez par appliquer la lame, tranchant en bas, dans l'incision d'engagement de droite, et vous en appuyez la pointe sous le ventre du métacarpien, vers la face

droite, le talon entre les
têtes (fig 301).

Soulevez le doigt, tandis
que l'aide pèse sur le dos de
la main, et faites tourner le
talon, pour l'amener *horizontal* sous la tête, rasée de
près ; et continuez, sans que
la pointe bouge, jusqu'à ce
que, le talon apparaissant au
flanc gauche de cette tête,
celle-ci soit entièrement libérée (fig. 302).

Le moment est alors venu
de faire rétrograder un peu
le talon vers votre droite, en
même temps que, dégageant
la pointe en l'abaissant par
légère élévation du manche,
vous la faites passer sous
le ventre du métacarpien
et ressortir aussi loin que
possible contre son flanc
gauche. Tirez à vous en
sciant, et vous couperez,
sous l'os, les chairs que
vous voyez entre la pointe
saillante et le flanc gauche
de la tête (fig. 303).

Désarticuler. — Il faut
commencer entre le 3ᵉ et le
4ᵉ métacarpien, côté où le
joint est le plus facile à ouvrir : quand il sera mobile,
le joi t avec le 2ᵉ bâillera
plus facilement.

Donc (fig. 304) de votre
index gauche faites coin entre les têtes des 3ᵉ et 4ᵉ métacarpiens. De la droite tenant le bistouri comme une
plume, à environ 2 cm. de
la pointe, rasez le flanc du
3ᵉ en remontant vers le carpe
et, au fond de l'espace interosseux, entrez dans le joint,
bistouri à 45°. A ce moment,
prenez appui sur le dos du
métacarpien avec le bout de
votre médius et, pivotant
autour de lui, relevez le
manche (fig. 305) : un petit

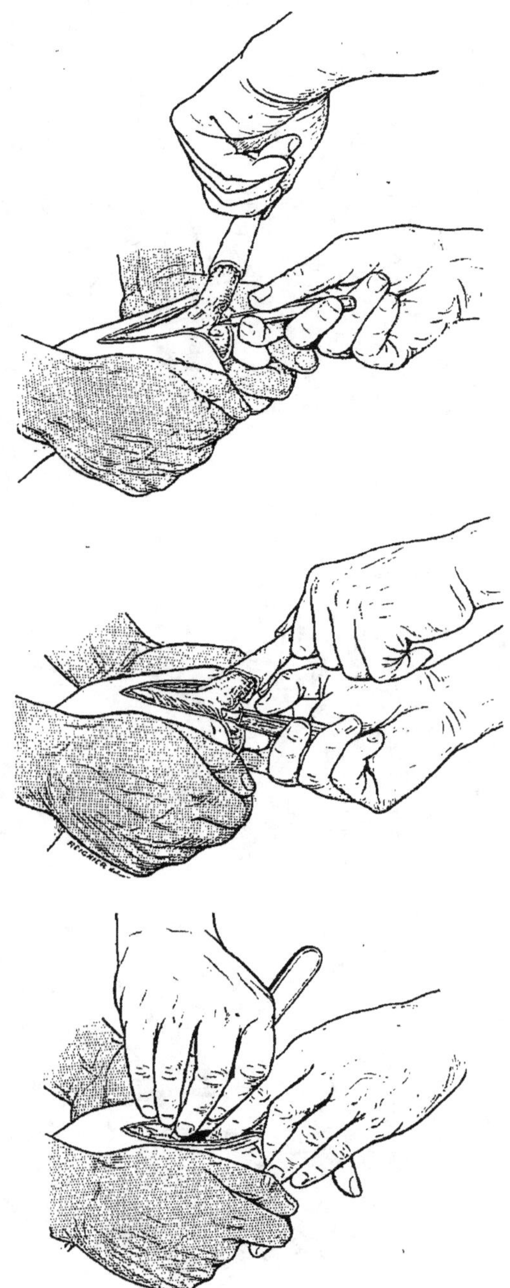

Fig. 302, 303 et 304.

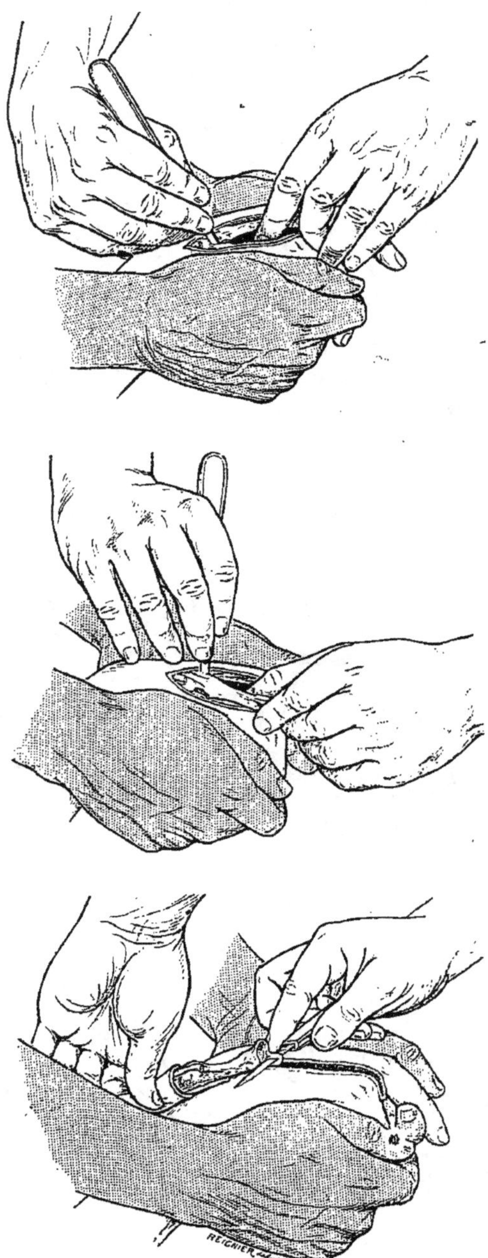

craquement vous prouve que, de la pointe, vous avez coupé les fibres palmaires interosseuses, les seules vraiment puissantes.

Faites maintenant coin entre le 3ᵉ et le 2ᵉ avec votre index et recommencez la manœuvre, mais faites-la en deux temps : en engageant une première fois à peine 1 cm. de pointe vers le dos du métacarpien (fig. 306) puis, de la paume vers le dos (environ 2 cm.), en rabattant le manche, vous entrez dans la partie palmaire. N'oubliez pas d'incliner un peu la lame dans le plan transversal en sens inverse pour ces deux parties; la première est oblique en bas et en dehors; la seconde est oblique en bas et en dedans (fig. 308).

Le métacarpien ne tient plus que par le tendon du 2ᵉ radial. L'aide faisant pression sur la main, tenue horizontale, vous appliquez la lame à plat sur la queue de la raquette, tranchant vers vous, et sur ce tranchant vous recevez le tendon, en rabattant le métacarpien sur la main, dos contre dos (fig. 307), ce qui arrache quelques faibles fibres palmaires encore existantes.

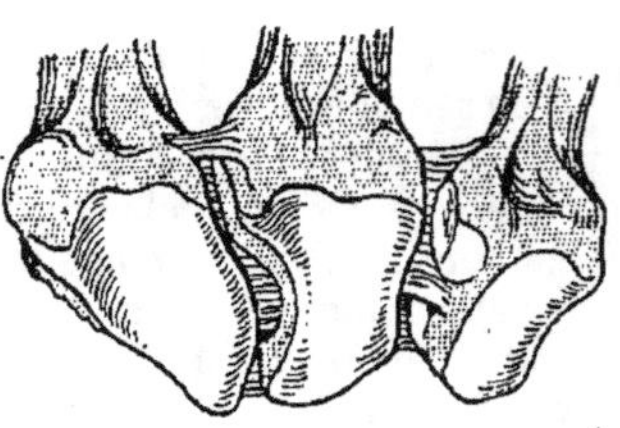

Fig. 305, 306 et 307.   Fig 308.

V. — DÉSARTICULATION DU POIGNET

Anatomie. — Les *surfaces osseuses* sont : en haut celles des os de l'avant-bras ; en bas celles des trois premiers os de la première rangée du carpe.

A l'*avant-bras*, la surface, concave transversalement (et dont le bord postérieur est plus bas que l'antérieur) est formée de dehors en dedans par la face interne de l'apophyse styloïde du radius, par le plan horizontal de l'extrémité inférieure de ce radius, puis (pour un tiers environ de la largeur) par le cartilage triangulaire sur lequel joue la tête du cubitus. En désarticulant, il ne faut pas enlever ce cartilage.

Au *carpe*, un condyle semi-elliptique est formé de dehors en dedans par le scaphoïde, le semi-lunaire et le pyramidal.

A chacun des bords de la main, l'entrée de l'*interligne*, convexe en haut, est sous la pointe de l'apophyse styloïde correspondante ; celle du radius descend à peu près à 1 cm. au-dessous de celle du cubitus.

A l'horizontale de la styloïde radiale répond, au dos de la main, la tête du grand os, c'est-à-dire le point culminant de l'*interligne médiocarpien*, entre les trois os de la première rangée et les quatre de la seconde (trapèze, trapézoïde, grand os, os crochu).

La face antérieure de ceux de ces os qui bordent le poignet est surmontée, de son côté excentrique, par un crochet. Ces os sont les scaphoïde et trapèze en dehors ; pyramidal et os crochu en dedans. Le crochet du pyramidal est surmonté et augmenté par le pisiforme. Ainsi se trouve constituée une gouttière profonde, sur laquelle est jeté en pont le puissant *ligament annulaire antérieur*, et la gouttière devient ainsi le *canal carpien*, dans lequel passent les tendons fléchisseurs et le nerf médian. Sur les bords (saillies osseuses et ligament) s'insèrent largement, se touchant presque sur la ligne médiane et divergeant de haut en bas, les muscles thénar et hypothénar, qui forment le talon charnu de la main ; entre les deux masses musculaires, l'aponévrose palmaire s'étale, au-dessous du ligament annulaire, en triangle à base inférieure.

Les *ligaments* sont :

1° Deux *ligaments latéraux*, allant de la styloïde correspondante au scaphoïde en dehors, au pyramidal et au pisiforme en dedans. Ils sont superficiels sur le côté et en arrière ; on les coupe à coup sûr au bord de la main, sous la styloïde.

2° Un *ligament postérieur*, radiopyramidal, recouvert seulement par es tendons extenseurs.

5° Un *ligament antérieur*, puissant, formé de faisceaux radiaux et cubitaux qui descendent vers l'axe de la main pour se croiser obliquement au devant du grand os, où se fixent la majorité de leurs fibres. Le ligament radial, bien plus fort, se fixe au bord inférieur du radius et adhère solidement, par des fibres profondes, au semilunaire.

Exploration. — Elle doit se faire au dos, sur la main en pronation, et il faut d'abord sentir les deux *apophyses styloïdes* : le poignet étant en extension, paume soutenue par vos trois derniers doigts, faites remonter la pulpe de vos deux index chacun sur le bord correspondant du métacarpe, et vous serez arrêté par la saillie de ces apophyses, au-dessus de la tabatière anatomique (voy. p. 20) en dehors, du massif pisipyramidal (voy. p. 183) en dedans.

Les index restant en place et jalonnant par conséquent les points extrêmes de l'interligne, *dans l'extension* du poignet (et même dans la rectitude) les os de la première rangée disparaissent sous le bord

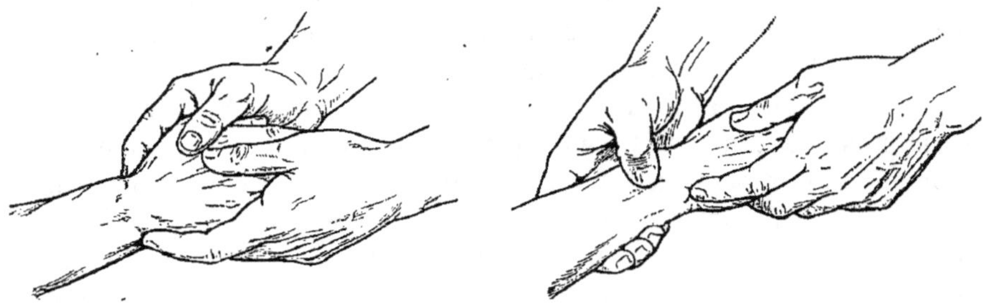

Fig. 309 et 310

postérieur du radius et c'est l'*interligne médiocarpien* (tête du grand os), qui vient à l'alignement de vos deux doigts ; *dans la flexion*, au contraire, le condyle de la première rangée fait saillie au dos du poignet, et c'est lui que vous mettez à nu si vous coupez transversalement entre vos deux doigts.

Vous marquerez ensuite, à l'avant-bras, l'*interligne vertical radiocubital*, que vous sentez bouger sous l'ongle quand, pinçant entre pouce et index la tête du cubitus, vous lui imprimez des petits mouvements d'avant en arrière.

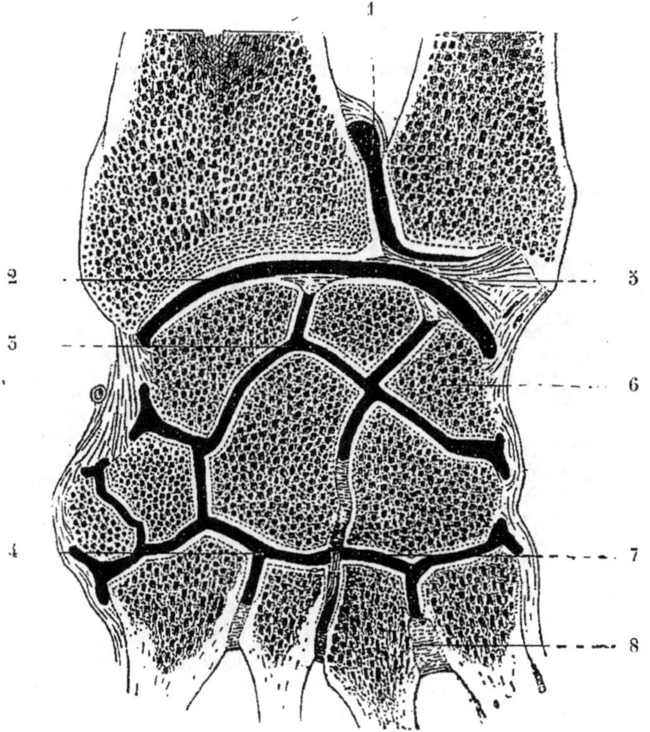

Fig. 511. — Coupe frontale des articulations radio-carpienne, carpienne
et carpo-métacarpienne

1, articulation radio-cubitale inférieure ; 2, interligne radio-carpien ; 3, interligne médiocarpien ; 4, interligne carpo-métacarpien ; 5, ligament triangulaire ; 6, pyramidal ; 7, ligament interosseux carpo-métacarpien ; 8, ligament inter-métacarpien.

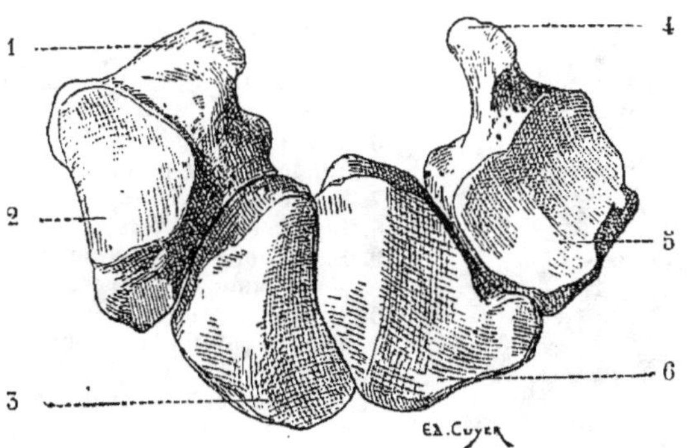

Fig. 512. — Gouttière carpienne.

1 et 4, ap. unciforme ; 2, trapèze ; 3, trapézoïde ; 5, os crochu ; 6, grand os.

Fig. 513. — Coupe transversale du poignet.

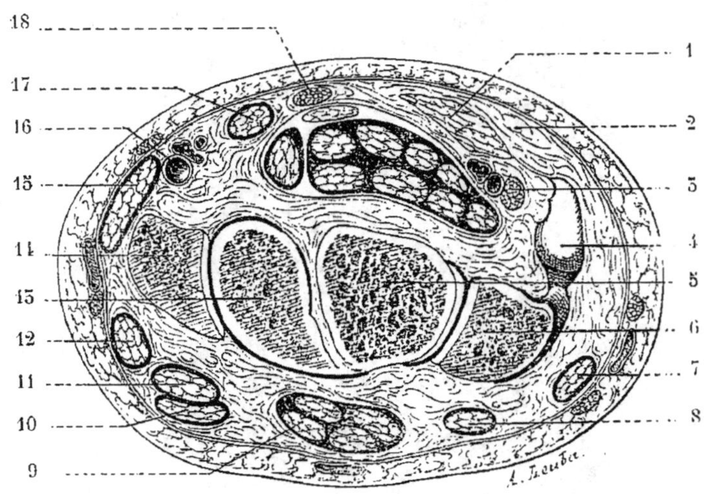

1. Court fléchisseur du V⁰; 2. Cubital antérieur; 5. Artère et nerf cubital; 4. Pisiforme
5. Semi-lunaire; 6. Pyramidal; 7. Cubital postérieur; 8. Long externe du V⁰; 9. Extenseur
commun; 10. Long extenseur pouce; 11. 2⁰ radial externe; 12. 1⁰ radial externe
13. Scaphoïde; 14. Radius; 15. Long abducteur pouce; 16. Artère radiale; 17. Grand
palmaire; 18. Petit palmaire.

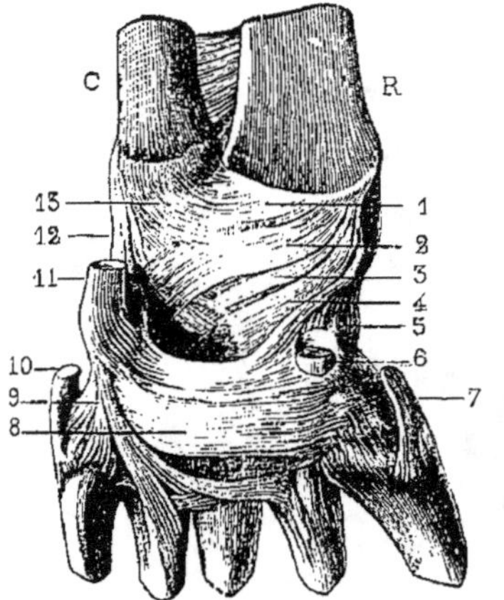

C. Cubitus.
R. Radius.
1, 2, 3, 4. Fibres du ligament radio-carpien an-
        térieur.
5. Très mince ligament latéral externe.
6. Tendon grand palmaire.
7. Tendon long abducteur.
8. Ligament transverse.
9. Expansions du muscle cubital antérieur ou
        pisi-métacarpiennes.
10. Tendon cubital postérieur.
11. Tendon cubital antérieur.
12. Ligament latéral interne.
13. Ligament cubito-carpien antérieur.

Fig. 514. — Face antérieure du poignet gauche.

A la *paume de la main*, on aligne le bord supérieur du ligament annulaire par la *saillie du pisiforme*. A ce niveau, entre la racine des éminences charnues de la main et l'avant-bras, se marque un pli cutané transversal. Dans l'extension, cette ligne est à peu près à un travers de doigt au-dessous de l'interligne en dedans, à 1 cm. en dehors; dans la flexion, scaphoïde et pisiforme viennent presque au contact de la ligne radio-cubitale.

La *ligne médiane de la peau palmaire* est repérée par un pli vertical.

Tracés. — Le tracé de l'amputation par le *procédé elliptique* est le suivant.

A la face palmaire (fig. 316), exposée par supination, on part franchement sur le bord, vers la face dorsale : en dehors, un peu au-dessous de l'arti-culation trapézo-métacarpienne; en dedans, entre le pisiforme et le tu-

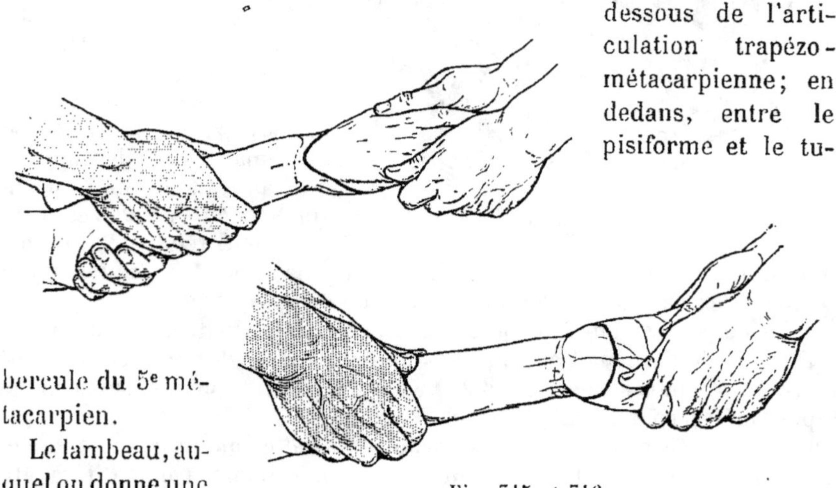

Fig. 315 et 516.

bercule du 5e mé-tacarpien.

Le lambeau, au-quel on donne une longueur de deux bons travers de doigt (trois doigts, il est trop long) au-dessous du pli qui marque, dans la flexion, la limite entre l'avant-bras et les éminences palmaires latérales, doit être symétrique par rapport à la ligne médiane de la paume, marquée sur presque tous les sujets par un sillon cutané. Il doit avoir la largeur de l'avant-bras et non celle de la main : c'est-à-dire que, partant des bords aux points sus-nom-més, on trace son bord radial en visant le flanc externe du 2e méta-carpien, et son bord cubital en visant la commissure entre le 4e et le 5e doigt, plutôt vers le 5e.

Le lambeau doit être arrondi à angle droit : donc, ses deux bords descendront rectilignes presque jusqu'à la traversée palmaire.

A la face dorsale (fig. 315), vous prenez comme point culminant l'alignement de l'articulation radio-cubitale et non la ligne médiane de l'avant-bras, à 1 bon cm. au-dessus de cet interligne. Vous réunissez, en arrondissant, ce point aux deux extrémités correspondantes de l'incision palmaire.

Deux autres tracés donnent d'excellents résultats :

1° Le *lambeau antérieur*, où le tracé palmaire est identique au précédent, mais où l'incision dorsale réunit les deux têtes de l'U par une

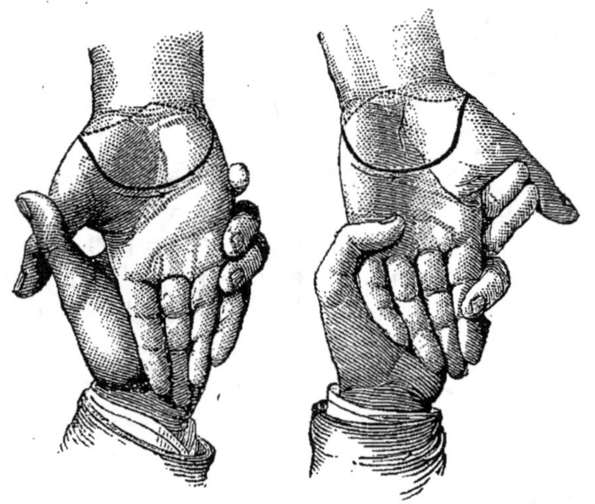

Fig. 317 et 318. — Autre procédé à droite, fig. 319.

ligne droite, oblique en bas et en dehors comme celle des pointes styloïdiennes. L'exécution est identique à celle de l'elliptique.

2° La *circulaire*, que l'on dessine un peu obliquement à 5 cm. environ au-dessous de l'articulation, en passant en dedans sur l'extrémité supérieure du 5° métacarpien; en dehors à 1 cm. au-dessous de l'articulation trapézo-métacarpienne.

Dans ce procédé, la taille de la peau étant faite comme pour toute amputation circulaire, on traite ensuite la région palmaire comme il va être dit pour l'elliptique; mais avant de désarticuler il faut relever en manchette (voy. p. 157, amputation de l'avant-bras) la peau dorsale, pour dégager les apophyses styloïdes. Rien de spécial pour la désarticulation.

Temps principaux. — (Procédés elliptique et à lambeau antérieur). Il faut :

1° Tailler le lambeau palmaire;

2° Couper et libérer la peau dorsale ;

3° Ouvrir la face dorsale de l'articulation en coupant à la fois tendons et ligaments ;

4° Couper les fibres du ligament antérieur, radio-carpien;

5° De chaque côté successivement ouvrir le canal carpien;

6° Couper les tendons fléchisseurs ainsi dégagés.

On opère avec le *couteau à poignet* : lame étroite, de 10 cm.
de long.

Taille du lambeau palmaire. — Des deux mains, l'*aide* empaume l'avant-bras et
le présente horizontal, en
supination.

La paume étant étalée

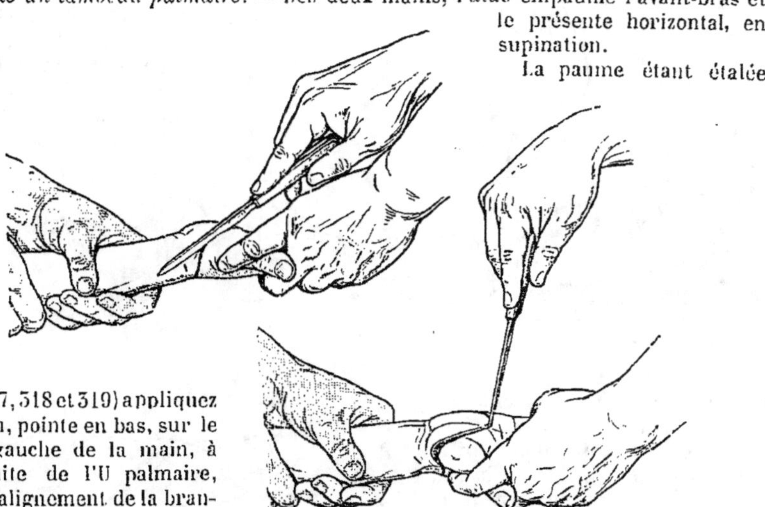

Fig. 319 et 320.

(fig. 317, 318 et 319) appliquez
le talon, pointe en bas, sur le
bord gauche de la main, à
la limite de l'U palmaire,
dans l'alignement de la branche correspondante de l'U.
Coupez à fond, jusqu'à l'os
(fig. 319), en tirant ; tournez sur la pointe, traversez transversalement la paume,
manche haut en sciant de
la pointe (fig. 320) ; tournez
à nouveau et manche bas,
du talon à la pointe, coupez
à fond, en rétrogradant, le

long de la branche droite de l'U
(fig. 320).

Il faut couper à fond, jusqu'au
squelette, les muscles thénar et
hypothénar ; entre les deux, la
pointe doit seulement rayer
transversalement l'aponévrose
moyenne.

Avant de quitter la paume,
il est bon d'exposer par un peu

Fig. 521 et 522.

d'extension du poignet cette incision transversale de l'aponévrose moyenne et, par quelques petits coups de pointe à peu près à plat, de la libérer des tendons sur environ 1 cm. de profondeur (fig. 321).

Incision dorsale. — La main est mise en pronation ; de ses deux pouces, l'aide tend la peau ; et de la gauche, pouce en dessus, vous empaumez son bord gauche. Si les muscles des éminence- thénar et hypo-thénar sont coupés à fond, les bouts de l'incision palmaire apparaissent tout

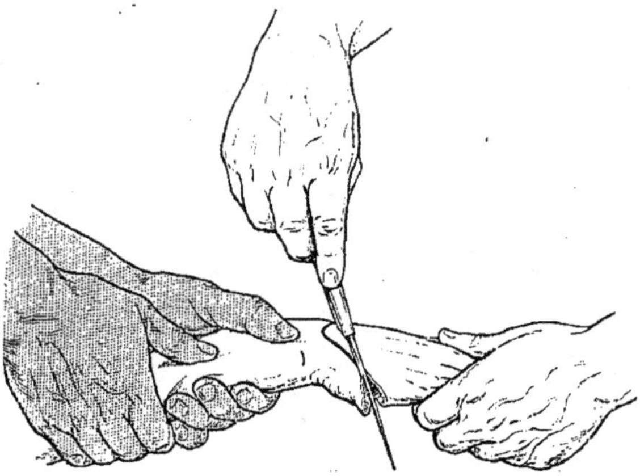

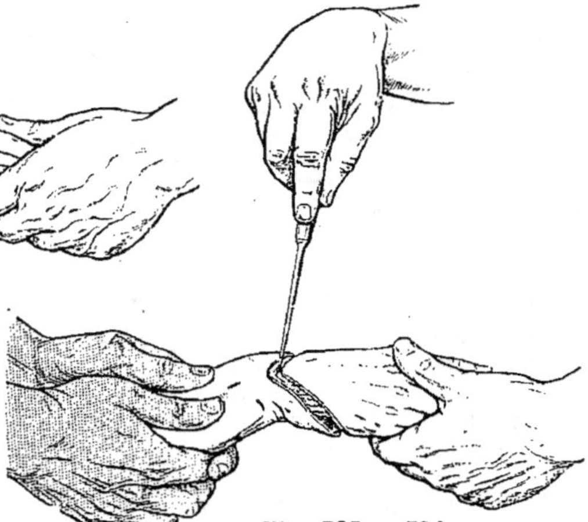

près de la face dorsale. Fléchissant un peu le poignet, tordez légèrement à droite pour bien voir le bout gauche de l'U. l'ointe basse, appliquez-y le talon de votre lame (fig. 323) et coupez en rétrogradant, tournez de la pointe au point culminant (fig. 324) puis en tirant vous terminez au bord droit, manche bas, par une échappée de la pointe (fig. 325), le membre étant à ce moment en légère rotation à gauche.

Fig. 323 et 324.

Assurez-vous que la peau est partout libérée et qu'en la rétractant l'aide expose bien les deux pointes des styloïdes et l'interligne.

Désarticuler. — L'avant-bras étant incliné à 45° environ, en pronation, l'aide rétracte la peau dorsale. Pour ouvrir l'articulation, *fléchissez le poignet ad maximum,* avec la pulpe de votre index gauche étendu tâtez la pointe de la styloïde de gauche, puis ramenez un peu le doigt vers vous, de façon qu'entre son ongle et la styloïde il y ait quelques millimètres, où vous allez appliquer votre lame transversalement, main

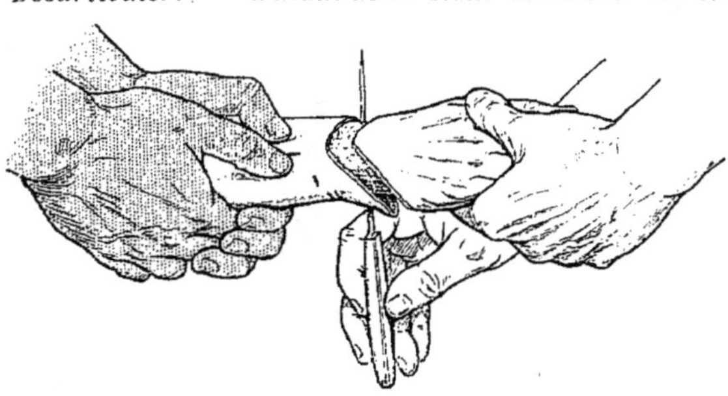

Fig. 325

haute (fig. 326) ; et vous couperez à fond tendons et ligaments de gauche à droite, sur le condyle carpien subluxé en arrière, comme si vous vouliez trancher transversalement ce condyle parallèlement à la paume de la main, mais en suivant à peu près la concavité de l'interligne (concavité vers vous). Vous voyez ainsi apparaître et se luxer complètement vers le dos les surfaces cartilagineuses du carpe (fig. 527). Vous terminez à droite, main basse, pour couper le ligament latéral.

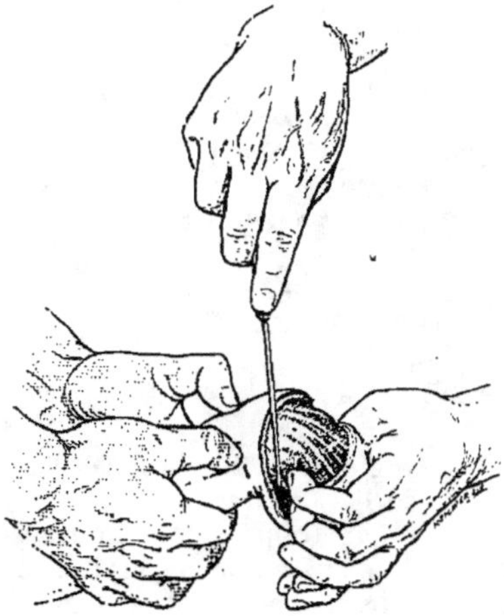

On peut *couper les ligaments radio-carpiens*, puissants, contre le bord antérieur du radius, de la pointe, lame horizontale, de gauche à droite. Il est plus élégant de les *couper contre le carpe*, par le *coup de sonde* classique (fig. 328) : vous piquez 5 à 4 cm. de pointe, lame verticale, tranchant à droite, à l'extrémité gauche du canal carpien, et vous sciez verticalement de gauche à droite jusqu'au crochet droit de ce canal. Quand vous opérez sur le poignet gauche, vous aboutissez au pisiforme : faites attention à ne pas entrer dans son articulation avec le pyramidal.

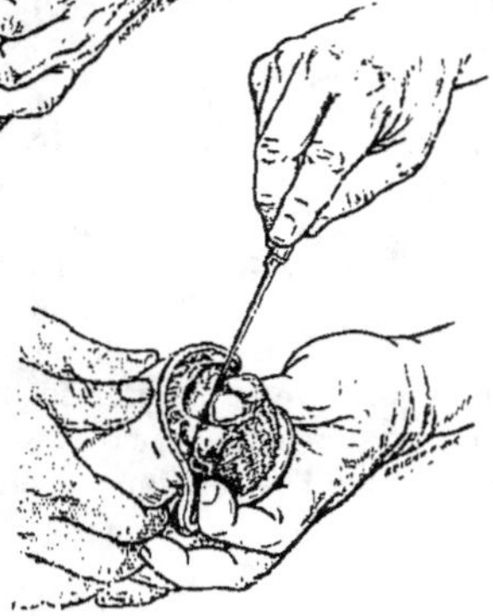

Libérer le lambeau palmaire et ouvrir le canal carpien. — Les ligaments ainsi coupés, le poignet tient : 1° par l'insertion du lambeau palmaire au ligament annulaire ; 2° par le passage des tendons fléchisseurs dans le canal carpien, sous ce ligament. De chaque côté, donc, vous devrez agir en deux temps : 1° pour désinsérer les muscles thénar (ou hypothénar) ; 2° pour couper le ligament annulaire à son insertion latérale et dégager les tendons fléchisseurs. La manœuvre consiste à couper à plat les muscles, contre les os où ils s'insèrent, tant que l'on sent la résistance osseuse du crochet carpien ; puis dès que cette résistance fait défaut, on tourne la lame à 90° environ et on coupe le ligament annulaire en engageant la pointe sous le crochet osseux. Vous exposez la région en tordant avec votre gauche le poignet fléchi.

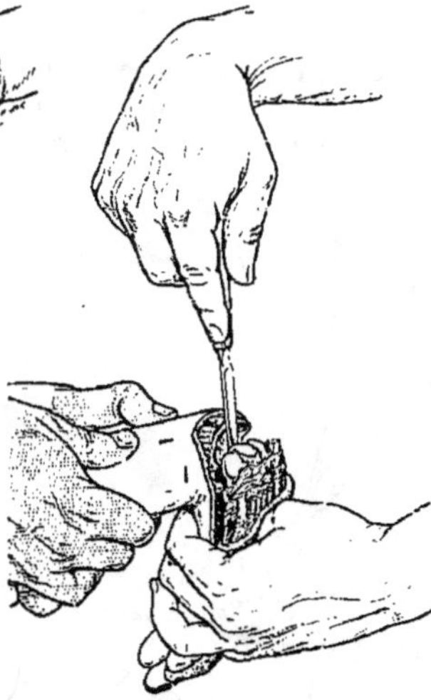

Du côté radial, les deux saillies du crochet carpien (scaphoïde et trapèze) sont solides, faciles à contourner sans précaution spéciale : du côté cubital, vous devrez contourner le pisiforme avec attention pour ne pas le laisser dans le lambeau,

Vous commencez toujours l'attaque du canal carpien par le côté à votre droite de

Fig. 526, 527 et 528.

la main qui, une fois l'articulation ouverte, pend devant vous en pronation ; donc, par le côté radial pour la main droite, par le côté cubital pour la main gauche.

Côté radial. — Saisissez cette main qui pend devant vous. De votre gauche en demi-pronation, doigts sur son dos, pouce sur le métacarpien au bord de l'incision palmaire et par supination de cette gauche tordez à droite la main fléchie, à peu près à

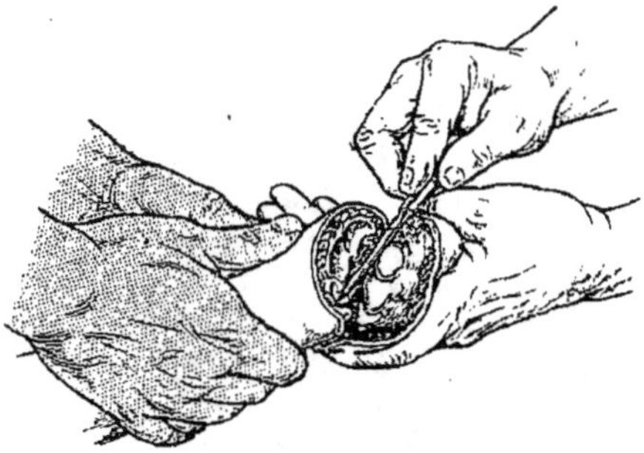

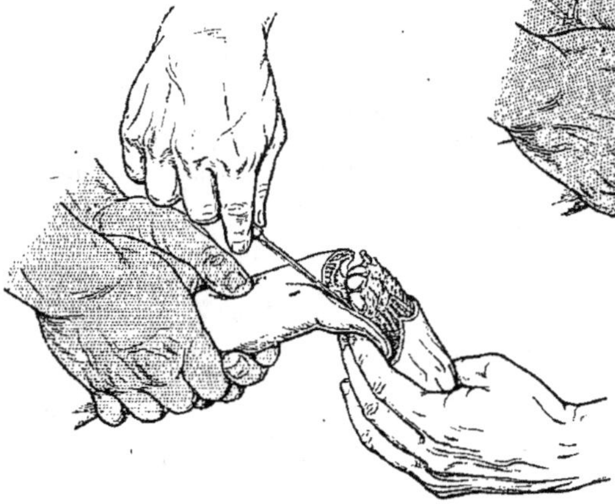

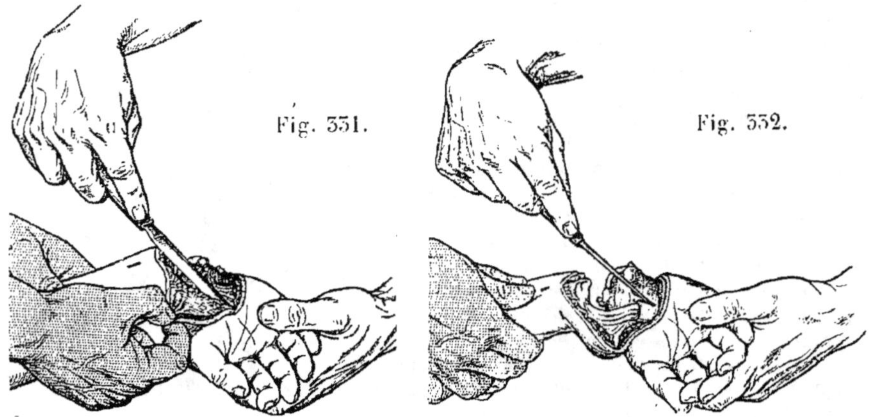

Fig. 329 et 330.

angle droit sur le bord droit de l'avant-bras.

La tranche des muscles palmaires vous apparaît et de votre lame à plat, entre eux et le carpe, désinsérez-les par deux à trois coups, en tirant, du talon à la pointe (fig. 329), donc du carpe vers le métacarpe.

Parvenu au défaut du crochet carpien, vous tournez le tranchant vers vous et en tirant de la pointe, engagée sous le crochet, du carpe vers le métacarpe, vous fendez le ligament annulaire tout contre l'os, en même temps que vous augmentez

Fig. 331.   Fig. 332.

la torsion de la main par l'action de votre gauche. Ce temps n'est pas représenté pour le côté radial, mais seulement pour le côté cubital où l'on voit (fig. 332) : 1° un tendon qui jalonne le bord supérieur du ligament annulaire ; 2° le point où doit aboutir la lame ; 3° le ligament intermédiaire coupé.

Côté cubital. — Dans le manuel représenté, on opère sur le poignet droit, donc on termine par le côté cubital, celui qui est à notre gauche quand la main pend en pronation.

Donc, il faut d'abord libérer le pisiforme.

Pour ce faire, prenez, pouce en dessus, la main qui pend devant vous et allongez sous elle votre index, dont la pulpe sent le pisiforme. Tirez un peu à vous tout en abaissant un peu le poignet pour que le dos du carpe bascule légèrement vers vous, tordez un peu à gauche et de la droite en pronation, coude haut, de la pointe oblique en bas et vers vous, contournez à plat le pisiforme en deux ou trois coups de gauche à droite (fig. 550).

Cela fait, votre gauche se dé-place de façon que le pouce vienne appuyer sur l'articulation méta-carpo-phalangienne de l'auriculaire, vos doigts s'appliquant sur la face dorsale du poignet, que vous tordez à gauche, paume en l'air, presque à angle droit vers la gauche. Vous voyez ainsi la tranche des muscles palmaires et

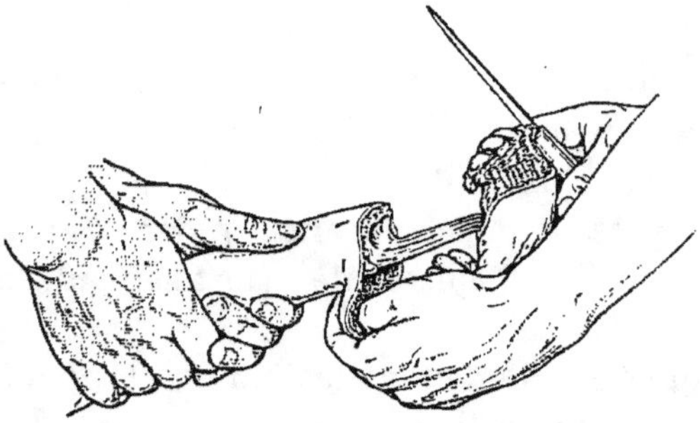

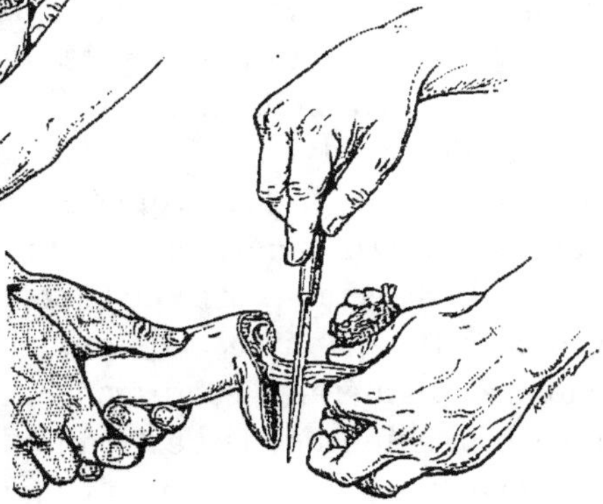

Fig. 553 et 554.

entre elle et l'os vous coupez du métacarpe vers le carpe, en tirant de votre gauche à droite d'abord (fig. 551), tranchant loin de vous, tant que vous ne sentez pas le défaut du crochet carpien, puis tranchant vers vous pour dégager les tendons en coupant le ligament annulaire contre l'os (fig. 552).

A ce moment le poignet ne tient plus que par les tendons. Tirez-le à vous, en même temps que, pinçant le lambeau, vous achevez de le décoller des tendons (fig. 553) et coupez ceux-ci transversalement, lame verticale, à environ 2 cm. des os de l'avant-bras après les avoir pincés entre pouce et index gauches (fig. 554).

Le *procédé circulaire* est celui qu'on fait répéter aux élèves sur une main où l'on a pratiqué déjà les ablations des métacarpiens. C'est sur le vivant, d'ailleurs, un excellent procédé ; comme la peau dorsale se rétracte beaucoup, le résultat final est à peu près identique à celui de l'elliptique ou du lambeau antérieur. La seule différence d'exécution est dans la *section de la peau* (voy. tracé p. 198) que vous ferez en tenant dans votre gauche la main, horizontale, en pronation, en sorte que, la détordant, vous amenez peu à peu la paume en haut et coupez facilement en un temps. Il faut libérer les chairs palmaires comme dans le procédé à lambeau. Cela fait, 1° vous désarticulez par la face dorsale ; 2° vous ouvrez le canal carpien exactement comme il est dit précédemment.

VI. — DÉSARTICULATION DU COUDE

Anatomie. — Les *surfaces articulaires* sont formées : en haut, par l'extrémité inférieure de l'humérus; en bas, par l'extrémité supérieure des deux os de l'avant-bras, radius en dehors sous une sphère (condyle) de l'humérus, cubitus en dedans, emboîtant dans son crochet la trochlée humérale.

De là résulte un *interligne* qui est pratiquement horizontal en dehors et en avant, mais est surmonté en arrière par l'olécrâne, remontant verticalement à 2 travers de doigt plus haut.

Cet olécrâne s'aligne à peu près (le dépassant un peu dans l'extension) avec l'horizontale passant par l'épitrochlée (fort saillante en dedans) et l'épicondyle.

La forme précise de l'interligne en avant est celle d'un *tiret* (15 mm.) en dehors, au-dessus de la cupule du radius; d'un *accent circonflexe* (3 cm.) en dedans, au-dessus de l'apophyse coronoïde. *Dans la flexion,* le bec de cette apophyse et le radius passent en avant des surfaces articulaires humérales correspondantes, et le plan des os de l'avant-bras en supination coupe l'extrémité inférieure de la diaphyse. *Dans l'extension,* la face antérieure du condyle et de la trochlée se dégagent, en sorte que le plan des os de l'avant-bras en supination les coupe dans le sens frontal à la jonction de leur 1/3 antérieur et de leurs 2/3 postérieurs.

C'est donc en extension et supination que le joint est accessible en avant et bâille. Pour y pénétrer, dans cette attitude, les *ligaments* à couper sont : le *ligament antérieur,* doublé par les tendons du brachial antérieur et du biceps, et les deux *ligaments latéraux.* Ces derniers descendent de l'épitrochlée, en dedans, et de l'épicondyle en dehors, au bord correspondant de la coronoïde; l'externe, par ses fibres verticalement descendantes, s'unit au bord supérieur du ligament annulaire du radius, mais ne se fixe pas au radius, en sorte que de ce côté le joint n'est pas serré.

Les deux ligaments latéraux ont un *faisceau postérieur,* puissant, qui de chaque éminence latérale va au bord correspondant de l'olécrâne, tout le long de ce bord.

Enfin, à la face postérieure de l'olécrâne s'insère le volumineux

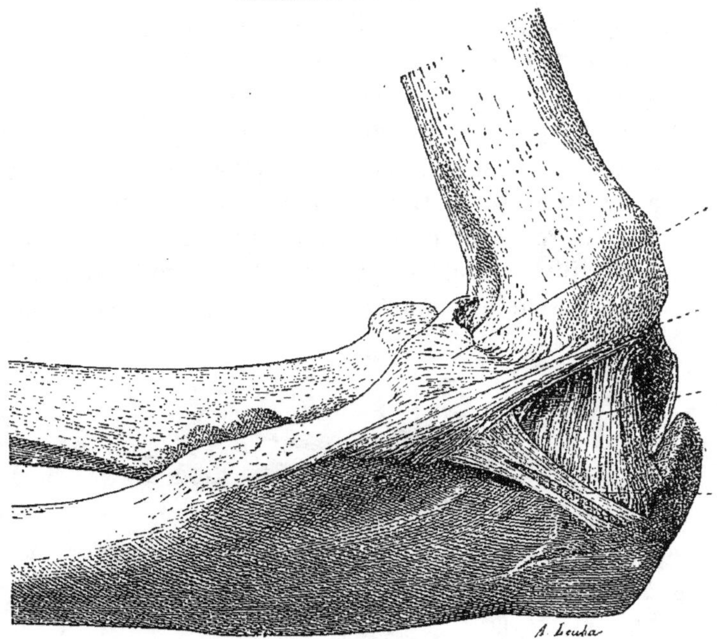

Fig. 535. — Articulation du coude, appareil ligamenteux interne.

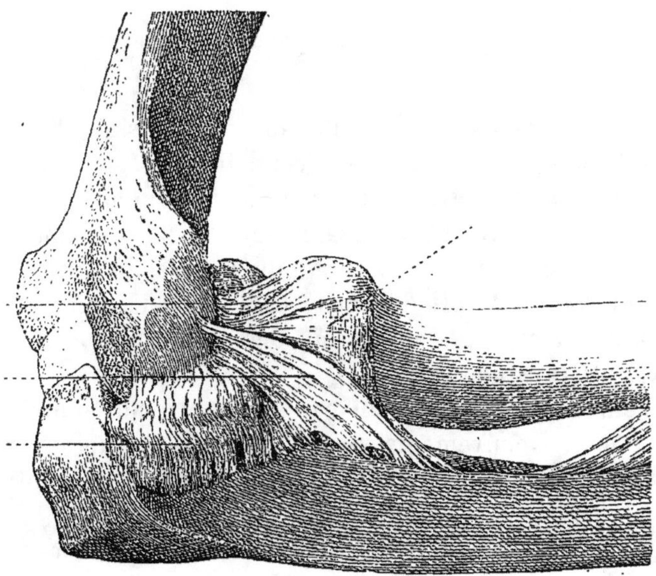

Fig. 536. — Articulation du coude, appareil ligamenteux externe.

tendon du triceps brachial. On le coupe en terminant, au ras de l'os, après avoir ouvert l'articulation en avant.

Repérage. — Vous déterminerez d'abord la ligne des saillies sus-condyliennes. Pour ce faire, de la gauche vous saisissez près du poignet l'avant-bras en supination, et vous fléchissez légèrement le coude. De la droite en supination empaumez la face postérieure du coude et sentez de votre pouce la saillie latérale à votre droite, de votre médius la saillie latérale à votre gauche ; entre les deux l'index, un peu en crochet, sent le sommet de l'olécrâne. Dans la demi-flexion,

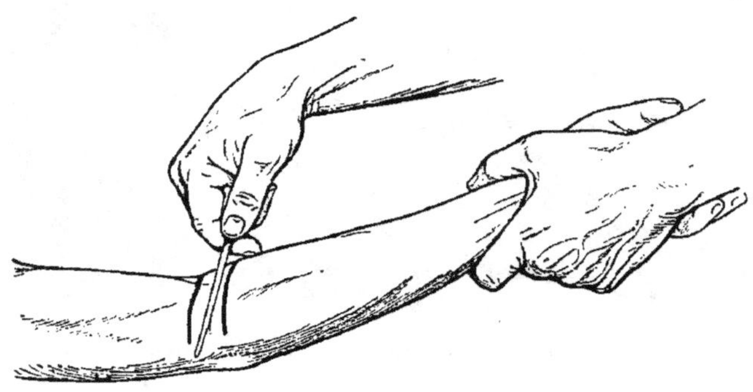

Fig. 557. — Marquer le pli du coude.

les trois points sont en ligne droite ; dans l'extension, l'olécrâne est au-dessus de la ligne épitrochléo-épicondylienne.

Prenant ensuite de votre droite une sonde cannelée, vous l'appliquez, par la cannelure, transversalement sur la face antérieure du coude, et pliant ce coude, tout en appuyant a sonde vous marquez, par son empreinte, le pli du coude (fig. 557). Le joint articulaire, transversal, est à 2 doigts au-dessous des épicondyles, à 1 doigt au-dessous du pli du coude.

Il est facile de préciser son niveau en imprimant d'une main au poignet de petits mouvements de pronation et de supination, tandis que de l'autre on sent tourner la tête du radius, pincée entre pouce et index.

Les *reliefs musculaires* à marquer sont le tendon du biceps, le long supinateur, les muscles épitrochléens. Derrière ceux-ci, vous sentez le *bord postérieur du cubitus,* continu avec l'olécrâne.

Tracé du lambeau antérieur. — Ce lambeau est un U, aussi large en bas qu'en haut, dont les deux branches doivent être un peu en arrière du diamètre transversal du membre ; l'externe sur la face externe du radius, l'interne sur la crête du cubitus.

La branche interne part à un doigt au-dessous de l'interligne ; l'externe, à deux doigts au-dessous, car de ce côté la peau est plus rétractile ; le lambeau doit avoir au moins 4 doigts au-dessous de l'interligne (fig. 538).

En arrière, on réunit par une ligne droite les deux têtes de l'U (fig. 539).

Tracé du lambeau elliptique. — On trace une ellipse dont le sommet est à l'olécrane, dont le point infime est sur le relief du long supinateur, un peu au-dessous du milieu de l'avant-bras. Le chirurgien empoigne le côté à sa gauche du membre, pouce en dessous sur le cubitus, doigt en dessus, le petit doigt allongé en éclaireur pour jalonner le point infime de l'ellipse.

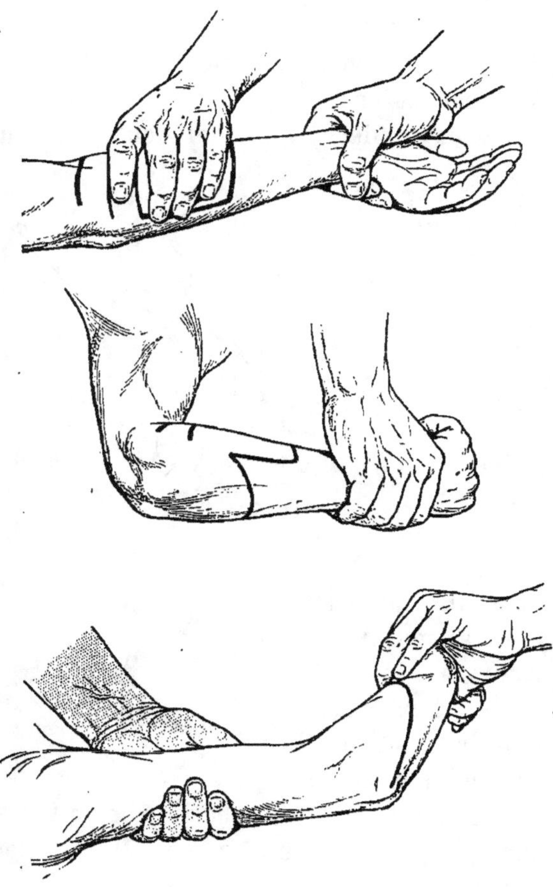

Fig. 538, 539 et 540.

Dans ce procédé, le geste pour tailler la peau est des plus élégants. Mais si la peau postérieure est conservée, je crois que le résultat du lambeau antérieur est meilleur.

Si l'état des parties molles s'y prête, la *méthode circulaire* est excellente. La ligne est un peu oblique : au bord antéro-externe, sur le relief

du long supinateur, elle est à quatre doigts au-dessous de l'interligne ;
à deux doigts seulement au-dessous de lui, au bord postéro-interne,
sur la crête du cubitus.

Temps principaux. — Il faut :

1° Couper la peau ;

2° Tailler les chairs antérieures ;

3° Désarticuler.

Les deux derniers temps sont identiques, dans le procédé à lambeau
antérieur et dans le
procédé elliptique, si

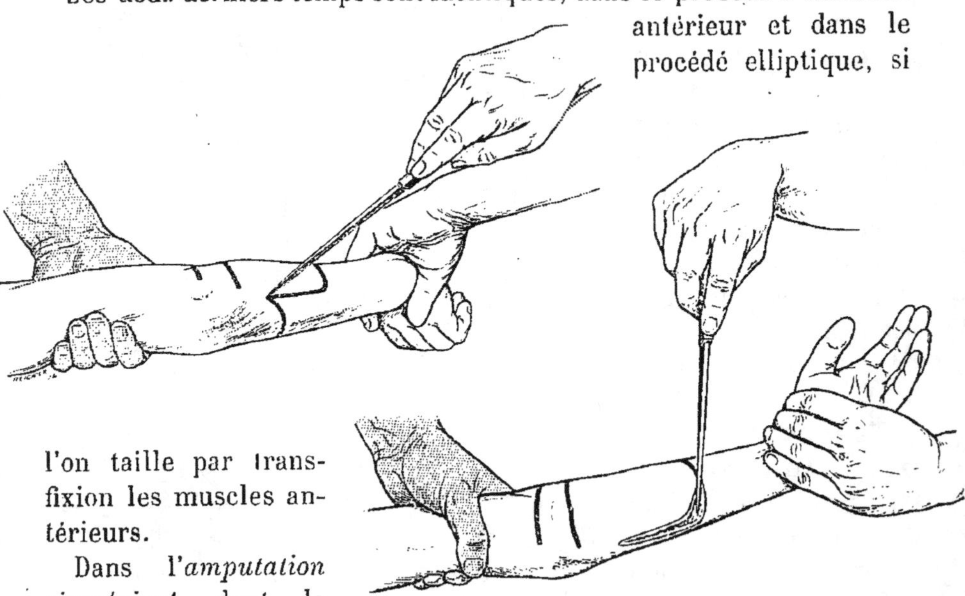

l'on taille par trans-
fixion les muscles an-
térieurs.

Dans l'*amputation
circulaire*[1], dont la
taille cutanée ne mé-

Fig. 341 et 342.

rite pas une description spéciale, on fait la coupe des muscles antérieurs par entaille plutôt que par transfixion. La désarticulation est
toujours la même.

L'avant-bras est écarté du corps, à angle droit, le bras est tenu par un aide
placé en dehors. Le chirurgien se met de façon à avoir la main à sa gauche, et
il saisit l'avant-bras au-dessus du poignet. L'incision circulaire sera faite, selon votre
habileté, en un temps ou en deux (en arrière d'abord, par-dessous le membre ;
puis reprise en avant). La petite difficulté est de bien faire rétracter la peau sur
les côtés, de façon à ce qu'elle remonte au-dessous de l'interligne et qu'on ne la
taillade pas soit pendant la coupe des muscles, soit pendant la désarticulation.
Le libération de la peau postérieure (voy. p. 209, fig. 345) sera très soignée et poussée
jusqu'au sommet de l'olécrane.

Il est toujours indiqué de réséquer les nerfs aussi haut que possible.

Lambeau antérieur et elliptique. — L'aide est à l'épaule. Le chirurgien est à la pointe du membre, légèrement à droite.

1° *Taille de la peau.* — a) *Lambeau antérieur.* — De la gauche en pronation saisissez le membre en supination en bas de l'avant-bras, pouce dessous, et portez-le à droite en supination forcée, et rotation à droite, un peu fléchi, en le tenant horizontal. Sur la branche gauche ainsi exposée, tirez l'incision (fig. 341). De la pointe tournez à l'angle gauche et traversez transversalement à plein tranchant la face antérieure de l'avant-bras, mis en supination simple, sans torsion (fig. 342). A l'angle de droite (fig. 323) tournez de la pointe, mettez le membre en pronation et en rétrogradant tracez la branche droite de l'U, en pivotant un peu sur votre jambe droite pour faire à la fin face à cette branche.

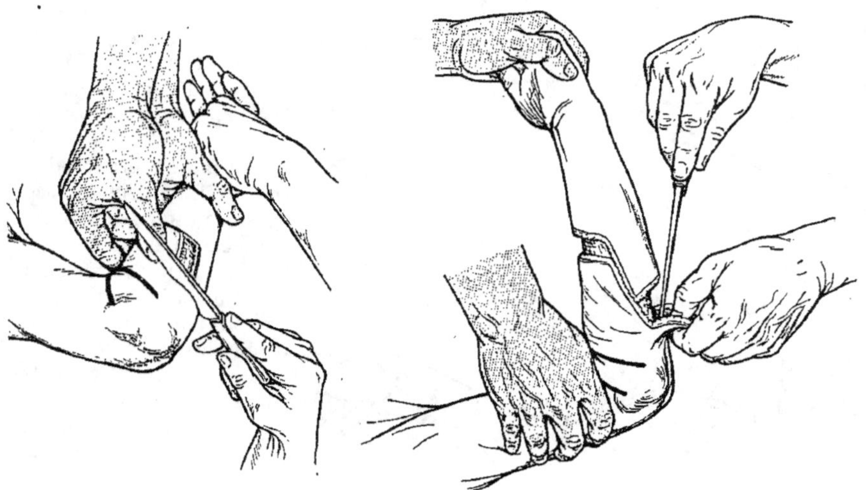

Fig. 343.

Après avoir libéré la peau, sans craindre d'entamer l'aponévrose, fléchissez à angle droit devant vous, avant-bras presque vertical, le coude dont vous exposez

Fig. 344 et 345.

ainsi la face postérieure ; et sous votre bras gauche faisant pont, coupez transversalement, de gauche à droite, cette peau postérieure (fig. 544).

Confiez l'avant-bras à l'aide, qui le tient vertical devant vous, toujours à angle droit (ou mieux à angle obtus), et pinçant la peau postérieure, décollez-la jusqu'à l'olécrane, avec la lame introduite sous elle, parallèlement aux os (fig. 545).

Il faut avoir soin que la libération soit parfaite aux angles.

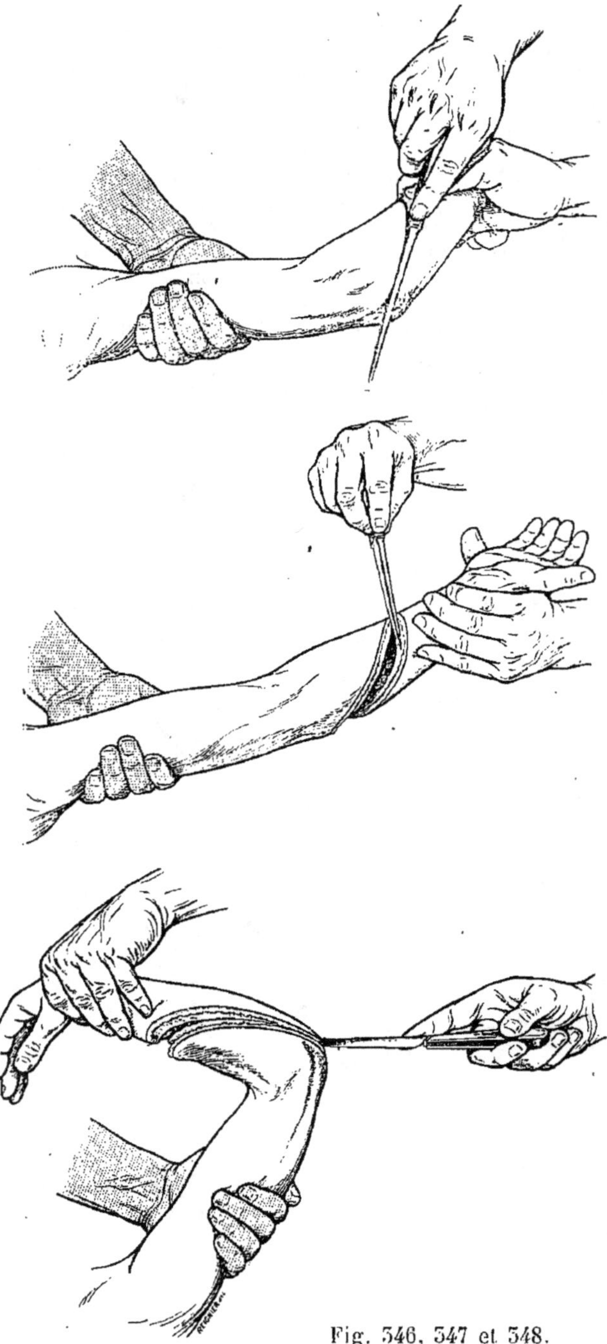

Fig. 346, 347 et 348.

b) *Elliptique, à droite.*
— Le membre étant saisi comme il est dit p. 207 (fig. 340), fléchissez-le légèrement et imprimez-lui un mouvement de pronation et de rotation à droite, tout en abaissant le poignet, ce qui porte en haut et à gauche le coude, dont vous voyez ainsi l'olécrane. Sur celui-ci appliquez le talon du couteau et tirez en visant votre petit doigt, au niveau duquel vous arrivez avec la pointe (fig. 346).

A ce moment, tournez de la pointe, en même temps que de la gauche vous détordez le membre, mis en supination et en extension, et traversez obliquement la face antérieure jusqu'au bord interne (fig. 347).

Parvenu à ce point, vous fléchissez le coude droit devant vous, de votre gauche, bras tendu ; en avant et sur la face postéro-interne ainsi exposée, à peu près horizontale, tirez l'incision pour aboutir, de la pointe, sur l'olécrane, à votre point de départ (fig. 348).

Confiez alors l'avant-bras à votre aide, qui le tient à peu près vertical, en supination, et la face postérieure étant ainsi devant vous, libérez en un ou deux coups de pointe, lame parallèle à l'olécrane, la peau postérieure pincée entre pouce et index (fig. 349).

c) *Elliptique à gauche.* — Placez-vous franchement en dehors et un peu en arrière du membre, toujours empoigné de la même façon avec la gauche.

Fléchissez le coude à angle droit, et imprimez à l'avant-bras, mis en supination forcée, une forte inclinaison à droite, ce qui imprime à l'humérus une forte rotation à droite et porte la pointe du coude à gauche et en avant. Sur l'olécrane, appliquez le talon de l'instrument et tirez, en visant votre petit doigt (fig. 350). A mesure que vous avancez ainsi vers vous et à droite, de votre gauche vous portez le membre vers la gauche en sorte qu'il est dans la rectitude quand votre pointe est au bord externe.

Tournez alors sur la pointe, tandis que de votre gauche vous portez à votre gauche autant que possible et en avant l'avant-bras fléchi à angle aigu et mis d'abord en pronation légère quand vous commencez à tourner, puis en supination : et en tirant, sur la face postéro-interne, qui est droit devant vous, rejoignez le point de départ à l'olécrane (fig. 351).

Le petit décollement derrière l'olécrane (moins indispensable que dans le procédé à lambeau antérieur, mais prudent), se fait comme il est dit pour le côté droit.

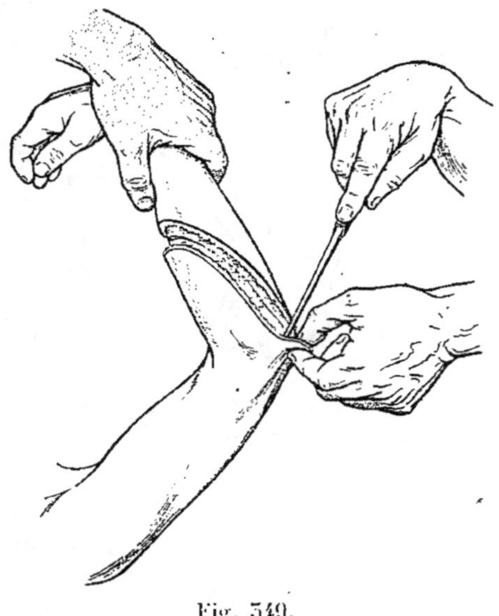

Fig. 549.

Quel que soit le procédé employé *il faut que la peau soit complètement libérée* sur tout le parcours de l'incision : il n'y a aucun inconvénient à entamer l'aponévrose.

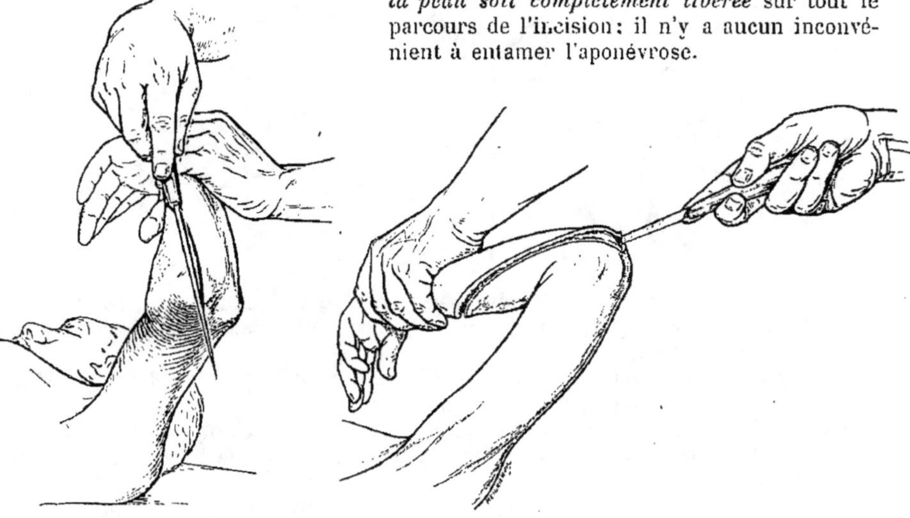

Fig. 350 et 351.

2° *Transfixion du lambeau antérieur.* — Mettez le coude légèrement fléchi et en supination ; placé de façon à avoir la main à votre gauche, pincez transversalement le lambeau de cette gauche en pronation. Piquez votre lame bien horizontale, tranchant à gauche, dans l'angle de droite, aussi haut que possible, votre

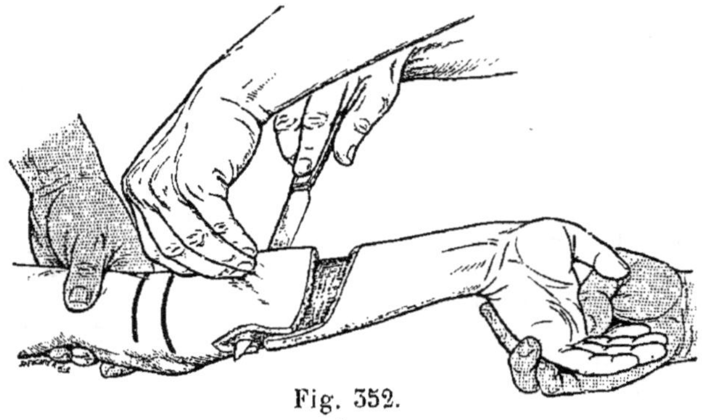

Fig. 352.

pouce rétractant la peau en haut et vers l'axe du membre ; passez à plat devant les os et ressortez dans l'angle gauche, aussi haut que possible, votre index rétractant la peau en haut et vers l'axe du membre. Pour ce passage, que votre aide, tenant le poignet, le fléchisse pour relâcher les muscles. Quand la pointe est res-

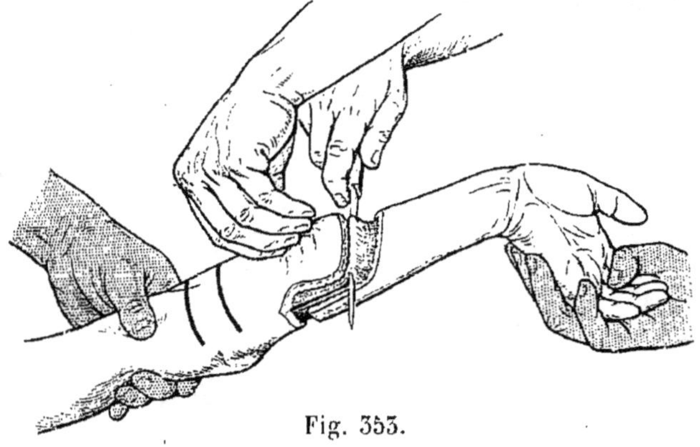

Fig. 353.

sortie, faites-les, au contraire, tendre par extension du coude et du poignet et coupez à plat (fig. 352) jusqu'au niveau de la peau rétractée, votre gauche soulevant et pinçant le lambeau.

A ce niveau, tournez votre lame à 90°, tranchant en l'air, et ressortez (fig. 353), l'aide exagérant à ce moment l'extension du poignet.

La transfixion se fait de la même façon dans le *procédé elliptique*. Il faut seulement rétracter plus énergiquement les bords au moment de ponctionner pour entrer, puis de ressortir.

La transfixion achevée, vous confiez le lambeau à votre aide et de la gauche vous saisissez la main, coude en extension et supination, en vous reportant vers la pointe du membre.

3° *Désarticuler.* — L'aide prend à deux mains le lambeau et le relève autant que possible ; et, après avoir bien vérifié que la peau postérieure est rétractée au niveau des angles, le chirurgien applique la lame à plat, tranchant vers le coude, sur le squelette de l'avant-bras, qu'il a saisi au poignet, doigts en dessous, et

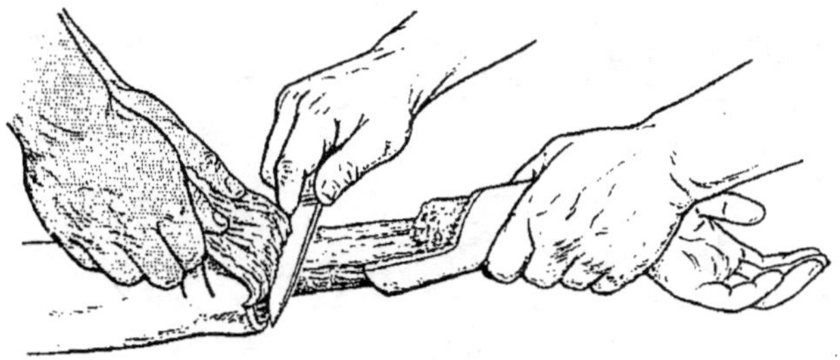

Fig. 354.

qu'il maintient en extension et supination complètes. Il s'arrête quand, après avoir passé contre la tubérosité bicipitale, il sent le tranchant buter contre la lèvre interne de la trochlée humérale (fig. 354).

A ce niveau est l'articulation, dont vous rayez de la pointe l'interligne antérieur, en forme d'accent circonflexe autour du bec coronoïdien et de tiret contre le

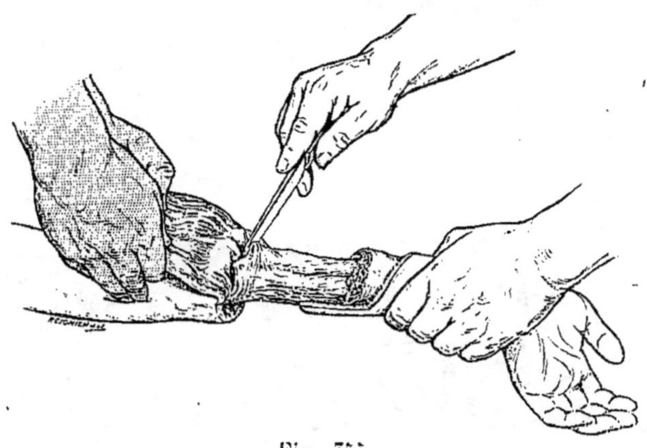

Fig. 355.

radius (fig. 355). On commence par la gauche ; donc, pour le côté gauche, par la coronoïde et pour le côté droit par le radius.

L'interligne étant ainsi repéré, il est plus facile, pour désarticuler, de commencer par couper l'*appareil ligamenteux postérolatéral du côté externe*, où l'interligne est beaucoup moins serré. Donc, on commence à droite par le côté gauche (fig. 356), à gauche par le côté droit (fig. 359).

L'avant-bras, toujours en extension et supination, est incliné en varus (donc à gauche pour le *côté gauche*), l'aide résistant à ce mouvement, et sur le côté droit de l'interligne qu'il vient de faire bâiller en avant, de la pointe, le chirurgien applique transversalement, manche en bas, le tranchant du talon (fig. 356). De haut en bas, il coupe à plein tranchant et s'arrête quand la lame butte contre le bord de l'olécrane. A ce moment (fig. 347), il remonte le couteau, de façon que de

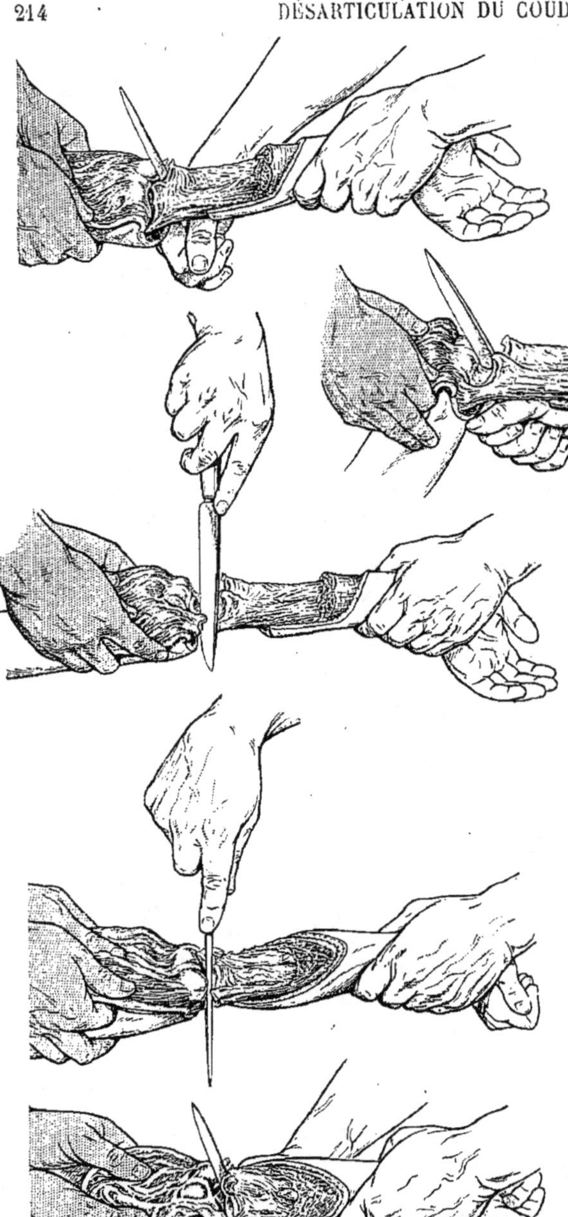

Fig. 356, 357, 358, 359 et 360.

nouveau le talon morde dans l'angle radio-olécranien ; il imprime à la lame une rotation à 90°, tranchant vers l'humérus, en même temps que de la gauche il exagère extension e varus, et de la sorte les fibres olécraniennes postéro-externes se coupent presque d'elles-mêmes, tandis que le joint bâille largement.

Ainsi mobilisé en dehors, le *joint huméro-cubital* interne bâille un peu, et on l'attaque de façon analogue.

On tend le ligament latéral interne par inclinaison de l'avant-bras en valgus (donc à droite pour le côté gauche) et, appliquant sur lui le tranchant du talon, transversalement, manche haut, on le coupe de bas en haut (fig. 358).

Dès qu'on a buté contre le bord interne de l'olécrane, on tourne à 90°, tranchant vers l'humérus.

en même temps qu'on exagère le valgus, et l'on coupe ainsi les fibres ligamenteuses de ce bord.

A droite, vous commencerez par le côté radial, que vous avez à votre gauche,
et vous l'attaquerez verticalement, manche en haut (fig. 359) en le faisant bâiller
comme il est dit plus haut ;
la manière de remonter le
long du bord externe de
l'olécrane pour couper les
fibres postérieures du ligament latéral externe est a
même. Puis, vous attaquez
le côté interne de l'articulation, à votre droite par
conséquent, vous coupez le
ligament latéral interne
verticalement, manche bas,
du talon à la pointe, et
quand vous avez butté contre l'olécrane vous remontez le couteau de façon à
racler du talon le bord olé-
cranien (section des fibres
postéro-internes, fig. 360).

Un opérateur exercé peut
toujours entrer à gauche
manche haut et sortir à
droit manche bas.

Ces sections latérales
faites, le membre ne tient
plus que par le tendon du
triceps.

A ce moment, la gauche
(fig. 361), empoignant toujours la face postérieure,
remonte au milieu de l'a-
vant-bras et tire, tandis
que l'opérateur fait prendre appui sur son ventre
au poignet : d'où un mou-
vement de levier qui luxe

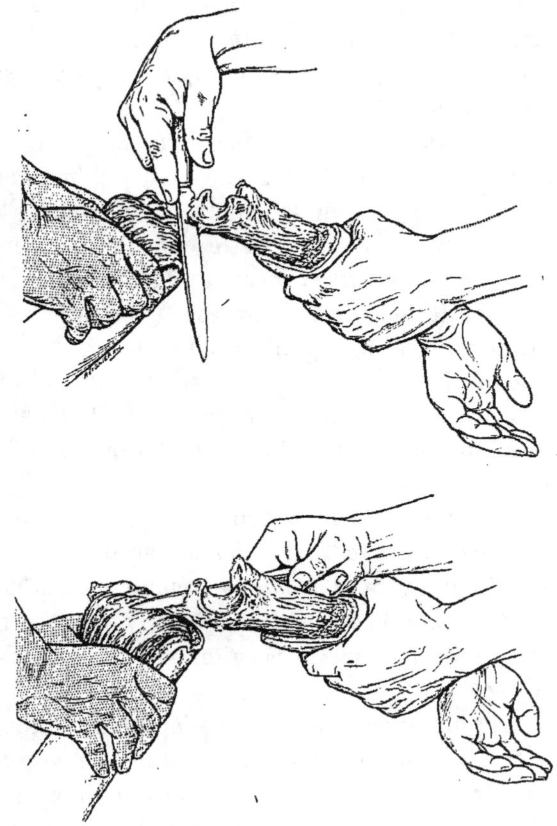

Fig. 361 et 362.

l'olécrane en avant et expose le tendon du triceps, que l'on coupe par mouvements d'arpèges, aller et retour, transversalement, en montant et en descendant
le long des bords de l'olécrane, tranchant vers l'os, toujours de bout en bout, du
talon à la pointe (fig. 362).

VII. — DÉSARTICULATION DE L'ÉPAULE

Anatomie. — L'articulation de l'épaule est une *énarthrose à peine emboîtée*, presque une arthrodie, entre la petite cavité glénoïde, pratiquement plane, de l'omoplate et la grosse tête (1/3 de sphère) de l'humérus.

Ces os sont unis par une *capsule* en tronc de cône qui se fixe en haut au pourtour de la glène et à son bourrelet, en bas à l'humérus, sur le col anatomique en avant, en dehors et en arrière, sur le col chirurgical en dedans. Cette capsule fait corps avec un *cône musculaire qui la recouvre*, formé en dehors par les muscles postérieurs de l'omoplate insérés à la grosse tubérosité, en dedans par le sous-scapulaire inséré à la petite tubérosité.

Dans l'*articulation* est le *tendon de la longue portion du biceps*, inséré au sommet de la glène, contournant le sommet de la tête humérale et sortant de l'articulation entre les deux tubérosités, dans la *coulisse bicipitale*.

L'articulation ainsi constituée est surplombée par la *jonction de l'acromion et de la clavicule*; au-dessous de celle-ci, en dedans, pointe en avant le *bec de l'apophyse coracoïde*, uni à l'acromion par la *voûte acromio-coracoïdienne*. De l'apophyse caracoïde descend le *gros corps charnu coraco-bicipital*, derrière lequel est le paquet vasculo-nerveux.

Le plan osseux formé par l'épine de l'omoplate, l'acromion, la clavicule, donne insertion à un *manchon musculaire* (deltoïde et grand pectoral) qui, en bas, se fixe au tiers supérieur de l'humérus. Le *tendon du grand pectoral* s'insère à la lèvre externe de la coulisse bicipitale, bridant, par conséquent, le tendon de la longue portion de biceps, en arrière et en dedans duquel sont les tendons superposés du grand dorsal (fond de la coulisse) et du grand rond (lèvre interne de la coulisse).

Exploration. — Les *repères osseux* sont très faciles à sentir. En suivant de dedans en dehors avec le doigt l'épine de l'omoplate en arrière, la clavicule en avant; on arrive à leur jonction sur l'angle acromial, à la saillie du moignon de l'épaule. A deux travers de doigt en dedans et à un travers de doigt au-dessous de cet angle, le bec de la coracoïde soulève la partie externe de la paroi antérieure de l'aisselle.

Sous la voûte acromio-coracoïdienne, le creux est rempli par la *tête humérale*. Lorsque le bras pend le long du corps, sans rotation, la coulisse bicipitale est à peu près sur la verticale de la pointe de l'acromion ; en dedans est la saillie (regardant en avant) de la petite tubérosité ; en dehors celle (regardant en dehors) de la grosse tubérosité.

Si l'on imprime des mouvements à l'humérus, la tête se cache sous la voûte acromio-coracoïdienne par la flexion, et, au contraire, fait saillie par l'extension. Par rotation interne, on amène en avant la grosse tubérosité et, avec elle, la partie postérieure, tendue, de la capsule. Par rotation interne, la petite tubérosité devient franchement antérieure et on rend accessible, en la tendant, la partie antéro-interne de la capsule (avec ses ligaments de renforcement).

Tracé. — Le tracé (fig. 363) est une raquette dont la queue, rectiligne, part à égale distance de l'apophyse coracoïde et de l'acromion et suit verticalement le profil antérieur du membre, sur une longueur de 6 centimètres environ. La boucle entoure, symétriquement, les faces postérieure et latérales du membre, traversant la face postérieure à 6 cm. environ au-dessous de la fin de la queue. C'est-à-dire que si l'on trace une ligne antérieure de 12 cm., l'angle de la boucle en part à mi-hauteur tandis que le point infime, postérieur, est à l'alignement de son extrémité inférieure.

Temps principaux. — 1° Couper la peau ;

2° Entailler sur les deux lèvres le deltoïde ;

3° Couper le tendon du grand pectoral ;

4° Désarticuler ;

5° Ressortir en coupant les muscles internes et les vaisseaux. On opère avec une lame de 12 ou de 15 cm.

Le *sujet* est au bord de la table, épaule dépassant ce bord.

L'*aide* se place derrière l'épaule, entre elle et la tête, et de ses deux pouces, qui tendent la peau, il jalonne le sommet de l'acromion et celui de la coracoïde (il est représenté du côté opposé de la tête pour ne pas masquer le champ opératoire : fig. 363).

Taille de la peau. — De sa gauche en supination, le chirurgien empaume transversalement la face postérieure

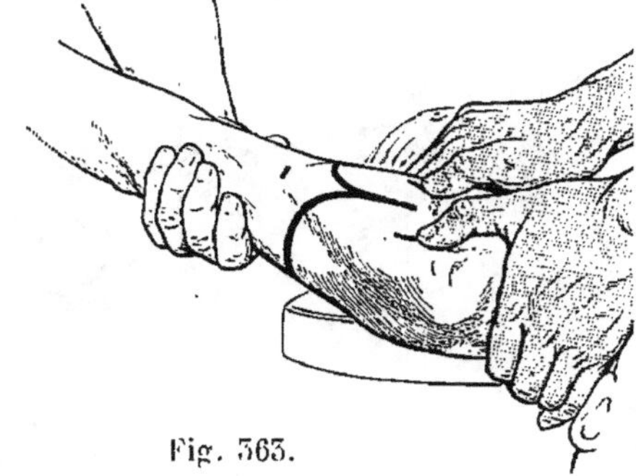

Fig. 363.

du bras, au-dessous du milieu, et, serrant les doigts, il tend la peau. Il porte un

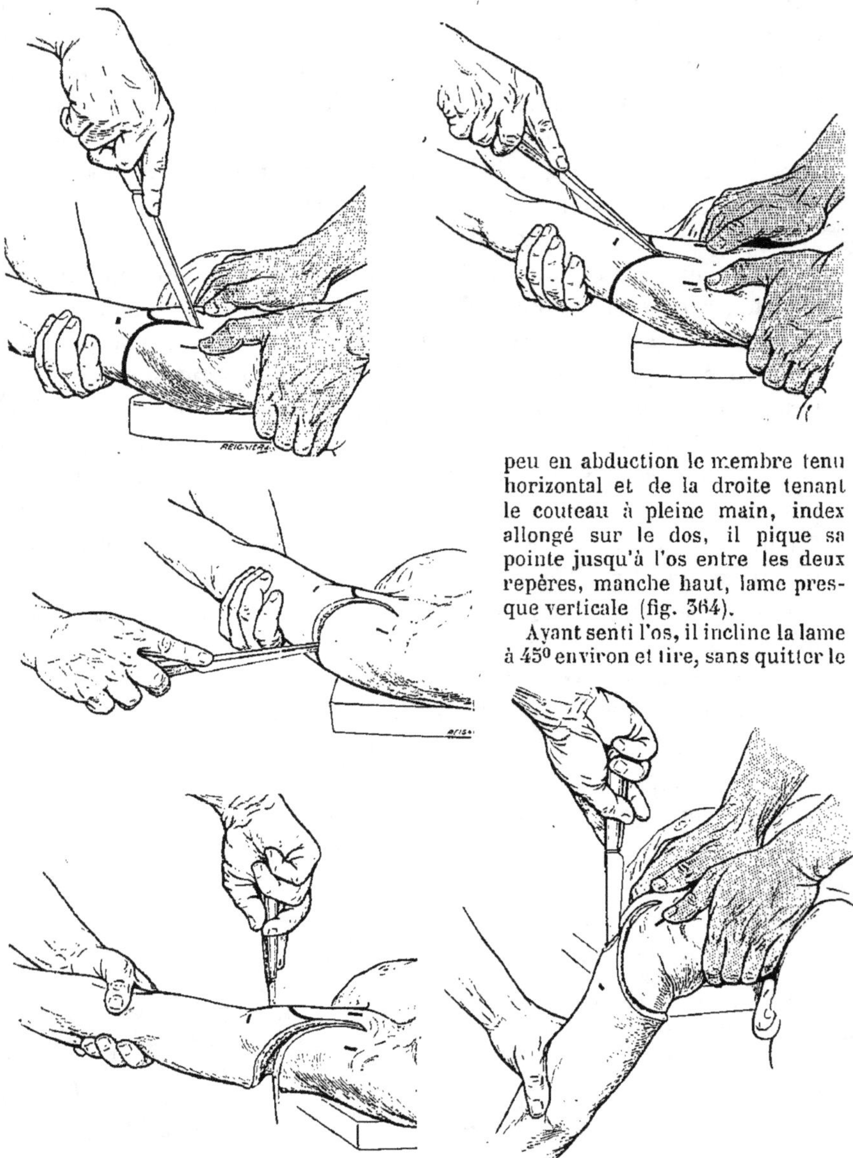

peu en abduction le membre tenu
horizontal et de la droite tenant
le couteau à pleine main, index
allongé sur le dos, il pique sa
pointe jusqu'à l'os entre les deux
repères, manche haut, lame presque verticale (fig. 364).

Ayant senti l'os, il incline la lame
à 45° environ et tire, sans quitter le

Fig. 364, 365, 366, 367 et 368.

contact de l'os, jusqu'à l'extrémité de la queue (fig. 365). En ce point, il tourne

de la pointe et (fig. 366) descend sur le côté droit de la boucle. En même temps,
il tord le membre à gauche et l'élève un peu, voyant ainsi la face postérieure, qu'il traverse transversalement, en allant aussi loin que possible vers la gauche.

Il vérifie si la peau est bien libérée.

Écartant alors le membre presque à angle droit et le tordant à droite (fig. 367), il expose sa face postéro-gauche et voit la fin de sa première incision, dans laquelle il applique transversalement, manche haut, le talon du couteau. En rétrogradant, du talon à la pointe, il suit le côté gauche de la boucle, en même temps que de la gauche, pour tendre la peau, il porte le bras en bas et en rotation à droite (fig. 568).

Pour *l'épaule droite*, le côté droit de la raquette vous mène d'abord dans l'aisselle, qu'après avoir tourné vous traversez transversalement, en sciant légèrement (pour ne pas entamer les vaisseaux) du talon à la pointe (fig. 568) membre en abduction. De ce côté, comme à gauche, vous êtes parti en piquant, index allongé sur le dos de la lame et vous tirez le long de la queue de la raquette. Quand vous avez tourné et que vous êtes à l'aisselle, bras en

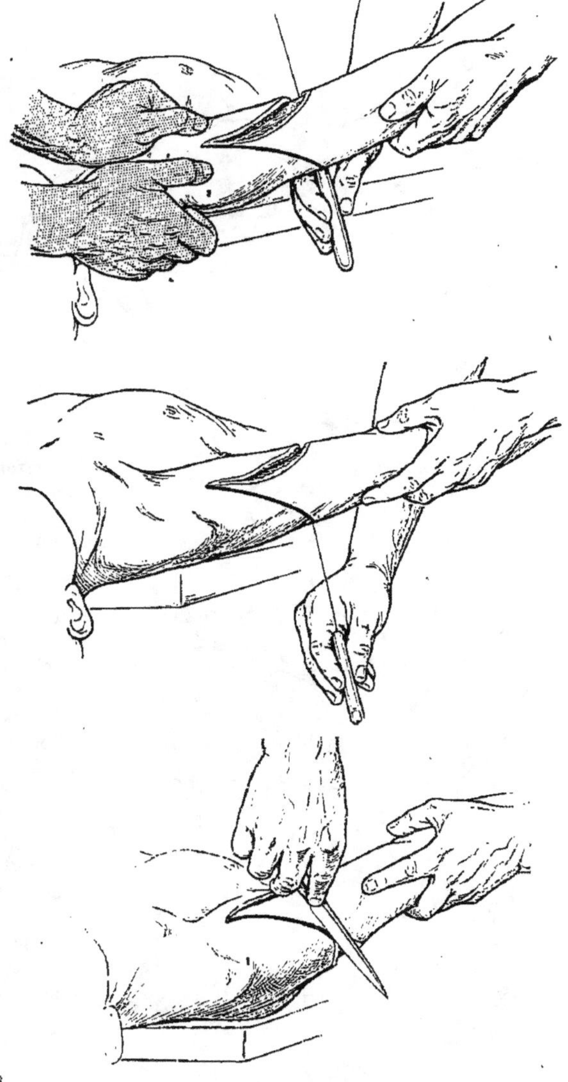

Fig. 369, 370 et 571.

abduction, votre lame, tenue comme un archet doit être horizontale et doit peu à peu basculer, vers le dos de votre poignet, tranchant en haut, pointe à droite, de façon à couper la peau postérieure, jusqu'au profil externe du membre (fig. 370).

La fig. 571, le moignon étant bien exposé à la vue, montre la position de la reprise postéro-externe, membre élevé, en adduction et en rotation à droite.

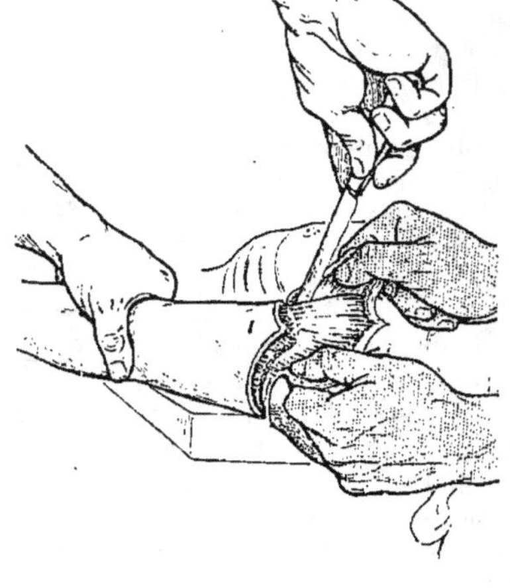

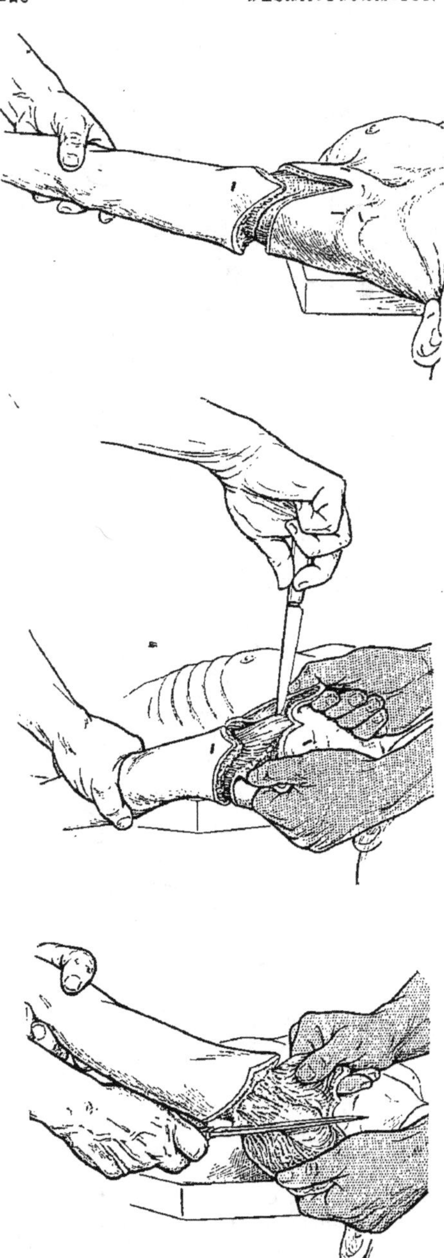

Fig. 372, 373, 374 et 375.

Section des muscles. — Il faut à ce moment couper : 1° en dedans le tendon du grand pectoral au ras de la gouttière bicipitale; 2° en dehors et en arrière le deltoïde, au ras de la peau. Cela se fait par un coup de couteau en accent circonflexe très pointu, à angle supérieur : on part à gauche, en rétrogradant, on tourne de la pointe à l'angle et on termine à droite, en tirant.

Donc, pour l'épaule gauche, on part de l'aisselle et on arrive au moignon de l'épaule; pour l'épaule droite, c'est l'inverse.

Faites descendre votre gauche le long du bras pour empaumer, pouce en travers et en avant, la palette inférieure de l'humérus. Dans cette position, que vous ne changerez plus jusqu'à la fin, vous avez grande puissance pour imprimer au membre un mouvement de rotation (fig. 372).

Côté gauche (fig. 372). — De ses deux pouces, l'aide écarte les lèvres de l'incision. Vous tordez à droite le membre, tenu horizontal le long du corps et sur le tendon visible et tendu du grand pectoral, alignant la coulisse bicipitale entre les deux tubérosités de l'humérus, vous appliquez la pointe, tranchant vers l'épaule, manche haut ; coupez de la pointe,

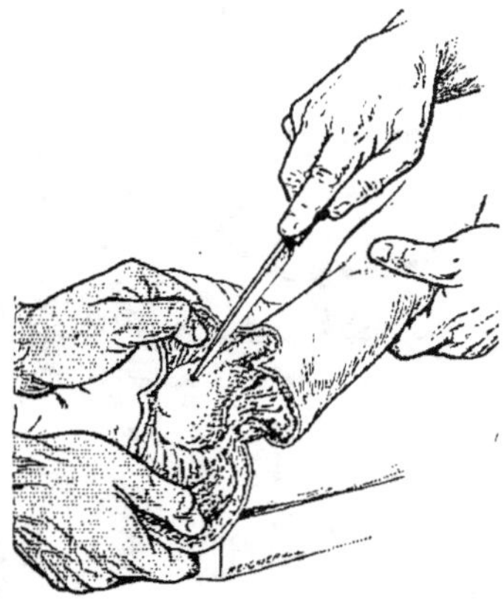

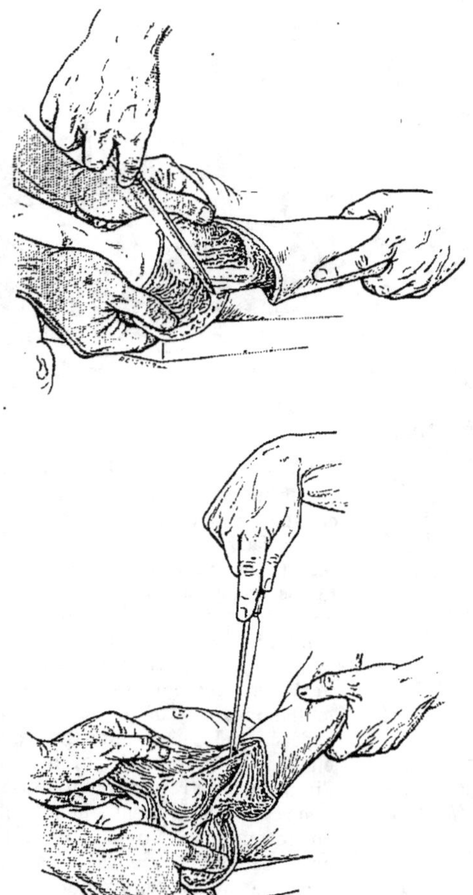

Fig. 376, 377 et 378.

en rétrogradant, jusqu'à la voûte acromio-coracoïdienne, sans quitter le contact de l'os (fig. 373 et 374).

Et de bout en bout apparaît le tendon du biceps.

Alors, tournez sur la pointe, la lame suivant l'obliquité de l'incision cutanée; tordez le membre à gauche en l'élevant et, abaissant votre droite, coupez le deltoïde, à plein tranchant, en biseau (fig. 375).

Côté droit. — L'aide rétractant les lambeaux comme il a été dit, en les pinçant entre pouce et index, vous entaillez d'abord le deltoïde à plein tranchant, en biseau, en rétrogradant, jusqu'à l'os (fig. 376), membre en rotation interne ; de la pointe vous tournez entre les deux tubérosités (fig. 377) et, alignant la coulisse bicipitale, vous coupez de la pointe sur l'os, en tirant, le tendon du grand pectoral, tout le long du tendon du biceps (fig. 378).

Un opérateur peu exercé (ou qui n'a pas un bon aide pour écarter les bords de la plaie et saisir les gros vaisseaux) entaillera sans crainte les fibres postéro-externes du deltoïde comme il est dit plus haut, mais il *coupera les muscles antérieurs par entailles successives*, en pinçant entre pouce et index gauches : 1° les faisceaux antérieurs du deltoïde au ras de la peau, jusqu'à mettre à nu le tendon du grand pectoral ; 2° ce tendon, au ras de la coulisse bicipitale ; 3° le faisceau coraco-bicipital après avoir fendu sa gaine d'un coup de pointe longitudinal. On voit alors le paquet vasculaire ; on cherche l'artère (sous le nerf médian, le premier que vous ayez sous l'œil) et on la lie au-dessous des circonflexes.

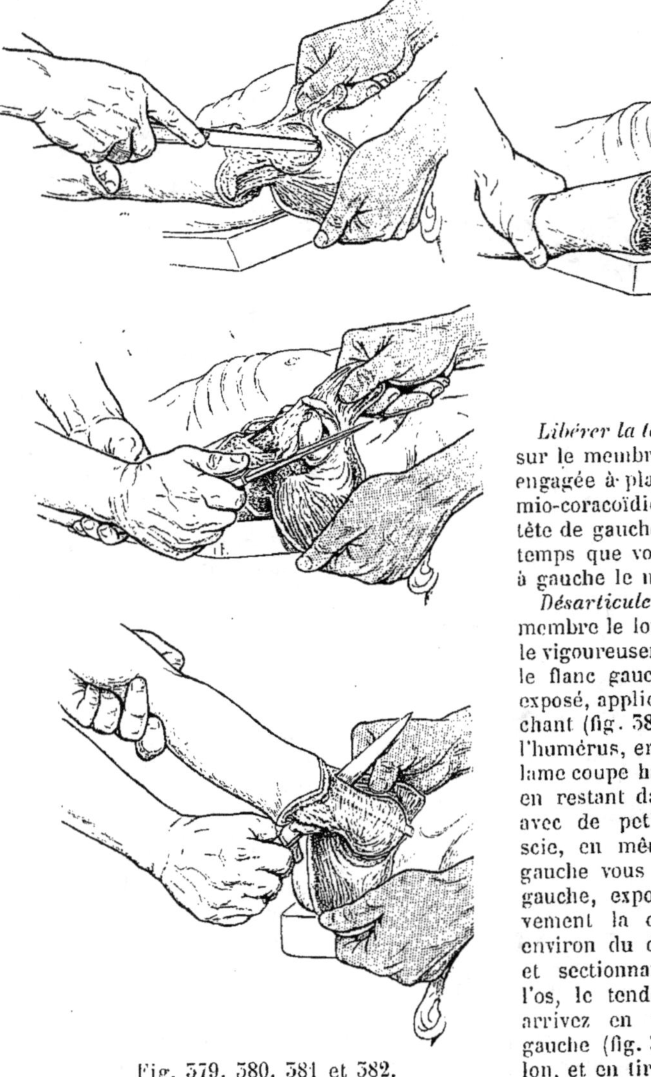

Fig. 579, 580, 581 et 582.

Libérer la tête (fig. 579). — Tirez sur le membre et, de la pointe engagée à plat sous la voûte acromio-coracoïdienne, contournez la tête de gauche à droite en même temps que vous tordez de droite à gauche le membre horizontal.

Désarticuler. — Appliquez le membre le long du tronc, tordez-le vigoureusement à droite, et sur le flanc gauche de la tête ainsi exposé, appliquez le talon du tranchant (fig. 580), lame parallèle à l'humérus, en rétrogradant. Votre lame coupe hardiment sur la tête, en restant dans un plan frontal, avec de petits mouvements à scie, en même temps que de la gauche vous tordez le membre à gauche, exposant ainsi successivement la capsule sur les 3/4 environ du diamètre de la tête, et sectionnant au passage, sur l'os, le tendon du biceps. Vous arrivez en rotation extrême à gauche (fig. 581), toujours du talon, et en tirant.

Abaissant votre gauche, vous faites basculer la tête en avant ; derrière elle, vous engagez la lame transversalement, en rasant l'os pour en désinsérer la partie postérieure de la capsule : et vous sortez en transfixant, l'aide pinçant les vaisseaux de l'aisselle, contre le dos de votre lame, avant que vous ne les coupiez (fig. 582).

Si vous avez bien rasé l'os en arrière, vaisseaux et nerf circonflexes sont intacts derrière la collerette capsulaire.

VIII. — DÉSARTICULATIONS DES ORTEILS

Anatomie. — Les articulations métatarso-phalangiennes sont construites sur le même type que celles des doigts. Elles sont à un fort travers de doigt en arrière du pli digito-plantaire et leur position de repos est en hyperextension légère, en sorte que la tête métatarsienne (sur laquelle on marche) est saillante à la plante et qu'au dos le joint se sent au fond d'un creux angulaire, quand on imprime, en tirant sur lui, de petits mouvements à l'orteil.

L'*articulation du gros orteil* est fort analogue à celle du pouce. Il faut y noter le volume des *os sésamoïdes* dans le bourrelet glénoïdien, et retenir que l'externe, très saillant, s'engage sous la tête du deuxième métatarsien.

On est arrêté par la saillie des sésamoïdes si, pinçant le gros orteil de dos à plante entre pouce et index, on fait glisser les doigts vers la racine du membre : l'interligne est juste en avant de cette saillie. C'est de préférence au côté interne qu'il faut chercher ce joint avec l'ongle d'un doigt, tandis que de l'autre on imprime à l'orteil de petits mouvements de flexion, d'extension et surtout d'adduction ; on fait ainsi bâiller l'interligne entre les tubercules latéraux de la phalange et du métatarsien (ce dernier un peu plus saillant).

Je n'indiquerai le manuel opératoire que pour la désarticulation du gros orteil.

Désarticulation du gros orteil.

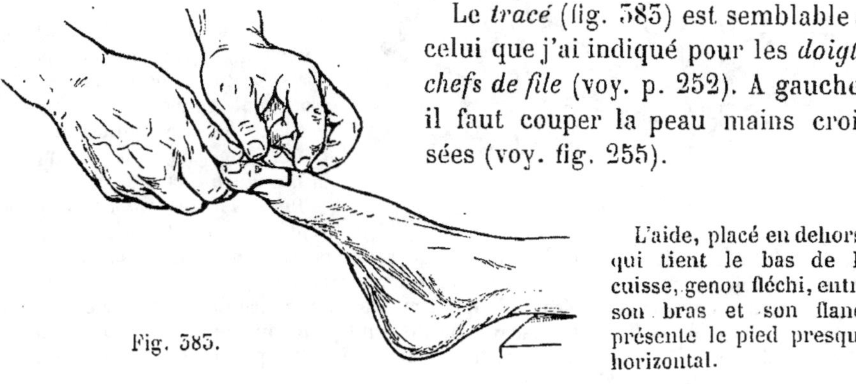

Le *tracé* (fig. 385) est semblable à celui que j'ai indiqué pour les *doigts chefs de file* (voy. p. 252). A gauche, il faut couper la peau mains croisées (voy. fig. 255).

L'aide, placé en dehors, qui tient le bas de la cuisse, genou fléchi, entre son bras et son flanc, présente le pied presque horizontal.

Fig. 385.

Taille du lambeau. — Le chirurgien, placé face aux orteils. saisit la première phalange de la gauche en pronation, pouce sous la pulpe, et mettant la pointe sur l'extrémité postérieure du trait dorsal, tire l'incision au côté externe du tendon extenseur propre, jusqu'au milieu de la face dorsale de la première phalange (fig. 384).

Après avoir tourné, en secouant la pointe, sur le flanc interne de la phalange, sous le durillon phalangettien, le chirurgien fait élever un peu le membre tout en fléchissant la tibiotarsienne et sur la plante de la première phalange, presque verticale devant lui, le pied renversé un peu vers la gauche. il traverse obliquément cette plante. de la pointe secouée, pour arriver à la commissure (fig. 385).

Reprise dorsale. — Le pied est alors présenté par l'aide horizontal, membre incliné en dedans, à droite de l'opérateur, qui saisit l'orteil de sa gauche en demi-pronation, pouce sur l'ongle, index sur la pulpe, le dos du médius appliqué sur le flanc du 2ᵉ orteil qu'il écarte, tendant la commissure. Manche haut, la lame est appliquée, près de sa pointe, dans l'extrémité gauche, visible, de l'incision plantaire (fig. 386); abaissez le manche et du tranchant coupez en rétrogradant, de la commissure à l'interligne, où l'on rejoint la première incision.

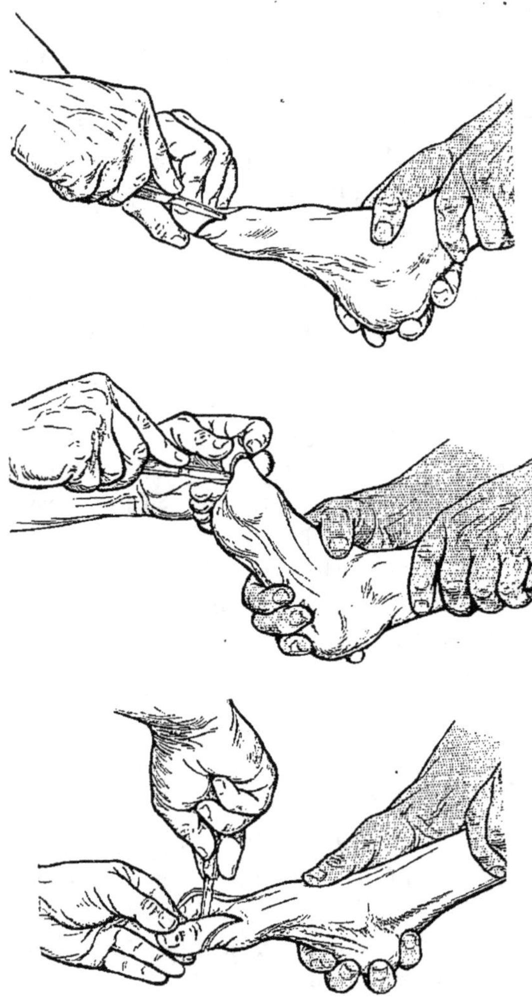

Fig. 384, 385 et 386.

Disséquer le lambeau. — Jambe horizontale, pied à angle droit, plante face à l'opérateur, l'aide saisit de sa droite la 2ᵉ phalange, comme une fileuse prend un fuseau et tient l'orteil *vertical*, sans flexion ni surtout extension. Le chirurgien écarte le lambeau plantaire pincé entre les ongles des pouce et index gauches (pouce dessus) et le dissèque jusqu'au nœud articulaire, en tenant le bistouri comme une plume, lame parallèle à l'os (p. 102, fig. 139 et 140).

Puis *coupez le tendon fléchisseur.*

Désarticuler. — Jambe horizontale, l'avant-pied est abaissé par équinisme; l'aide de son pouce droit écarte la lèvre gauche de l'incision. Le chirurgien applique sa lame, engagée de 2 cm., verticale, à plat contre la face latérale gauche de la phalange, tranchant vers le métatarsien, et il suit cette face en rétrogradant jusqu'à sentir le tubercule de la phalange et le dépasser un peu (fig. 387).

Le tubercule phalangien étant franchi, de la gauche on fléchit un peu l'orteil et on l'écarte vers la droite, pour faire bâiller un peu l'articulation à gauche; et l'on tourne transversalement la lame, tranchant à droite pour traverser l'articulation et couper, en sciant verticalement (2 cm. de lame) les ligaments dorsaux et le tendon extenseur, fixé par le pouce gauche appliqué à son bord gauche (fig. 388).

Le ligament latéral étant coupé, le chirurgien fléchit l'orteil et le tord de gauche à droite, en même temps que de la pointe, lame à peu près horizontale, il rase le bord palmaire de la phalange de droite à gauche, à petits coups répétés, pour désinsérer le bourrelet gléno-sésamoïdien (fig. 389).

Il faut, en effet, laisser dans le lambeau ces os sésamoïdes, sur lesquels appuie la tête du métatarsien dans la station debout et dans la marche.

La tête métatarsienne est très volumineuse et, portant à la fois sur le sol et dans la chaussure, doit être recouverte par une peau souple et mobile, sans cicatrice soit plantaire, soit dorsale. C'est pour cela que le procédé « chef de file » que je viens de décrire, est le meilleur; est en particulier préférable à la raquette symétrique.

Si l'on n'a pas, sur le vivant, assez de peau pour recouvrir la tête osseuse sans tension, il vaut mieux se donner du jeu en réséquant cette tête. Cela gêne, sans doute, l'appui du pied sur le sol, mais bien moins qu'on ne l'a dit.

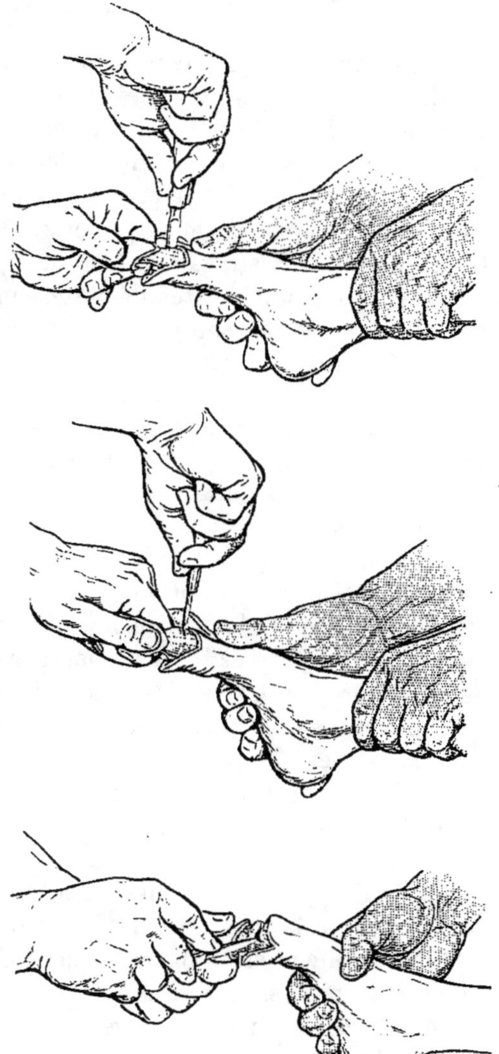

Fig. 387, 388 et 389.

IX. — OPÉRATIONS SUR LE MÉTATARSE ET LE TARSE

Topographie générale du squelette du pied. — Quelle que soit l'opération pratiquée sur le tarse et le métatarse, il faut repérer les mêmes saillies osseuses. Les détails seront donnés pour chaque désarticulation en particulier.

L'*arrière-pied* est formé par deux os superposés, l'*astragale* et le *calcanéum*; leurs extrémités antérieures sont dans le même plan frontal : celle de l'astragale en haut et en dedans; celle du calcanéum en bas et en dehors. L'extrémité postérieure du calcanéum, sur laquelle se fixe le tendon d'Achille, déborde en arrière, de 3 à 4 cm., pour former la saillie du talon. L'astragale est emboîté dans la mortaise tibio-tarsienne; sur ses flancs descendent les malléoles, l'externe (péroné) étant plus pointue, plus basse et plus postérieure. Sur le pied à angle droit, l'extrémité antérieure de l'astragale est à un doigt en avant du bord antérieur du tibia.

Le *tarse antérieur* est à une seule rangée en dehors, à deux rangées en dedans.

En dehors, le *cuboïde* prolonge en avant le calcanéum et il porte *deux métatarsiens*, le quatrième et le cinquième. — Le *cinquième* se prolonge en arrière de l'articulation par un fort tubercule où s'insère le court péronier latéral. Ce tubercule est la seule saillie, souvent marquée par un durillon, que l'on trouve au bord externe du pied, vers la plante.

En dedans, le *scaphoïde*, large d'un travers de doigt, est interposé entre l'astragale et les *trois cunéiformes, qui portent chacun un métatarsien*.

En arrière et vers la plante, le scaphoïde fait une très forte saillie au sommet de la voûte interne du pied (*tubercule du scaphoïde*).

Rien de saillant sur le premier cunéiforme, en avant duquel le bord interne du pied est constitué par le *premier métatarsien*. A l'extrémité postérieure de celui-ci, vers la plante, est une saillie, le *tubercule*, qui borde plus fortement que sur le reste de la circonférence le sillon de jonction entre la diaphyse et l'épiphyse.

Exploration du squelette du pied. — *1° Recherche de l'interligne cunéo-métatarsien du premier orteil*. — La jambe étant présentée par l'aide horizontale, on prend l'avant-pied, doigts

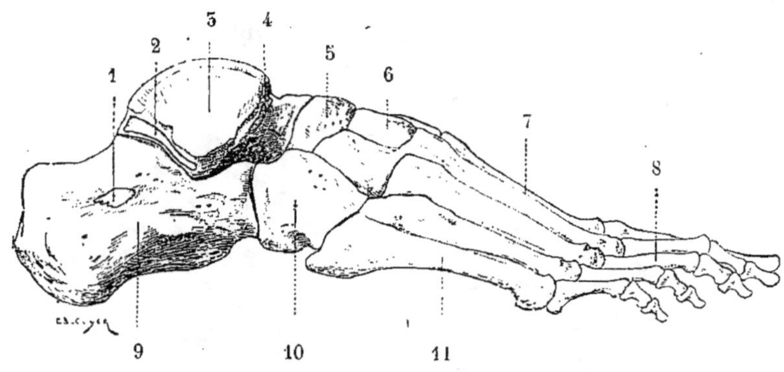

Fig. 390. — Squelette du pied, bord externe.

1 et 9, calcanéum ; 3, facette malléolaire péronière de l'astragale ; 4, col de l'astragale ;
5, scaphoïde ; 6, deuxième cunéiforme, en dedans duquel on devine le premier cunéiforme ;
7, deuxième métatarsien ; 8, phalanges ; 10, cuboïde avec sa gouttière pour le long péronier
latéral ; 11, cinquième métatarsien, avec son volumineux tubercule postérieur. Entre le
calcanéum et l'astragale, derrière la facette malléolaire de celui-ci, est 2, interligne calca-
néo-astragalien postérieur ; en avant duquel on voit l'excavation calcanéo-astragalienne.

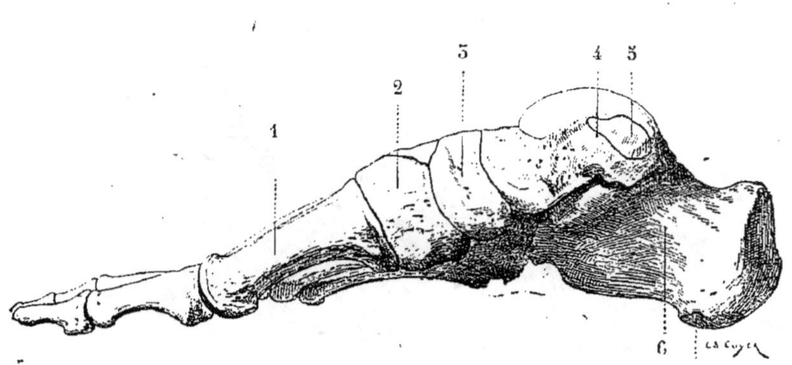

Fig. 391. — Squelette du pied, bord interne.

1, premier métatarsien ; 2, premier cunéiforme ; 3, scaphoïde ; 4, astragale, avec sa facette
malléolaire tibiale, 5, qui surplombe la petite apophyse du calcanéum ; au-dessus de celle-ci
est l'articulation calcanéo-scaphoïdienne antérieure, continue avec la médiotarsienne (astragalo-scaphoïdienne) ; entre cette petite apophyse et le tubercule du scaphoïde la surface
inférieure de la tête de l'astragale repose sur le vigoureux ligament calcanéo-scaphoïdien,
qui à l'état frais complète la cavité articulaire. — A l'extrémité postérieure du premier
métatarsien, sous la plante, voir le « tubercule » du métatarsien, à mi-longueur du bord
interne du pied.

en dessous, en pinçant la racine du gros orteil entre le pouce et l'index de la main située en dehors de l'axe du sujet. On met le pied en équinisme léger et on l'incline un peu en dehors, pour exposer à l'œil la jonction des faces plantaire et interne du métatarsien. Avec la

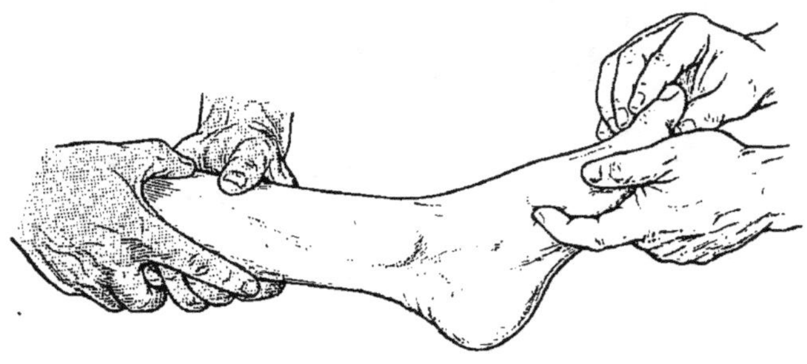

Fig. 392.

pulpe de l'index de la main située en dedans de l'axe du membre, en grattant de l'ongle, on suit cette face plantaire d'avant en arrière et on arrive ainsi à buter, vers la plante, sur le *tubercule du premier métatarsien* (fig. 382). L'interligne est à 2 ou 3 mm. en arrière, et l'ongle entre dans sa rainure.

Cet interligne est *à mi-longueur du pied*, mesurée entre la pointe

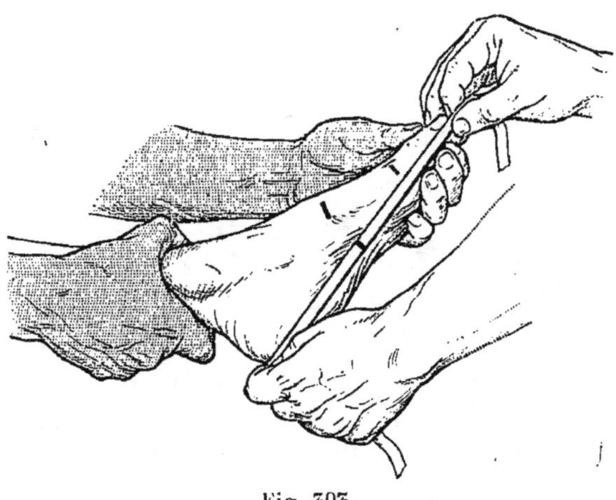

Fig. 393.

du talon et la pointe du gros orteil. On prend cette dimension avec un ruban (fig. 393) que l'on plie en deux et l'on voit, ce milieu étant marqué d'un trait noir, qu'il est à l'aplomb de l'articulation, elle aussi marquée d'un trait noir.

2° *Articulations du scaphoïde.* — Derrière l'interligne cunéo-métatarsien, la pulpe du doigt, continuant à progresser sous la voûte du pied, sent la surface du premier cunéiforme, puis le tubercule du scaphoïde, puis (sur un plan plus élevé) la malléole interne. Celle-ci surplombe l'articulation calcanéo-astragalienne antérieure et la petite apophyse du calcanéum.

Dans l'adduction du pied, le tubercule du scaphoïde s'efface, en s'enfonçant vers la plante et en se rapprochant de la petite apophyse du calcanéum; en même temps, la tête de l'astragale fait saillie au dos du pied.

Dans l'abduction, l'espace augmente, au contraire, entre le tubercule du sca hoïde et la malléole interne, et la tête de l'astragale vient faire saillie entre les deux.

L'interligne astragalo-scaphoïdien est en avant du tubercule du scaphoïde, qui le déborde d'environ 1 cm. vers la plante.

L'interligne scapho-cunéen est à un travers de doigt environ en avant de l'interligne astragalo-scaphoïdien.

3° *Interlignes intermétatarsiens.* — D'une manière générale, les extrémités postérieures des métatarsiens sont taillées en coin à arête inférieure. Ils s'articulent entre eux (le 2ᵉ avec le 1ᵉʳ cunéiforme et non avec le 1ᵉʳ métatarsien, voy. p. 240, amputation de Lisfranc). Ils sont antéro-postérieurs, très légèrement obliques en arrière et en dehors. Sur une coupe transversale, ils rayonnent en éventail à partir de la plante du pied, le premier (cunéo-2ᵉ métatarsien) étant vertical; le dernier (4ᵉ et 5ᵉ métatarsiens) étant incliné à 45° sur l'horizon.

4° *Interlignes intercunéen et cunéo-cuboïdien.* — Dans le sens vertical, ils rayonnent comme les précédents, mais dans le sens antéro-postérieur ils sont obliques en arrière et en dedans.

5° *Tubérosité du 5ᵉ métatarsien au bord externe du pied,* voy. p. 256.

6° *Au dos du pied*; on doit encore se repérer sur les saillies tendineuses : du *jambier antérieur,* oblique en bas et en dedans, croisant le scaphoïde pour descendre au flanc du 1ᵉʳ cunéiforme; de *l'extenseur propre du gros orteil,* au dos du 1ᵉʳ métatarsien.

7° *En arrière* on sent les malléoles (l'externe plus basse et plus postérieure) et entre elles l'interligne tibio-tarsien, en mortaise.

Position de l'aide et du sujet. — Le sujet étant tiré de façon que soient hors de la table la jambe et les deux tiers inférieurs de la cuisse, l'aide se place sur un des côtés et, le genou étant plus ou

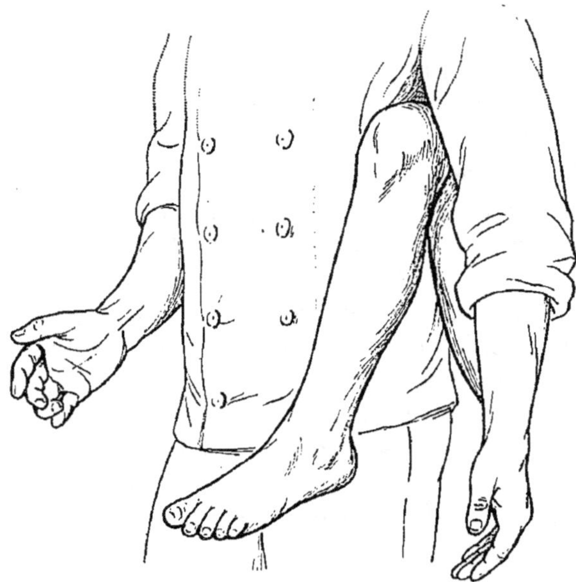

Fig. 394.

moins fléchi, il serre la cuisse, entre son coude et son tronc, d'autant plus loin du genou que le membre est moins fléchi; il a ainsi libres les deux avant-bras et les deux mains pour soutenir le jarret ou la jambe, pour saisir le pied ou rétracter la peau, pour présenter le membre dans l'attitude désirée par l'opérateur.

X. — DÉSARTICULATION DU PREMIER MÉTATARSIEN

Anatomie. — Le premier cunéiforme présente au métatarsien une surface pratiquement plane, ovalaire, à grand axe vertical. L'extrémité postérieure du premier métatarsien se termine à la plante par deux saillies, une interne (le *tubercule*, voyez p. 226) et une externe, très volumineuse, la *tubérosité*, qui fait suite au bord externe de l'os et se prolonge obliquement en arrière sous le deuxième métatarsien ; elle donne insertion au tendon du long péronier latéral.

Au dos du pied, l'*interligne* est oblique en avant et en dehors;

prolongé, il irait couper le cinquième métatarsien en son milieu.

Les *ligaments* ne sont pas résistants. En dedans, ils sont renforcés par une expansion du jambier antérieur. En dehors et à la plante, au contraire, il y a un faisceau puissant qu'il faut couper : le tendon principal du long péronier et son expansion au premier cunéiforme.

Exploration — Voyez p. 228.

Tracé. — Le tracé est une raquette à queue recourbée et à lambeau de chef de file en avant.

On part sur le tubercule du premier métatarsien, donc 2 à 3 mm. en avant du joint, près de la plante On monte sur le bord interne du pied presque verticalement (un peu obliquement en avant et en dehors, comme le joint) jusqu'au tendon extenseur, le long duquel on va d'arrière en avant jusqu'à mi-longueur de la première phalange, et en arrondissant on arrive à la plante à un doigt environ plus loin que le pli digito-plantaire ; on traverse obliquement cette plante jusqu'à la commissure; et sur cette commissure, en restant sur le doigt à enlever, on revient à la queue de la raquette, en un V très pointu, à 3 cm. environ en avant de son coude (fig. 395).

Règles générales. — Ainsi qu'il est dit p. 178, pour dénuder l'os puis le désarticuler, vous devez avoir la pointe du membre à votre gauche, donc être en dedans pour le membre droit, en dehors pour le membre gauche. C'est comme cela que vous serez bien placé pour « couper le cou » au métatarsien, c'est-à-dire pour sectionner les muscles courts, sésamoïdiens et le tendon fléchisseur, puis raser l'os d'avant en arrière.

Pour *tailler la peau en assurant directement le lambeau*, on peut se mettre tout de suite à cette place et opérer en commençant par la commissure plantaire, comme cela est représenté pour le cinquième métacarpien (voy. p. 184).

Ou bien on coupe la peau en se mettant à la pointe du membre, droit devant soi pour le côté droit, sous la main gauche pour le côté gauche (voy. p. 232). C'est ce manuel qui est représenté ici. On se met au côté du membre pour la reprise commissurale, et on y reste.

L'aide présente le pied comme il est dit p 230. Il se place en dehors.

On peut opérer en restant à la pointe du membre et dénuder l'os par le coup de Liston (voy. p. 190) : la saillie considérable de la tête vers la plante rend cette manœuvre difficile et il vaut mieux procéder par décollement.

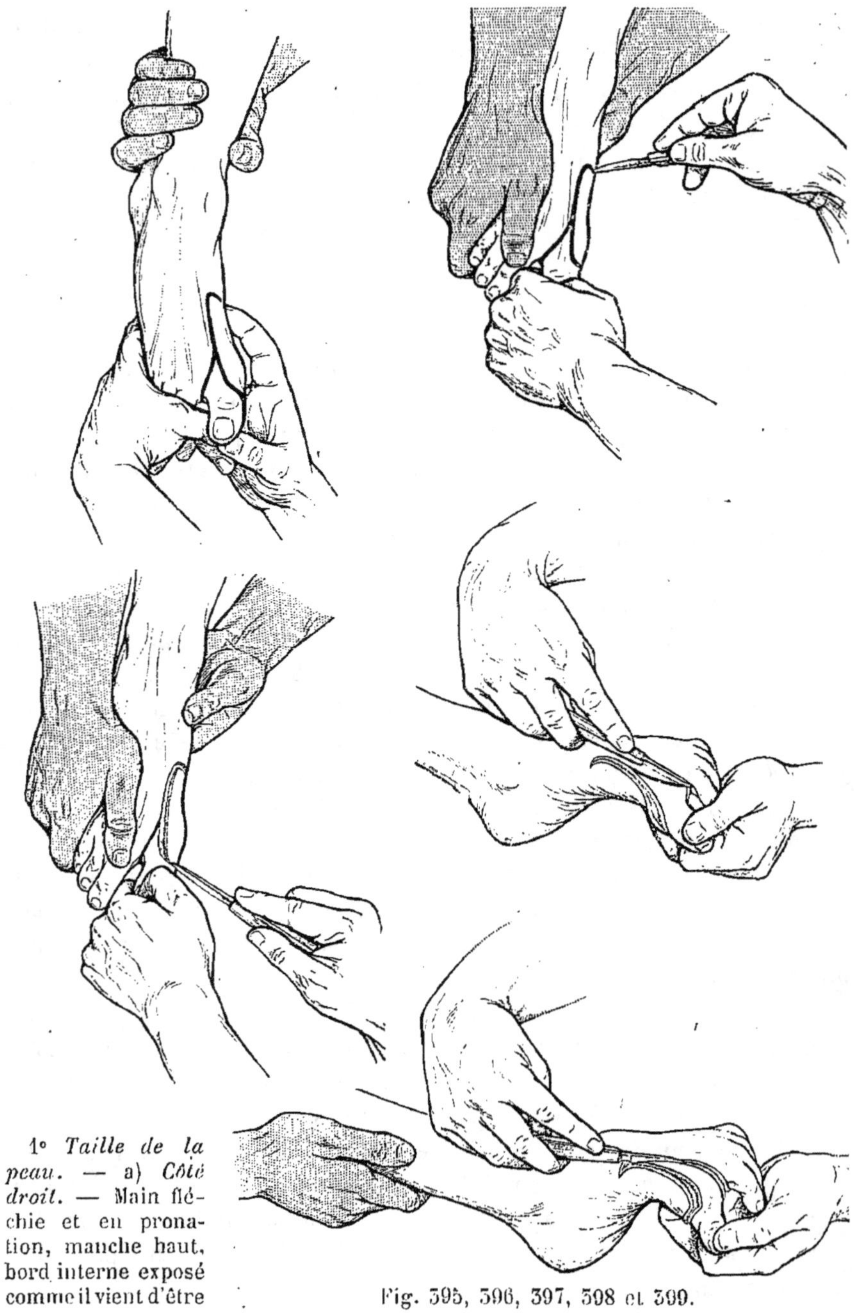

1° *Taille de la peau.* — a) *Côté droit.* — Main fléchie et en pronation, manche haut, bord interne exposé comme il vient d'être

Fig. 395, 396, 397, 398 et 399.

dit, placé droit au bout du membre, attaquez de la pointe, tranchant à gauche, perpendiculairement au bord du pied (fig. 596).

Après avoir tourné de la pointe, vous tirez l'incision droit jusqu'au milieu de la 1ʳᵉ phalange (fig. 597).

La taille du lambeau interne et plantaire, pied élevé, plante face à vous, puis le côté externe de la croupière, par reprise dorsale, en rétrogradant, se font comme pour la désarticulation du gros orteil seul (voy. p. 224).

b) *Côté gauche*. — Saisissez l'orteil, pouce sur l'ongle, de votre gauche en pronation, poignet fléchi, coude élevé, et vous exposez le bord interne du pied en portant en dehors (à votre droite) le pied renversé en dehors. De la droite en pronation, croisée sous le poignet gau-

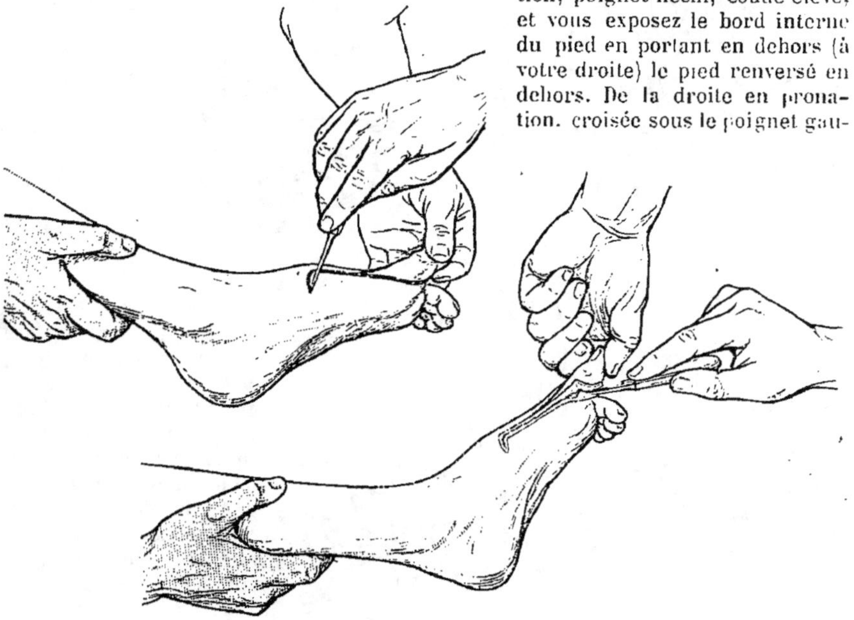

Fig. 400 et 401.

che, vous appliquez la pointe sur l'extrémité recourbée de la raquette (fig. 400).

D'un côté comme de l'autre, après avoir tourné de la pointe sur l'angle arrondi de la queue, vous tirez droit jusqu'au milieu de la 1ʳᵉ phalange, tenue dans la rectitude, sans flexion ni extension (fig. 597).

Puis, relevant le pied, plante face à vous, vous tournez et coupez la face plantaire comme pour la désarticulation du gros orteil (fig. 401).

Vous repassez dans l'incision, dans le même ordre, pour libérer partout la peau, et cela fait, l'aide abaissant le pied qui redevient horizontal, vous vous déplacez pour avoir les orteils à votre gauche (donc vous êtes en dehors du membre). Alors (fig. 598) votre gauche, qui n'a pas lâché l'orteil, est en supination ; elle l'écarte à gauche et le fléchit, tandis que votre médius, de la pointe, maintient la face interne du 2ᵉ orteil, et sur la peau commissurale ainsi tendue vous coupez, du talon à la pointe, le bord externe de la croupière.

Au passage, ou dans un second coup semblable pour libérer la peau, vous *coupez au ras de cette peau le tendon extenseur* (fig. 599), tendu sur l'os par flexion de l'orteil (au besoin, vous le chargez, voyez p. 297).

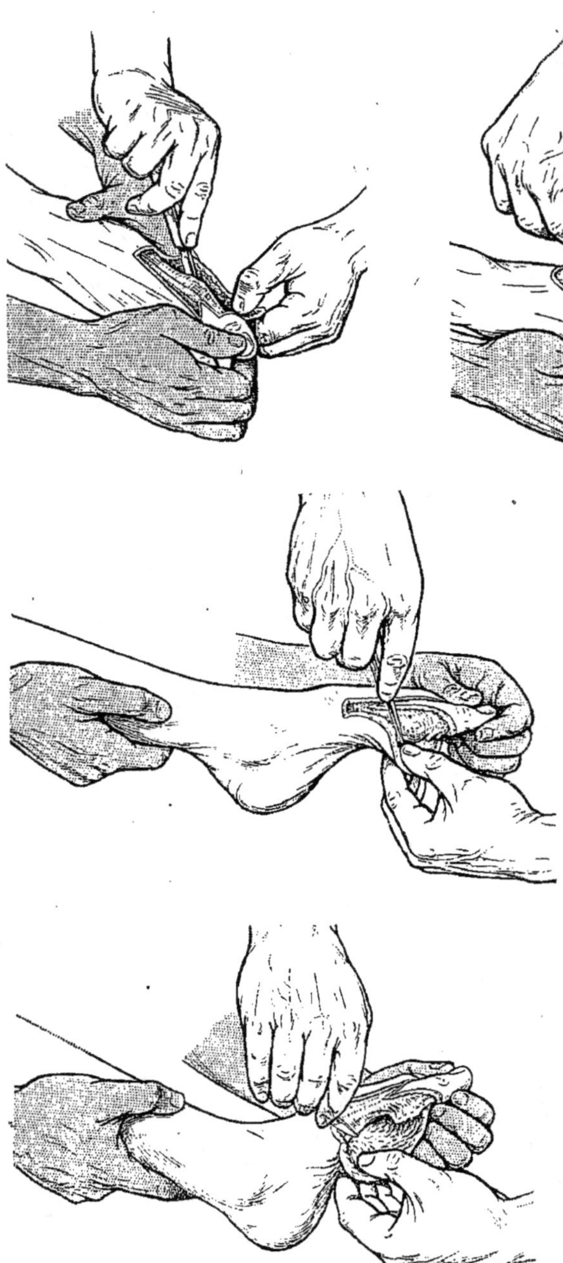

Fig. 402, 403, 404 et 405.

*2° Dénuder le métatar-
sien.* — *A gauche*, placé
en dehors du membre,
vous commencez par dénu-
der de bout en bout le flanc
interosseux. D'abord, vous
coupez le ligament inter-
métatarsien entre les têtes
du 1er et du second et,
écartant alors ces têtes de
votre pouce formant coin,
vous isolez l'os sésamoïde
externe : il s'engage un
peu sous le 2e métatarsien,
où vous envoyez la pointe
en éloignant de vous le
manche incliné du bistouri
(cf. fig. 403, côté droit).
Puis, d'un coup de gauche
à droite, vous séparez des
chairs, en le rasant avec
2 cm. de pointe, le flanc
interosseux du métacar-
pien.

Vous libérez alors la
face interne. Pour cela,
vous confiez l'orteil à l'aide
qui, de sa gauche, le tient
horizontal, et vous décollez
jusque sous la tête du métatarsien le lambeau digito-plantaire, lame à plat

entre la peau et l'os (cf. fig.
402, côté droit). Parvenu,
sous cette tête, à l'insertion
des muscles sésamoïdiens
internes, vous tournez le
tranchant contre l'os et
vous *coupez la gorge* du
métatarsien (fig. 404). Puis,
le lambeau pris entre pouce
et index, la lame à plat
contre l'os, en un ou deux
coups tirés de bout en bout,
avec environ 2 cm. de pointe, vous décollez les chairs,
jusqu'au joint articulaire,
où vous entrez de dedans
en dehors (fig. 405).

A droite, les temps sont
les mêmes, mois vous com-
mencez par le lambeau
plantaire et interne et, placé
en dedans du membre. vous
entrez dans le joint de dehors en dedans (fig. 406).

3° *Désarticulation.* — Ce
temps s'exécute selon les
mêmes principes que pour
les désarticulations méta-
carpo-phalaugiennes. Vous
appliquez la lame, de champ,
contre le métatarsien, vous
tournez transversalement
(ou plutôt selon l'obliquité
de l'interligne) et vous terminez en tordant à gauche,
ce qui vous permet de couper devant vous, à petits
coups de pointe, le tendon
du long péronier et les
fibres ligamenteuses plantaires (fig. 408). Pour cette
torsion, vous avez beau-
coup de force si vous tenez
l'orteil fléchi à angle droit
dans votre paume gauche.

A gauche (fig. 407) vous
entrez au flanc interne,
donc perpendiculairement
au bord du pied. Mais *à
droite* il faut, pour entrer

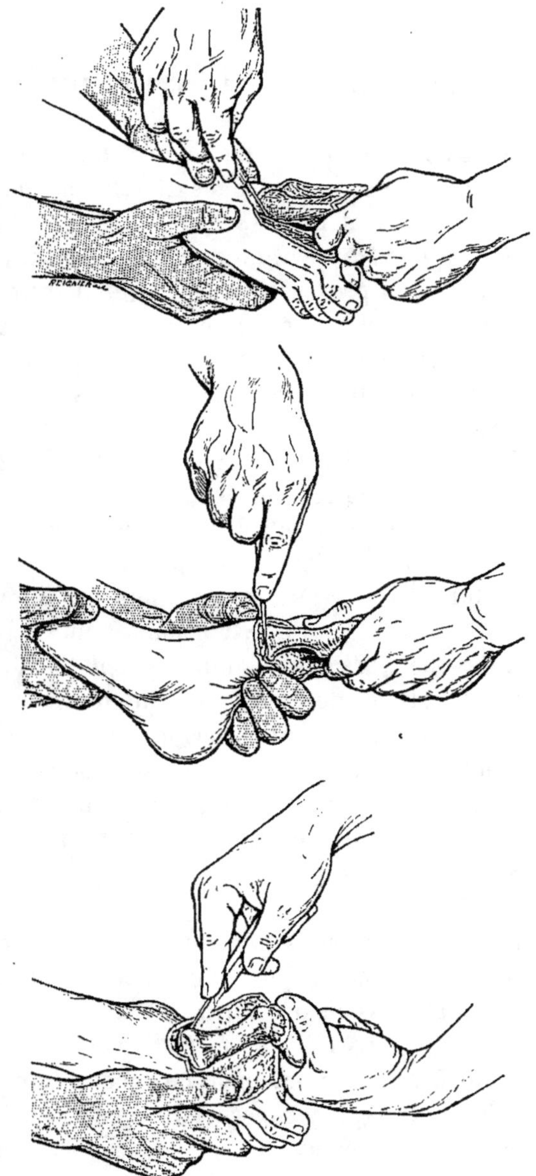

Fig. 406, 407 et 408.

au côté externe, que votre lame soit appliquée d'abord obliquement contre le flanc
du métatarsien, pour engager sa pointe sous le 2e (voy. p. 240 et 241, fig. 415 et 416).

XI. — DÉSARTICULATION DU 5e MÉTATARSIEN

Anatomie. — Le cinquième métatarsien s'articule : 1° en arrière, avec le cuboïde; 2° en dedans avec le quatrième métatarsien. Ces deux articulations sont planes.

Le *plan cuboïdo-métatarsien* est vertical, oblique en avant et en dedans, à peu près à 45°; prolongé, il irait couper le premier métatarsien à mi-longueur. Son entrée au bord externe du pied est débordée en arrière d'un bon centimètre par la forte *tubérosité du cinquième métatarsien*, à laquelle s'insère le puissant tendon du court péronier latéral.

Celui-ci est, pour le chirurgien, le seul *ligament* important. Les ligaments plantaires sont solides; les fibres dorsales sont renforcées par le tendon du péronier antérieur; mais on les coupe avec facilité.

Le *plan intermétatarsien*, pratiquement antéro-postérieur, est un peu oblique en arrière et en dehors et surtout oblique en haut et en dehors, incliné sur l'horizon à 45°. Comme je ne décrirai pas l'ablation des métatarsiens du milieu (dont l'articulation postérieure sera étudiée à propos de l'opération dite de Lisfranc, p. 240), je dirai à ce propos que les extrémités des métatarsiens sont cunéiformes à arête inférieure et que les joints correspondants forment un éventail divergent à partir de la plante du pied. Entre le deuxième et le premier cunéiforme (voyez opération de Lisfranc), le plan est vertical; les suivants s'inclinent de plus en plus jusqu'au dernier (4e et 5e) qui est à 45°.

Ces articulations sont assujetties par des fibres dorsales sans importance et par de forts *ligaments interosseux plantaires*, situés en avant et au-dessous des surfaces articulaires.

Exploration. — La face dorsale du cinquième métatarsien est orientée presque directement en dehors. Elle forme au bord externe du dos du pied un plan superficiel, séparé de la peau par le seul tendon extenseur. Elle est débordée par les chairs plantaires (muscles propres du petit orteil) formant comme un matelas à la ligne de jonction entre la fine peau dorsale et l'épaisse peau plantaire. En la suivant d'avant en arrière avec la pulpe de l'index (fig. 409), on aboutit à la tubérosité, toujours très saillante, souvent marquée par un durillon, derrière laquelle on tombe dans un creux. Celui-ci répond à la face

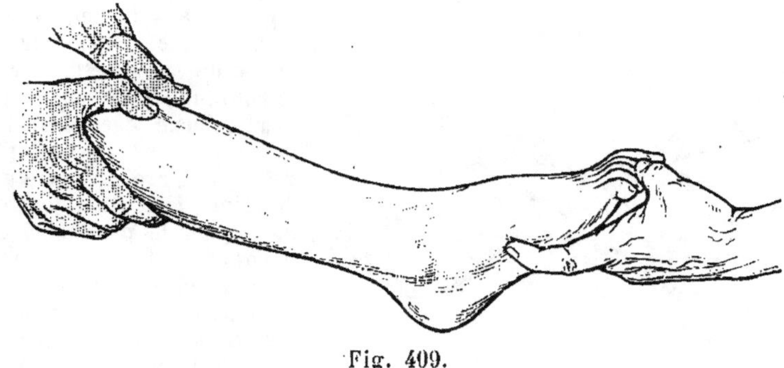

Fig. 409.

externe du cuboïde. L'entrée du joint est, au bord externe du pied,
à 1 cm. en arrière de cette tubérosité.

Tracé. — C'est une raquette à queue droite, avec un petit lambeau interne sur le dos de la première phalange.

Partez à 1 cm. derrière la tubérosité du cinquième métatarsien, sur
la face tangible (donc vers le dos du métatarsien) et tirez droit jusqu'à

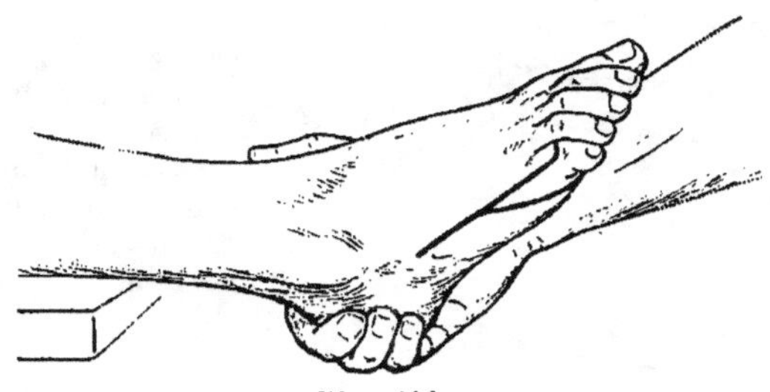

Fig. 410.

l'articulation phalango-phalangettienne. Là, tournez à angle droit (en
arrondissant) et descendez à la commissure. Fermez la raquette en
dehors en passant dans le pli digito-plantaire et en rejoignant la queue
dorsale à peu près au milieu de sa longueur.

Il faut que la queue de la raquette soit *sur l'os*, donc vers le dos
du pied, comme le représente la figure 410. de façon que la peau soit
coupée au-dessus des chairs plantaires, qui sans cela débordent de
façon très disgracieuse.

L'opération peut se faire soit par coup de Liston, soit par décollement. On opère avec le bistouri.

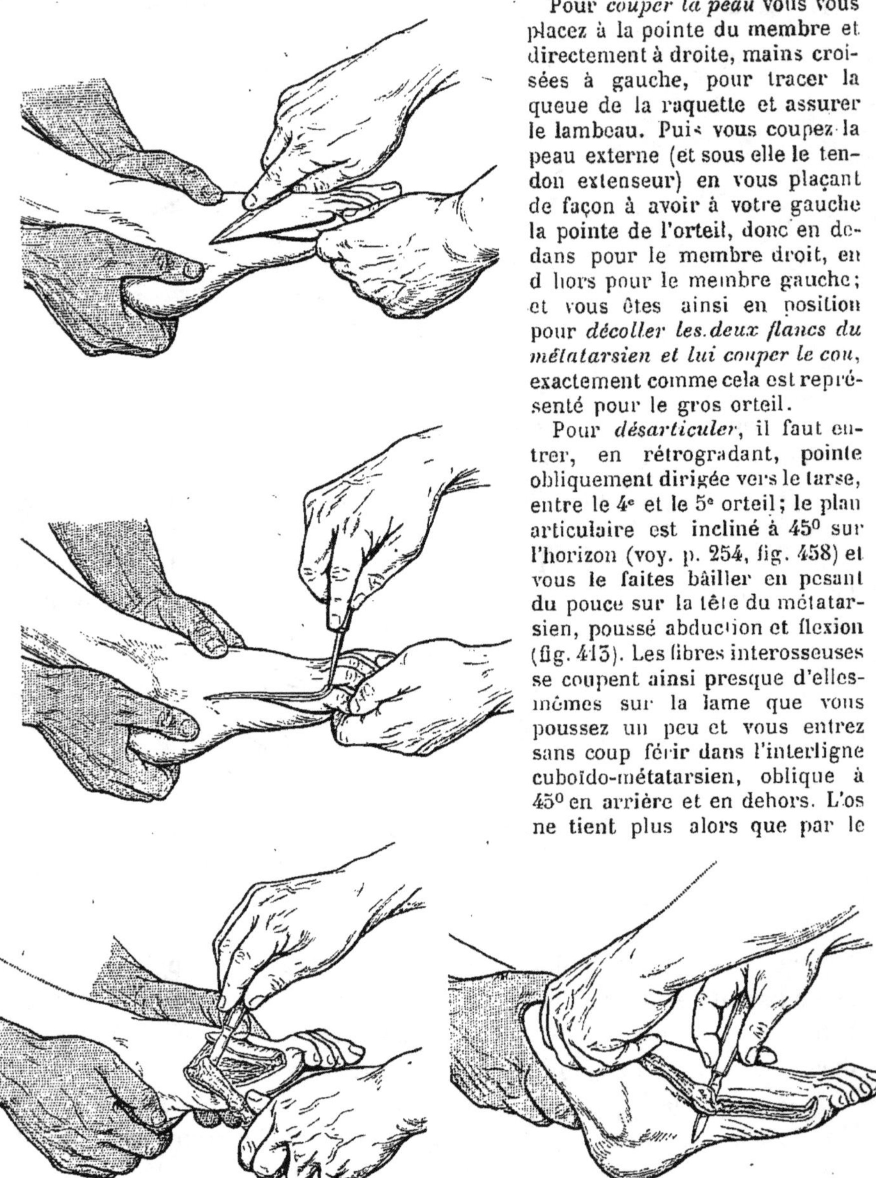

Pour *couper la peau* vous vous placez à la pointe du membre et directement à droite, mains croisées à gauche, pour tracer la queue de la raquette et assurer le lambeau. Puis vous coupez la peau externe (et sous elle le tendon extenseur) en vous plaçant de façon à avoir à votre gauche la pointe de l'orteil, donc en dedans pour le membre droit, en dhors pour le membre gauche; et vous êtes ainsi en position pour *décoller les deux flancs du métatarsien et lui couper le cou*, exactement comme cela est représenté pour le gros orteil.

Pour *désarticuler*, il faut entrer, en rétrogradant, pointe obliquement dirigée vers le tarse, entre le 4ᵉ et le 5ᵉ orteil; le plan articulaire est incliné à 45° sur l'horizon (voy. p. 254, fig. 458) et vous le faites bâiller en pesant du pouce sur la tête du métatarsien, poussé abduction et flexion (fig. 413). Les fibres interosseuses se coupent ainsi presque d'elles-mêmes sur la lame que vous poussez un peu et vous entrez sans coup férir dans l'interligne cuboïdo-métatarsien, oblique à 45° en arrière et en dehors. L'os ne tient plus alors que par le

Fig. 411, 412, 413 et 414.

tendon court péronier, que vous recevez sur le tranchant dirigé vers vous, orteil rabattu sur le dos du pied (fig. 414).

XII. — DÉSARTICULATION TARSO-MÉTATARSIENNE
(dite de Lisfranc)

Anatomie. — Il faut savoir :

1° Quelle est au dos du pied la situation exacte des interlignes ;

2° Qu'outre les ligaments dorsaux de ces interlignes, il y a un ligament puissant entre la face latérale externe du 1er cunéiforme et la face latérale interne du 2e métatarsien.

Notre premier acte pour désarticuler doit être de couper les ligaments dorsaux et d'entrer ainsi dans l'interligne ; cela fait, nous aurons à couper le ligament cunéo-métatarsien, et nous pourrons alors abaisser l'avant-pied, dont nous désinsérerons ainsi avec facilité les ligaments plantaires tarso-métatarsiens

1° *Interligne dorsal*. — Les métatarsiens sont articulés : en dehors, avec le cuboïde ; en dedans, avec les trois cunéiformes.

Le cuboïde porte les 5e et 4e métatarsiens. L'interligne du 5e est oblique à 45° environ en avant et en dedans ; prolongé, il croiserait à peu près en son milieu le corps du 1er métatarsien ; il est large de 10 à 15 mm. Il est débordé en arrière d'au moins 1 cm. par le tubercule du 5e métatarsien, où s'insère le court péronier latéral. Il se continue en dedans à angle très obtus avec l'interligne du 4e, à peu près transversal, et situé très légèrement en retrait.

Ce joint n'est pas sur le prolongement direct de celui qui sépare le 5e métatarsien du 3e cunéiforme, mais il aboutit un peu en arrière de lui, sur le flanc de 2 à 3 mm. par lequel le 3e cunéiforme déborde en avant le cuboïde. Là, il y a contact entre ce cunéiforme et le coin interne du 4e métatarsien, avec quelques fibres interosseuses peu puissantes.

L'interligne entre le 3e cunéiforme et le 3e métatarsien, large de 10 à 15 mm., est transversal. Prolongé, il tombe franchement sur la base du 2e métatarsien, laquelle est enclavée entre les 3 cunéiformes de la façon suivante :

Ces trois os forment une mortaise, dont le fond est constitué par le 2e cunéiforme, dont les flancs sont constitués : l'interne, antéropostérieur, haut d'au moins un centimètre, par le 1er cunéiforme ; l'externe, haut de 5 à 6 mm. (mais plus variable dans sa hauteur),

oblique en avant et en dehors, par le 3e cunéiforme. Dans leur moitié
dorsale, les surfaces de cette mortaise sont articulaires ; dans leur
moitié plantaire, elles sont fixées au métatarsien par des fibres inter-

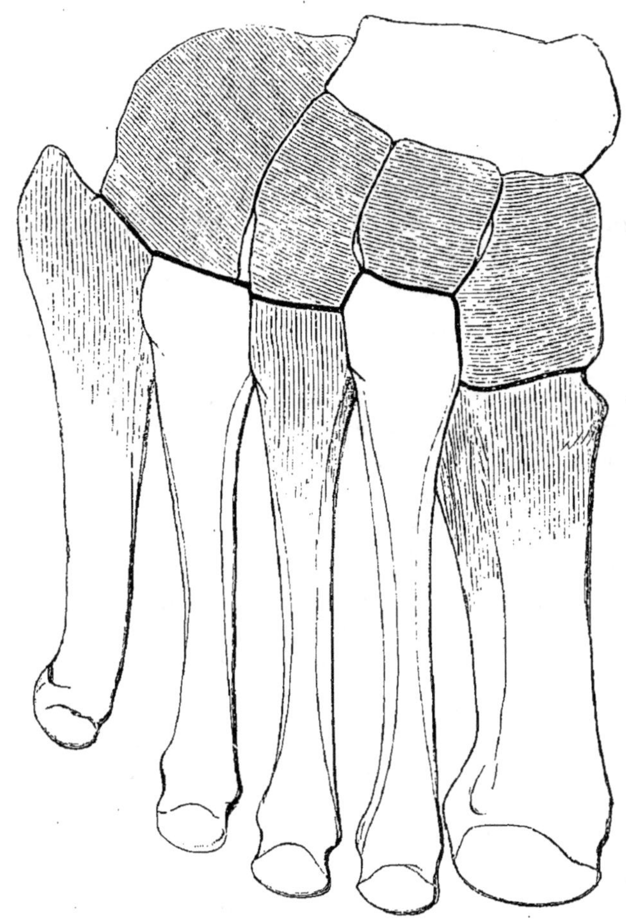

Fig. 415. — Interligne articulaire tarso-métatarsien, pied droit, face dorsale.
Parcourez-le, dans les deux sens, avec la plume sèche ou le crayon.

osseuses dont les externes sont faibles, dont les internes (1er cunéiforme, 2e métatarsien, ligament de Lisfranc) sont très puissantes.

L'interligne entre le 1er cunéiforme et le 1er métatarsien nous est
connu (voy. p. 230). Il est situé à 2 ou 3 mm. en arrière du tuber-

cule du 1ᵉʳ métatarsien, au flanc interne et plantaire de cet os. Au dos du pied, il est un peu oblique en avant et en dehors, allant croiser le 5ᵉ métatarsien à peu près à mi-longueur.

Les *ligaments* de ces jointures n'ont pas à être connus en détail. Au dos du pied, ils sont faibles et on les coupe transversalement. A la plante, ils forment un épais coussin fibreux, en connexion avec la gaine

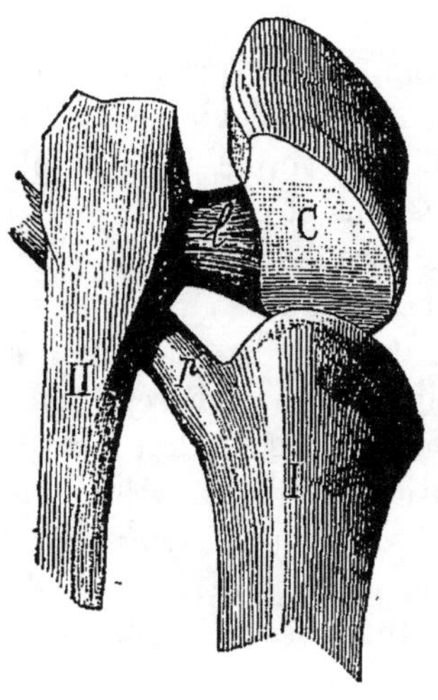

Fig. 416. — Partie interne de l'articulation tarso-métatarsienne *droite* disloquée.

C, 1ᵉʳ cunéiforme; I, 1ᵉʳ métatarsien; II, 2ᵉ métatarsien; *p*, tendon du long péronier attaché à la tubérosité du 1ᵉʳ métatarsien; *l*, ligament de Lisfranc, semblant allongé par l'écartement des os. — Le dos de la pointe du couteau doit s'appuyer sur *p* pour que le tranchant morde les fibres *l*.

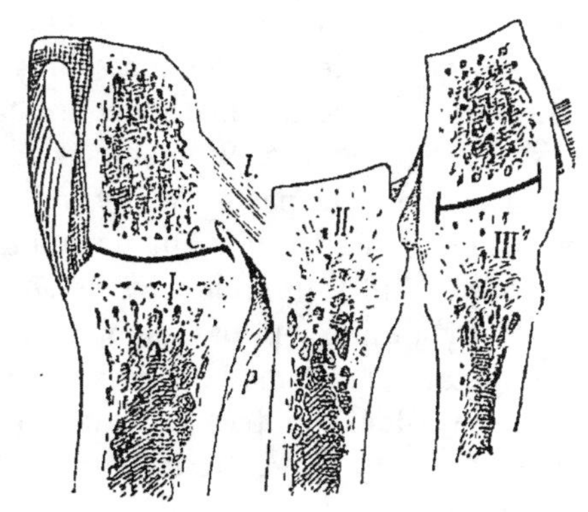

Fig. 417. — Sciage horizontal de la même articulation du côté opposé, le *gauche*.

Les lettres et les chiffres ont la même signification. Voyez *l* le ligament de Lisfranc ne donner que quelques fibres, sans intérêt pour le chirurgien, au 1ᵉʳ métatarsien; et, plus en dehors, se détacher des flancs du 3ᵉ cunéiforme des faisceaux qui s'avancent au métatarsien III sans négliger son voisin II ni son voisin IV non figuré. Ces faisceaux sont quelquefois assez forts pour exiger un coup de couteau.

du long péronier : il faut raser la face plantaire des métatarsiens pour les laisser dans le lambeau, comme il est dit p. 257.

Pour les tendons du court péronier et du jambier antérieur, voy. pp. 229, 231, 238.

2° *Ligament de Lisfranc.* — Il faut au contraire connaître avec précision le *mode d'union entre la base du 2ᵉ métatarsien et le flanc externe du 1ᵉʳ cunéiforme.* Le cartilage articulaire occupe la moitié dorsale des surfaces en contact; la moitié plantaire est occupée par un puissant ligament transversal. Tant que ce ligament n'est pas coupé, le métatarse tient solidement au tarse; on ne peut le couper que de bas en haut, le joint dorsal étant trop serré pour laisser pénétrer une lame de haut en bas. Cela se fait par le « coup de maître », qu'on ne peut donner correctement que si on se souvient des connexions exactes de ce ligament avec la base du 1er métatarsien et avec le tendon du long péronier latéral.

A sa partie postérieure, le flanc externe, à peu près vertical, du métatarsien, se continue avec l'élargissement de l'épiphyse et, s'inclinant ainsi un peu en dehors et en bas, se termine par l'apophyse du long péronier. Ce tendon, oblique en dedans et en avant, s'engage au bord externe du pied dans la gouttière du cuboïde, passe sous les extrémités des 5e et 2e métatarsiens et aboutit au 1er. Son apophyse d'insertion et la partie voisine de la face externe du 1er métatarsien s'engagent sous la face plantaire du 2e, ainsi qu'on s'en rend compte en supposant rapprochés les os représentés écartés sur la fig. 416.

Il n'y a qu'exceptionnellement articulation réelle entre le 1er et le 2e métatarsiens, mais il y a contact selon un plan long de 15 à 20 mm., dont l'entrée dorsale est oblique en arrière et en dedans, pour aboutir, de l'extrémité du 1er espace interosseux, à l'angle antéro-externe du 1er cunéiforme.

Pour y entrer une lame, il faut donc :

1º Diriger la pointe le long du flanc du 1er, l'axe de la lame oblique en arrière et en dehors comme pour viser la malléole péronière;

2º Incliner le plan de la lame (tranchant en haut), en haut et en dedans, comme pour viser la malléole interne.

Exploration. — Les *repères* sont :

1º Au bord interne du pied, le tubercule du 1er métatarsien, recherché comme il est dit p. 228 (fig. 392 et 393);

2º Au bord externe du pied, la tubérosité du 5e métatarsien, recherchée comme il est dit p. 237 (fig. 409).

On les sent simultanément avec les deux index de la façon suivante. Le pied étant présenté à peu près horizontal, le chirurgien empaume l'avant-pied des deux mains à la fois, pouce en travers, sur les têtes des métatarsiens, les trois derniers doigts sous la plante; et les index, légèrement fléchis, suivent de la pulpe le métacarpien correspondant, de la tête vers la base, à la jonction de l'os et des chairs plantaires.

Sur la fig. 418, on voit les doigts arrêtés sur ces repères, et on constate que l'interne est à environ deux travers de doigt en deçà de l'externe. Mais il est à noter que :

1° Le tubercule du 1ᵉʳ métatarsien est à 1 ou 2 mm. en deçà de l'interligne;

2° Qu'au contraire, la tubérosité du 5ᵉ métatarsien se prolonge d'un

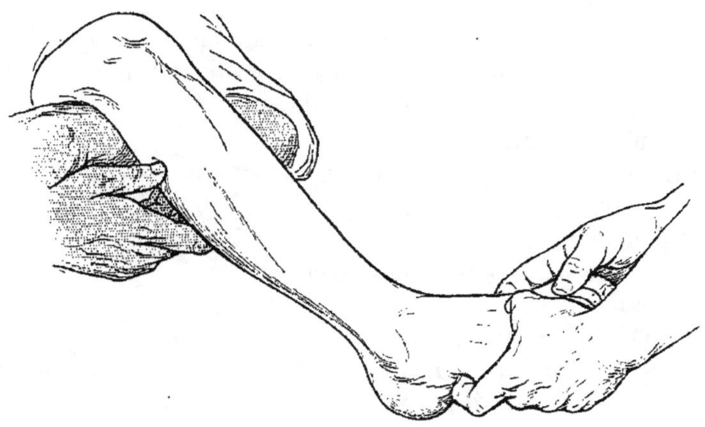

Fig. 418.

bon centimètre au delà de l'entrée de l'interligne cuboïdo-métatarsien.

Tracé. — C'est celui d'un *lambeau plantaire. Au dos du pied*, la ligne part sur le bord interne à 2 cm. en avant du tubercule du

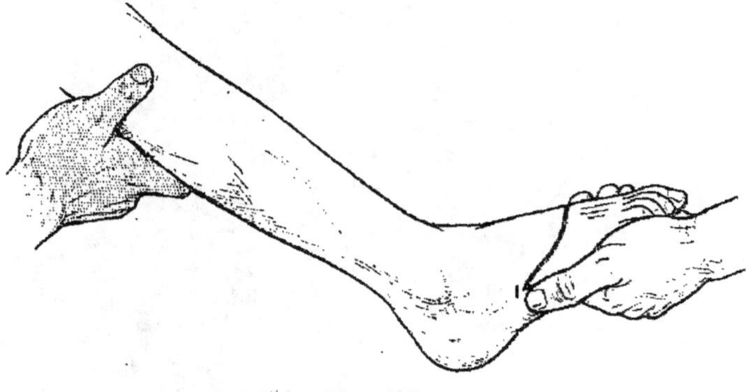

Fig. 419.

1ᵉʳ métatarsien, vers le dos du pied, un peu en dedans du tendon extenseur du gros orteil et non vers la plante; de là, elle est transversale jusque vers le milieu du 2ᵉ espace interosseux, puis elle se recourbe légèrement pour aller, au bord externe du pied, aboutir à peu près sur la tubérosité du 5e métatarsien (1 cm. en deçà pour les opérateurs adroits, le résultat est plus joli). Là aussi, elle reste vers le dos du pied, sur la face tangible de l'os, et n'entame pas les chairs plantaires (fig. 419).

Parti de ces deux extrémités, le *lambeau plantaire* suit d'un bout à l'autre, à chaque bord du pied, longitudinalement, le métatarsien correspondant et il s'arrondit à la limite de la plante, en allant presque jusqu'aux plis digito-plantaires.

Temps principaux de l'opération. — Il faut :

1° Couper la peau dorsale ;

2° Couper la peau plantaire, puis entailler les muscles correspondants jusque sous les têtes des métatarsiens ;

3° Désarticuler ;

4° Achever par transfixion le lambeau plantaire.

On opère avec un couteau à lame longue de 15 cm. et large de 1 cm., *à pointe rabattue*, ce qui est indispensable pour le « coup de maître ».

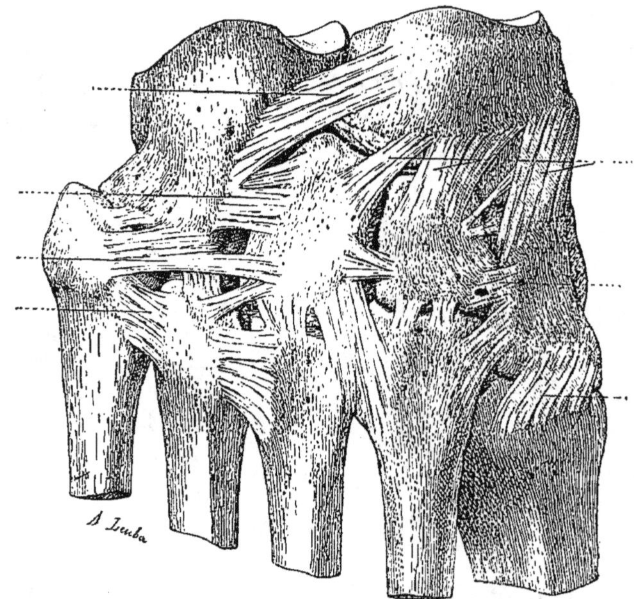

Fig. 420. — Articulations du tarse antérieur et tarso-métatarsiennes, vues par leur face dorsale.

Le membre est tiré hors de la table, et l'aide, placé en dehors, le présente comme il est dit p. 230.

1° *Taille de la peau dorsale.* — De sa gauche en supination, le chirurgien placé à la pointe du membre empaume la plante du pied, le pouce sur le repère de gauche, l'index sur le repère de droite, les pulpes un peu vers la face dorsale, qu'il va par conséquent tendre transversalement s'il serre les doigts. Il laisse en place celui qui jalonne le 5° métatarsien ; il porte de 2 cm. vers l'orteil celui qui jalonne le 1er (fig. 419 et 421).

L'aide applique la paume d'une de ses mains sur le cou-de-pied et du bord cubital tend la peau ; de l'autre main, placée derrière le mollet, il soutient le membre, pied horizontal (fig. 421).

Le chirurgien part à l'extrémité gauche de la guêtre dorsale, du talon, pointe en bas, index allongé sur le dos de l'instrument, manche haut (fig. 421), et en tirant il arrive au bord droit où il termine par une échappée de la pointe, manche presque verticalement en bas (fig. 422). Au départ, il a tordu un peu le membre vers sa droite ; à l'arrivée, il l'a tordu un peu vers sa gauche. En tournant autour de la face dorsale, il tient le couteau légèrement, en sorte que le manche tourne peu à peu entre les doigts et, à la fin, est tenu comme un archet, l'index ne s'allongeant plus sur le dos de la lame (fig. 421).

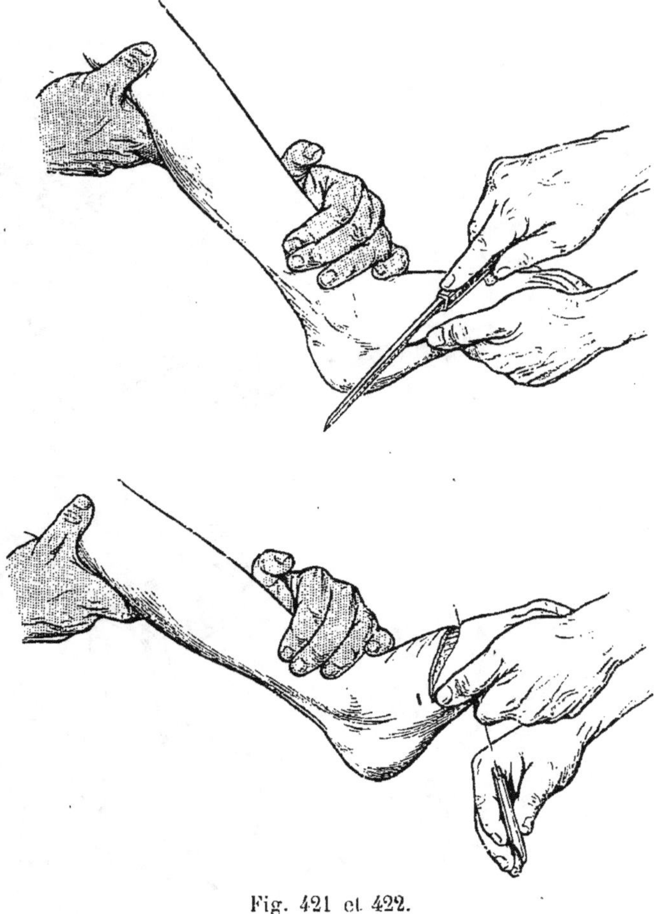

Fig. 421 et 422.

Si votre droite est un peu agile, vous pouvez alors, au ras de la peau que l'aide rétracte, couper le plan conjonctif et même les tendons dorsaux d'un coup d'archet rétrograde, de droite à gauche, de la pointe de la lame vers le talon.

2° *Taille du lambeau plantaire.* — L'aide déplace la main qui tenait le cou-de-pied et la place un peu au-dessus des malléoles, derrière la jambe, qu'il présente horizontale (fig. 423).

De sa gauche en flexion et pronation, pouce à la paume, doigts au dos, le chi-

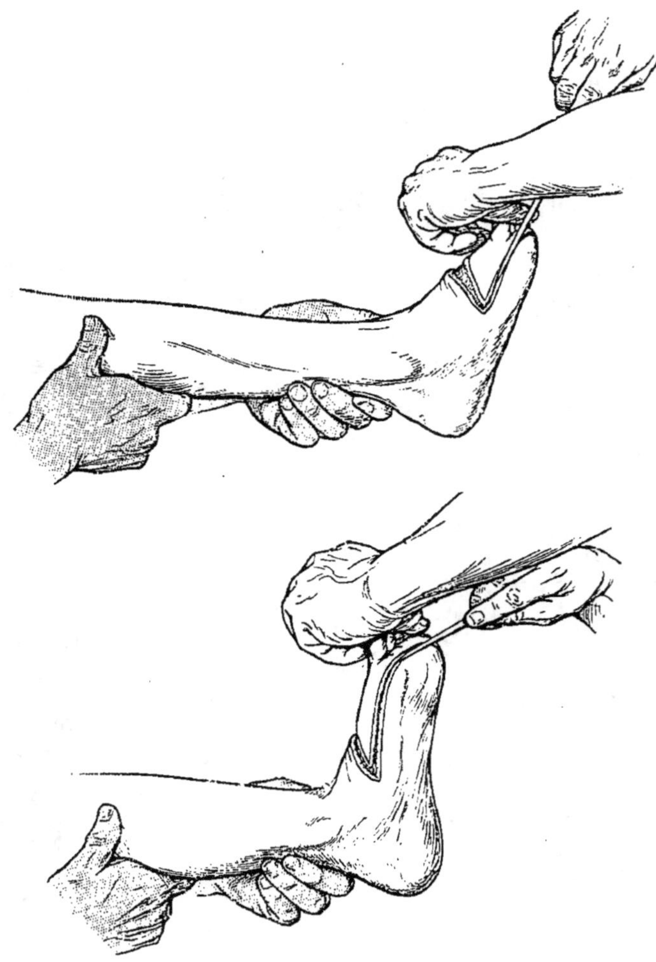

Fig. 423 et 424.

rurgien prend les orteils et, pied vertical, les porte en haut et en extension (position de la fileuse). Élevant le coude, il incline le pied à droite et sur le bord gauche ainsi exposé, la main droite sous la main gauche, il tire le long du pied, jusqu'au sillon digitoplantaire (fig. 423). Là, il tourne de la pointe, en même temps que de la gauche il ramène l'axe du pied à la verticale et il coupe la dure peau plantaire de la pointe, en sciant à petits coups, légèrement en biseau (fig. 424).

Il arrive ainsi au bord droit et, inclinant le pied à gauche par abaissement du coude, il le suit en rétrogradant jusqu'à rejoindre, de la pointe, l'extrémité correspondante de l'incision dorsale (fig. 425).

Dans ce mouvement, il faut avoir soin de raccorder très exactement l'angle des

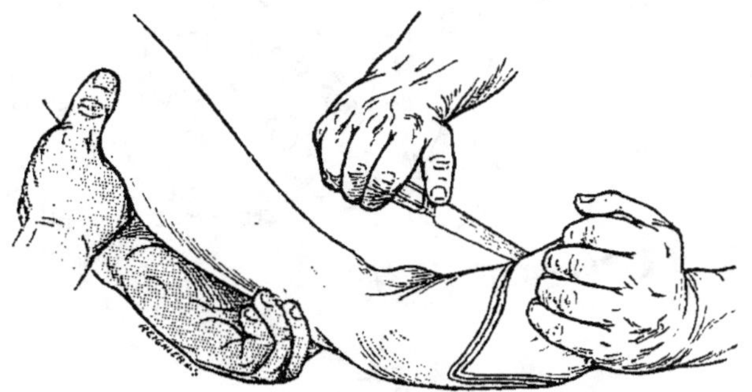

Fig. 425.

incisions dorsale et plantaire et d'y libérer complètement la peau. Il faut avoir un lambeau très large en avant, donc ne commencer à tourner que sur le flanc de la tête métatarsienne, et non avant d'y arriver, sur le col de l'os.

3° *Entaille du lambeau plantaire.* — De sa main qui soutenait le bas de la jambe, l'aide prend les orteils, pouce en dessus et, présentant la jambe horizontalement, les tient verticaux, sans hyperextension, ce qui ferait saillir les têtes vers la plante. Il incline le pied vers la droite de l'opérateur.

Celui-ci, ayant la plante droit devant lui, accroche de ses ongles (pouce sous la

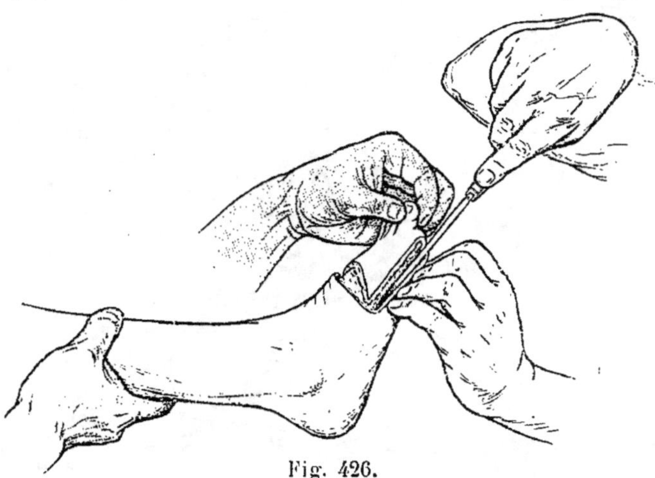

Fig. 426.

plante) la lèvre gauche de l'incision plantaire et, de sa droite en pronation, coude élevé, pique sa lame, aussi loin que possible, sous le ventre du métatarsien, à plat entre l'os et les muscles courts correspondants, et il tire droit, engageant 3 à 4 cm. de lame, jusqu'à ce qu'il arrive à la tête métatarsienne (fig. 426).

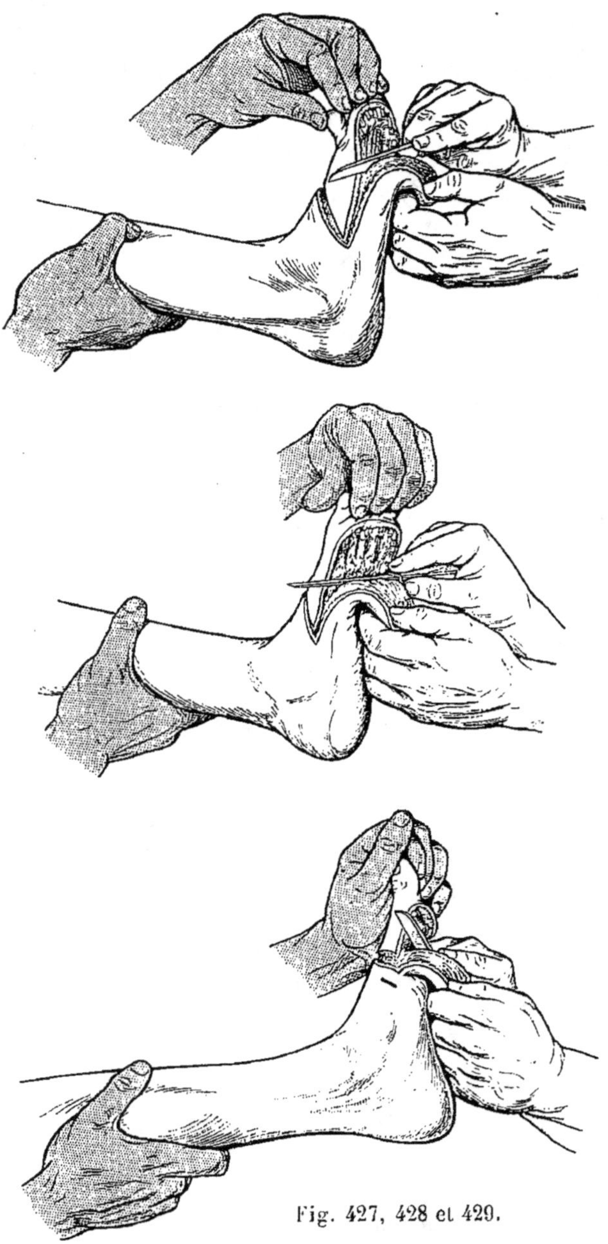

Fig. 427, 428 et 429.

Là, il tourne de la pointe et, accrochant avec le pouce le lambeau plantaire qu'il renverse, à pleine lame il coupe en biseau la graisse plantaire, jusqu'à bien dépasser les têtes métatarsiennes. N'oubliez pas que celle du 1er est très saillante à la plante et fort en avant de celle du 5e (fig. 427).

Cela fait, on incline la lame, tranchant vers l'os et par mouvement de scie, toujours à pleine lame, en suivant l'obliquité des interlignes métacarpophalangiens, on coupe le cou aux 5 métatarsiens, en ayant soin que la section des muscles soit complète au 5e et au 1er. Et on termine en rétrogradant, lame à plat sous l'os, sous le ventre du métatarsien de droite, que l'aide expose par inclinaison du pied à gauche (fig. 429).

Côté droit. — L'incision d'engagement commence sous le 5e métatarsien, et après avoir tourné de la pointe sur le flanc de cette tête, il faut, levant le coude, diriger la lame obliquement en haut et à droite, de la tête du 5e à celle du 1er (fig. 428), et dans cette direction on va :

1° En biseau vers la racine du membre, tant que l'on sent les têtes osseuses;
2° Perpendiculairement aux cols quand on les a dépassées.

La lame doit, pour ces mouvements, être engagée à plein tranchant, dépassant, de la pointe à gauche et du talon à droite, les bords correspondants du lambeau que du pouce gauche on abaisse, et l'on coupe par mouvement de scie.

Il faut avoir soin de bien désinsérer les muscles courts sous les deux métatarsiens extrêmes, sous le premier surtout, et de bout en bout, puis de décapiter en allant à fond jusqu'à l'os; sans quoi, quand on termine l'opération par transfixion plantaire il reste sur les bords deux languettes fort disgracieuses. Certains opérateurs conseillent d'entailler jusque sous la face plantaire de l'articulation, de façon à éviter toute transfixion : ils sacrifient ainsi les tissus fibreux qui fournissent en arrière le matelas musculo-tendineux (ce qui est moins important il est vrai que pour la désarticulation de Chopart) et en outre la netteté de coupe est moindre.

Côté gauche. — L'incision d'engagement commence sous le 1er métatarsien, dont on n'oubliera pas que la tête est très grosse, plus difficile à contourner que celle du 5e. Quand on l'a contournée, on abaisse le coude pour que, le talon visant la tête du 5e, la lame soit oblique en bas et à droite (fig. 429), et c'est dans cette direction qu'elle doit rester pour les contourner, puis leur couper le cou.

[Les débutants font cette libération en plusieurs coups, les opérateurs exercés en un seul coup. On voit que c'est le même mouvement que pour libérer et décapiter le 1er métacarpien].

Avant de désarticuler, ayez soin de *libérer complètement la peau dorsale,* en vous assurant : 1° que tous les tendons sont coupés; 2° que, la peau étant bien rétractée par l'aide, les deux jointures extrêmes, surtout celle du 1er métatarsien, sont largement accessibles au dos *et au bord du pied.* Si la peau manque de souplesse et si l'aide ne rétracte pas avec habileté, les débutants feront bien de décoller cette peau en manchette, sur 1 à 2 cm., surtout sur le 1er cunéiforme et aux angles de jonction dorso-plantaire.

Cette libération est évidemment beaucoup plus facile si votre incision dorsale commence au bord correspondant du pied près de la plante. Mais vous avez ainsi, surtout en dedans où le 1er cunéiforme fait une très forte saillie, un mauvais résultat : l'os n'est pas recouvert, et le lambeau plantaire, étroit à la base, est fort disgracieux. En dehors, où le tubercule du 5e métatarsien déborde en arrière le cuboïde taillé en biseau, l'inconvénient est léger, mais en dehors il est considérable; il faut que l'angle cutané fasse une petite poche, dans laquelle se cachera la saillie osseuse.

Pour rétracter la peau, l'aide peut agir avec le bord cubital de la main, appliqué transversalement sur le dos du pied, comme cela est représenté figure 421, au moment de l'incision cutanée. Il peut aussi, comme cela est représenté sur les figures suivantes, agir avec les deux pouces appliqués sur le dos du pied, doigts sous le calcanéum. Il tient le bas du fémur entre un de ses bras (gauche pour le côté droit; droit pour le côté gauche) comme cela est représenté page 230, figure 394, de façon à avoir les deux mains libres. Le genou est fléchi à angle aigu en sorte que la jambe pende presque verticalement et que le dos du pied soit presque horizontal devant l'opérateur. Le genou est très mobile, et l'opérateur peut ainsi faire varier facilement l'obliquité de la jambe.

4° Désarticuler. — Côté droit. — Le pied étant à angle droit et assez bas, vous empaumez de votre gauche l'avant-pied, pouce dessus; de votre

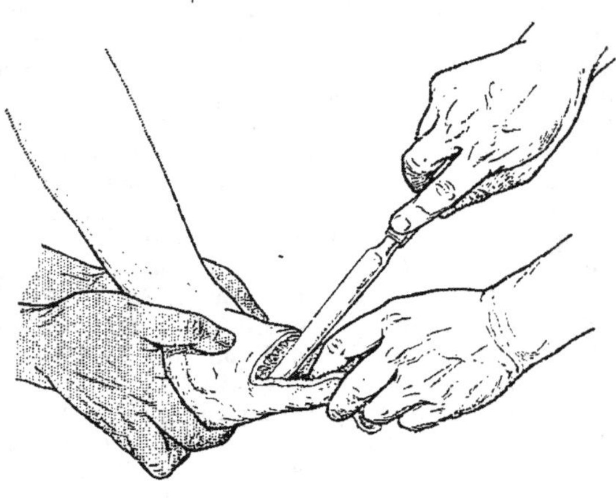

index, vous jalonnez la face dorso-externe du 5e métatarsien et en deçà de cet ongle, manche haut, vous appliquez contre le tubercule de ce 5e le plat de la pointe engagée d'environ 2 cm., tranchant rétrograde (fig. 450) et vous suivez l'os, dans cette direction, jusqu'à ce que vous manque son appui, pied légèrement en varus. A ce défaut, tournez à angle droit, tranchant à droite et coupez le tendon du court péronier.

Fig. 450.

Pesez alors, de votre gauche, sur l'avant-pied légèrement en varus; et tranchant à 45° environ vers vous, visant le milieu du 1er métatarsien, entrez entre le cuboïde et le 5e métatarsien (fig. 451). Votre pointe, très légèrement secouée au contact du métatarse, est arrêtée par la toute petite saillie (1 mm. environ) du bec interne du 4e métatarsien : portez-le donc, sans effort, de 1 mm. au delà; en coupant transversalement vous allez encore être arrêté, contre l'angle du 2e cunéiforme cette fois : portez-vous maintenant en deçà, c'est-à-dire vers vous, de 2 mm. environ et traversez transversalement, jusqu'à la butée contre le flanc du 2e métatarsien (fig. 452). Abandonnez celui-ci, et passez au 1er. Dans toute cette

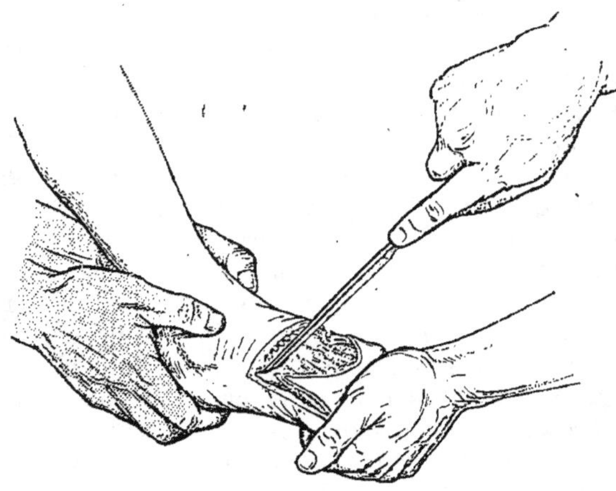

Fig. 451.

traversée, agissez sans aucune force, en serpentant dans l'interligne que vous faites bâiller par équin varus de l'avant-pied; la lame est à peu près verticale et n'agit presque que par son poids.

Pour plus de sûreté, repérez si vous voulez avec le pouce gauche le tubercule inféro-interne du 1ᵉʳ métatarsien ; appliquez contre lui, pointe en l'air, à plat, le tranchant rétrograde du talon, avant-pied abaissé en valgus pour faire bâiller le joint, et à 2 ou 3 mm. derrière ce tubercule tournez à angle droit, tranchant dans l'interligne où il coupe le ligament interne et l'expansion du jambier antérieur. Et suivez ensuite l'interligne au dos du pied, en relevant le manche, ce qui abaisse la pointe, avec laquelle vous visez le milieu du 5ᵉ métatarsien (fig. 453).

C'est le moment d'ouvrir le joint entre le 2ᵉ métatarsien et le 2ᵉ cunéiforme. Vous le faites bâiller et vous tendez le ligament dorsal en pesant sur l'avant-pied ; vous repérez à peu près à 10 mm. en arrière du bec du 1ᵉʳ cunéiforme, à 5 ou

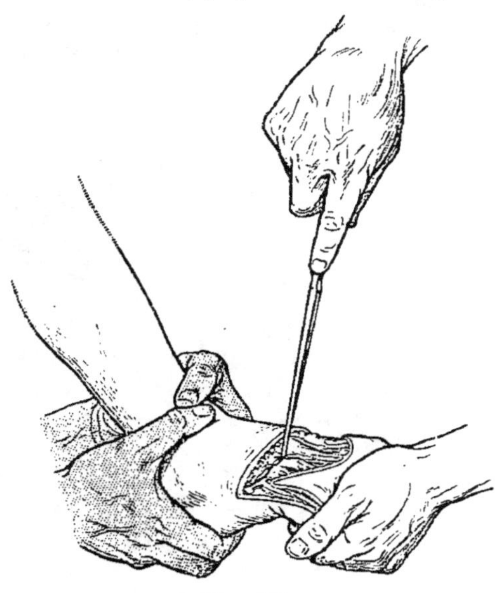

Fig. 452.

6 cm. en arrière du bec du 3ᵉ (hauteur bien plus variable) et d'un coup d'archet transversal, de gauche à droite, à pleine lame, vous entrez dans l'interligne. Un débutant fait bien de se repérer de la façon suivante : l'interligne bâillant par pesée sur l'avant-pied, tirez à vous deux ou trois *légers* coups de pointe antéro-postérieurs du 2ᵉ cunéiforme sur la base du 2ᵉ métatarsien ; et vous sentirez le petit ressaut du fossé sur lequel vous alignerez votre coup d'archet transversal (fig. 454).

Un novice peut être excusé de ne pas ouvrir ainsi à l'avance la deuxième articulation cunéo-métatarsienne : le ligament dorsal, en effet, y est faible, et s'arrachera, sans trop de brutalité apparente, quand vous abaisserez

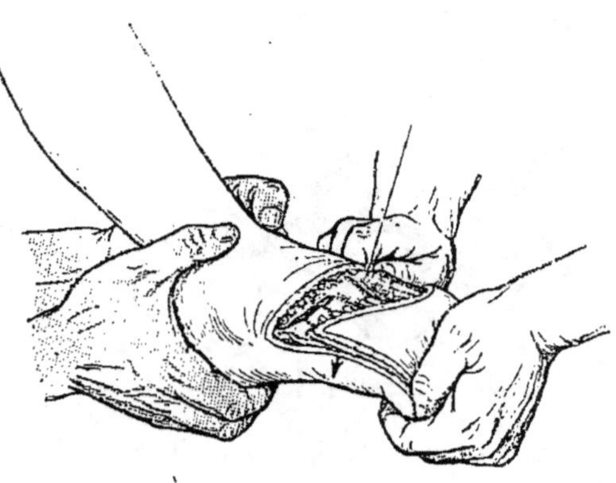

Fig. 453.

l'avant-pied après le « coup du maître ». Mais c'est un temps où l'on reconnaît l'opérateur adroit.

Côté gauche. — Vous commencez à votre gauche, c'est-à-dire par le 1ᵉʳ métatarsien.

Un débutant doit, avec l'ongle du pouce gauche, vérifier, vers la plante, la position du tubercule du 1ᵉʳ métatarsien et contre cet ongle, appliquer la pointe du couteau. Un opérateur plus exercé peut, sans l'ongle, se repérer directement avec la pointe.

Manche haut, contre le flanc gauche du métatarsien, on applique cette pointe, rétrograde : on sent le tubercule et un peu plus loin que lui le fossé dans lequel, au bord du pied, on tourne le tranchant à 90° ; on entre alors transversalement,

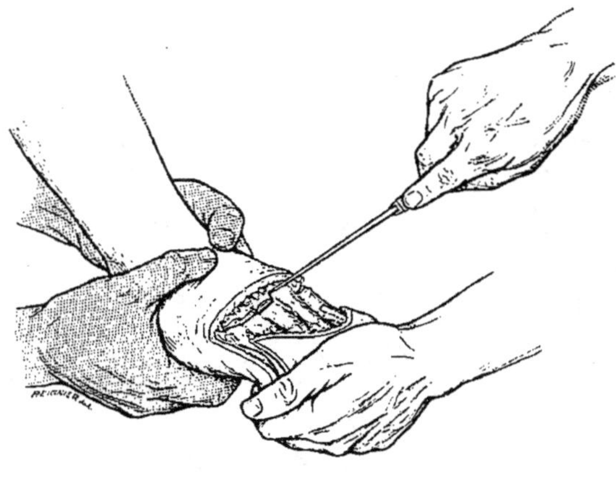

Fig. 434.

pied légèrement en *valgus* pour faire bâiller l'interligne : on coupe ainsi le ligament interne et l'expansion du jambier antérieur. Cela fait, on coupe le ligament dorsal en visant le milieu du 5ᵉ métatarsien, en faisant bâiller l'interligne par abaissement du métatarsien (fig. 455), et l'on est arrêté contre le flanc du 2ᵉ métatarsien.

Passant transversalement sur la base de cet os, quand on l'a franchie, on raye de la pointe le dos du squelette, au ras de la peau rétractée en visant la tubérosité du 5ᵉ, et presque toujours un opéra-

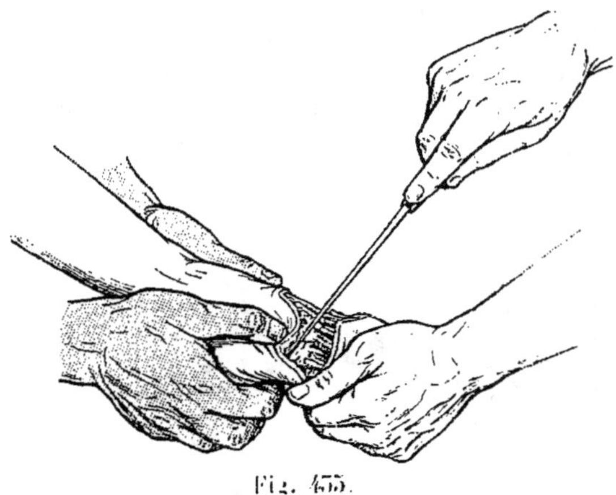

Fig. 455.

teur exercé ouvre ainsi les *trois derniers interlignes*, qu'il fait bâiller en pesant sur l'avant-pied en varus équin.

Il les trouve, en tout cas, avec certitude, par *voie rétrograde.*

Abaissant l'avant-pied horizontal, en varus équin, de sa droite en flexion et pronation il pique sa pointe presque verticale, tranchant vers le tarse.

contre le flanc de la tubérosité du 5ᵉ métatarsien (fig. 436), et, secouant le poignet, il rétrograde de la sorte jusqu'à ce qu'il sente manquer l'appui osseux.

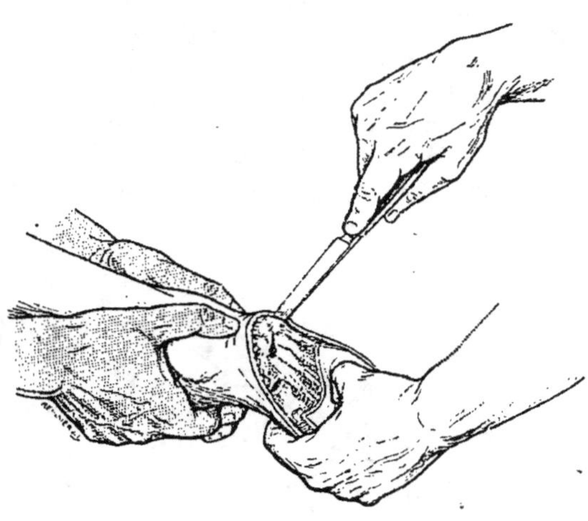

A ce moment il tourne à 90°, perpendiculairement au bord externe du pied, continuant les petits mouvements de scie pour couper le tendon du court péronier. Quand le tendon est coupé, il tourne le tranchant à 45° environ en avant, visant le milieu du 1ᵉʳ métatarsien et de droite à gauche, sentant de la pointe les os avec légèreté, il suit l'interligne. Vous rapprochant de la ligne transversale, traversez l'interligne cuboïdo-4ᵉ métatarsien. Là, nouvelle butée de très faible hauteur, contre l'angle du 5ᵉ cunéiforme et, portant la pointe très légèrement vers vous, vous passez au 5ᵉ métatarsien comme il est dit plus haut. On est alors arrêté par le flanc externe du 2ᵉ métatarsien.

Fig. 436.

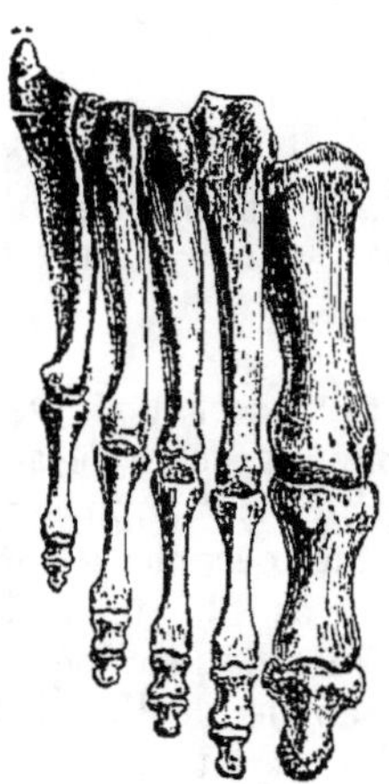
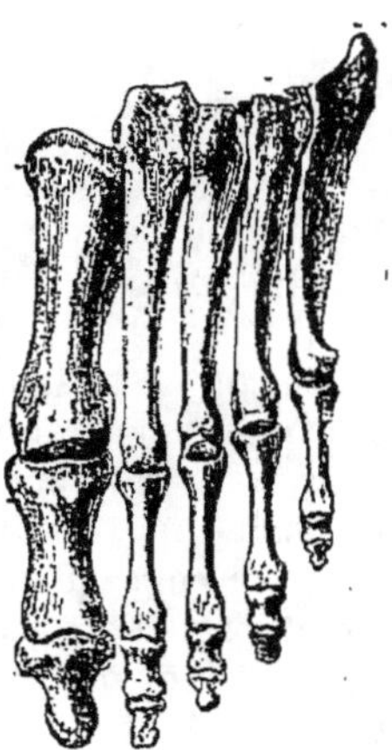

Fig. 437. — Squelette du métatarse pour rappeler la direction et les sinuosités de l'interligne.

L'interligne dorsal de ce 2ᵉ métatarsien s'ouvre, comme sur le côté droit, d'un coup d'archet transversal, de gauche à droite, à pleine lame.

Le coup de maître. — Le métatarse, dont les ligaments latéraux (tendons courts péronier et jambier) et dorsaux sont coupés, tient encore au tarse par des *fibres interosseuses*, peu solides qui unissent les flancs du 3e métatarsien à ceux des 4e et 2e métatarsiens; par des fibres très solides entre le 1er cunéiforme et le 2e métatarsien : on coupe celles-ci par le *coup de maître*, de la plante vers le dos du pied.

L'anatomie de la région étant figurée pp. 240 et 241, je rappellerai que, du bord supérieur du 1er métatarsien à l'apophyse du long péronier existe, au contact du 2e métatarsien, un plan légèrement oblique en haut et en

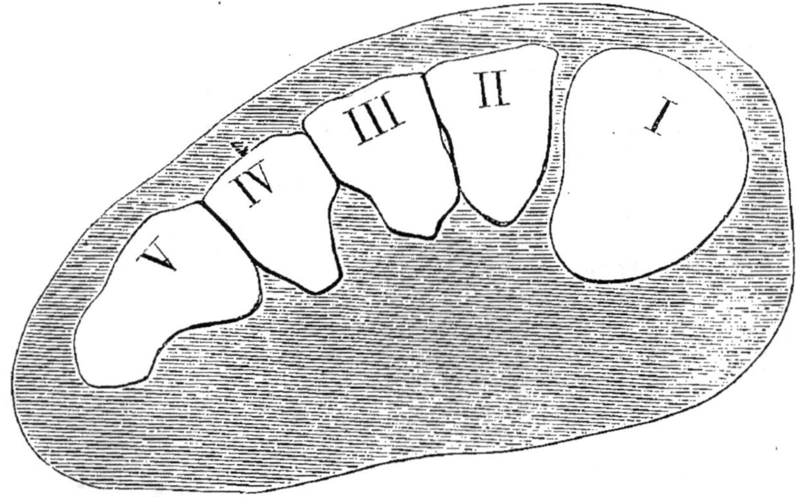

Fig. 438. — Coupe oblique du pied à travers les bases des cinq métatarsiens, pour montrer l'appareil en voûte et l'inclinaison progressive des jointures en allant du 1er (I) au 5e (V).

dedans, en raison de la saillie externe et plantaire de l'apophyse péronière.

Regardez maintenant de nouveau la fig. 438, où, grâce à l'écartement des os, vous voyez l'espace où votre lame doit pénétrer. Supposez une lame dont le dos soit appuyé sur le tendon *p* du long péronier; dont le tranchant morde par conséquent sur le bord plantaire de *l*, ligament de Lisfranc; dont la pointe soit engagée et serrée dans l'interligne cunéo-2e métatarsien : il est évident que si vous relevez le manche de l'instrument vous couperez le ligament *l* de bas en haut et d'avant en arrière, puisque le dos de la pointe ne peut reculer, maintenu qu'il est par le bord postérieur du tendon péronier contre lequel il fait effort d'avant en arrière. A condition, bien entendu, que cette pointe ne puisse piquer en ce sens, et c'est pour cela qu'elle est rabattue dans le couteau spécial pour la désarticulation de Lisfranc.

Comment pénétrer dans cet espace ? en suivant d'avant en arrière le

flanc latéral externe du 1ᵉʳ métatarsien, l'axe du couteau aussi rapproché
que possible de celui de l'os, le plat de la lame appliqué contre celui de l'os.

Mais le plat de l'os n'est pas, sur toute sa longueur, dans le plan sagittal :
c'est exact en avant, mais non plus en arrière, à la jonction entre la
diaphyse et l'épiphyse postérieure. Là, il s'incline en bas et en dehors, pour
se continuer avec l'apophyse péronière. Si donc vous appliquez contre lui
le couteau à plat, tranchant en haut et si vous poussez d'avant en arrière,
sans quitter le contact, vous voyez à un moment donné la pointe obliquer
en dehors, comme pour viser la malléole péronière, et en même temps le
tranchant obliquer un peu en dedans ; il faut que la pointe s'abaisse un

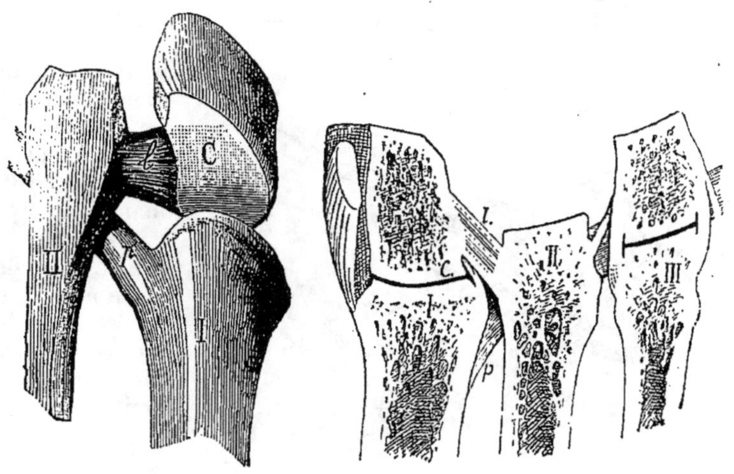

Fig. 459. — Le 1ᵉʳ cunéiforme C du pied droit, écarté et reculé.

p, tendon long péronier ; *l*, ligament à couper par le *coup de maître* ; I, II, III. 1ᵉʳ, 2ᵉ et
3ᵉ métatarsiens gauches coupés horizontalement.

peu, pour passer sous le ventre du 2ᵉ métatarsien ; vous réussirez si vous
suivez le flanc du 1ᵉʳ, en commençant le plus près possible de la tête,
presque horizontalement, sans quoi vous passez sous le tendon péronier,
et vous devez être dessus.

Pour vous exercer, prenez un pied à peu près réduit au squelette et de
votre lame, appliquée à plat contre lui, tranchant en haut, suivez d'avant
en arrière le flanc externe du 1ᵉʳ métatarsien : pendant les 3/4 antérieurs
du trajet la lame restera dans le plan sagittal, mais pendant le 1/4 postérieur le tranchant s'inclinera en dedans ; cette inclinaison sera accrue si
vous faites coin pour écarter les têtes des métatarsiens.

Aussi, pour engager le couteau avec sécurité, commencez par fendre de
bout en bout le premier espace interosseux, et de votre pouce faites coin
entre les têtes des métatarsiens correspondants, aussi près que possible
des orteils.

Lorsque le pouce fait ainsi coin entre les têtes, il abaisse et porte en dedans celle du 1ᵉʳ métatarsien. Donc, il fait bâiller le joint cunéo-métatarsien du 2ᵉ, mais il porte en dedans et en haut l'apophyse péronière : c'est-à-dire qu'il augmente la tendance à regarder en haut du plan de jonction entre le flanc diaphysaire et la base de l'apophyse péronière.

Prenez maintenant le couteau à pleine main, comme un trocart, tranchant en haut, index allongé, bout du manche appuyé dans votre paume, et tout contre l'ongle de votre pouce gauche, en avant de lui par conséquent, piquez, lame presque horizontale, au ras du flanc osseux. Poussez, en visant de la pointe la malléole péronière et du tranchant la malléole tibiale : votre pointe sera arrêtée quand elle sera enclavée entre le 1ᵉʳ cunéiforme et le 2ᵉ métatarsien (fig. 440). Et si le dos est bien appuyé sur le tendon péronier, elle doit tenir solidement lorsque vous lâchez le manche (fig. 441).

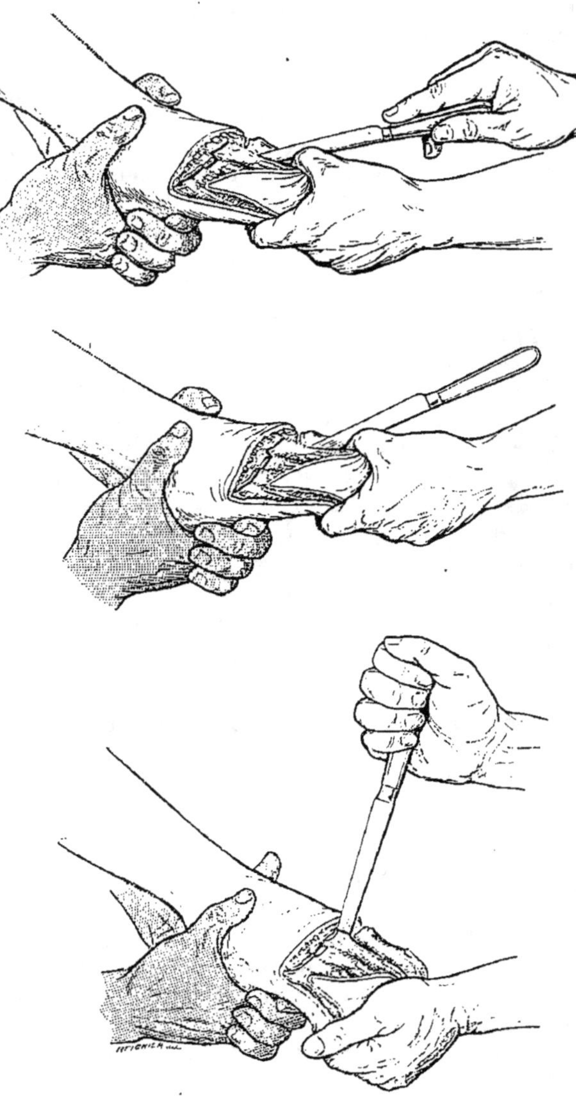

Fig. 440, 441 et 442.

Lâchez-le donc, puis reprenez-le à l'envers, comme un poignard, et relevez-le en même temps qu'avec le talon de votre gauche vous pesez sur l'avant-pied et l'abaissez.

Il faut, dans ce temps, faire cesser l'inclinaison du tranchant vers la malléole tibiale, car l'interligne cunéo-métatarsien du 2ᵉ est antéro-postérieur, et même très légèrement oblique en arrière et en dehors (fig. 415).

Le ligament de Lisfranc se coupe pour ainsi dire de lui-même sur le tranchant, et l'avant-pied, sous la pesée de votre gauche, devient à peu près vertical lorsque, de quelques coups de pointe, vous avez coupé les quelques fibres interosseuses, presque toutes déchirées par votre pesée, qui restent aux coins du 3ᵉ cunéiforme.

Alors de gauche à droite, lame verticale, en rasant la face profonde des métatarsiens, vous *désinsérez les ligaments plantaires*, en ayant soin de libérer complètement les métatarsiens extrêmes à leur jonction avec le lambeau (fig. 443).

Le chemin de la lame étant ainsi frayé, vous engagez celle-ci transversalement, à plat sous les métatarsiens, tranchant vers vous, vous réarticulez, vous mettez en extension les orteils (saisis en position de la fileuse) pour tendre les muscles plantaires, et par petits mouvements de scie, vous sortez au transfixant (fig. 444).

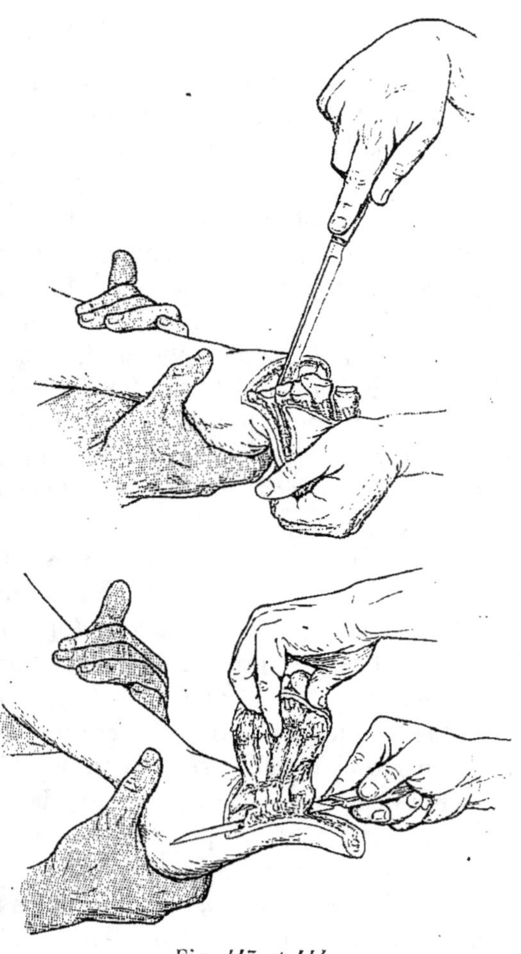

Fig. 443 et 444.

Un opérateur très exercé peut transfixer complètement, sans avoir à l'avance entaillé le lambeau, dont il a seulement tracé le contour cutané. La saillie des têtes métatarsiennes rend la manœuvre difficile, sans aucun avantage de rapidité ou d'élégance, puisqu'en tout cas on est obligé d'avoir libéré la peau jusque sous les têtes.

XIII. — DÉSARTICULATION MÉDIOTARSIENNE
(dite de Chopart)

Anatomie. — L'articulation médiotarsienne est comprise entre : le calcanéum et l'astragale en arrière; le cuboïde et le scaphoïde en avant. Calcanéum et cuboïde sont situés en dehors et en bas; ils appuient sur le sol. Astragale et scaphoïde sont situés en dedans et en haut; ils forment la voûte interne du pied.

L'*astragale* se termine en avant par une tête arrondie, sur laquelle s'applique la concavité du *scaphoïde*. Donc cet *interligne est concave en arrière*. Il est dépassé en arrière et en bas, vers la plante, par le volumineux tubercule du scaphoïde. En bas et en dedans, aucune surface osseuse ne supporte la tête de l'astragale : elle repose sur un puissant plan fibreux, le *ligament calcanéo-scaphoïdien*, qui va de la petite apophyse du calcanéum au bord plantaire du scaphoïde et se trouve doublé en dedans par le très fort *tendon du jambier postérieur*, inséré au tubercule du scaphoïde.

L'*articulation calcanéo-cuboïdienne* est en selle, concave transversalement, convexe de haut en bas. Au dos du pied, son *interligne est* donc *légèrement concave en avant* (pratiquement rectiligne). A la plante, le cuboïde se prolonge plus ou moins sous le calcanéum, par un bec dont la saillie est quelquefois capable de gêner l'opérateur.

Lorsque le pied est dans la rectitude, ces deux interlignes sont dans le même plan transversal. Si on porte le pied en varus équin, le calcanéum dépasse en avant l'astragale de 3 ou 4 millimètres.

Les *ligaments dorsaux*, peu solides, sont coupés transversalement, sans qu'il soit besoin de connaître leur topographie précise. De même pour les *ligaments plantaires*, très puissants, qu'on désinsère en rasant, après abaissement de l'avant-pied, la face inférieure du cuboïde et du scaphoïde; à ce dernier os il faut contourner le tubercule, pour couper le tendon jambier et le ligament calcanéo-scaphoïdien. Mais cet abaissement n'est possible que si on a sectionné le *ligament en* Y, forte cloison placée presque verticalement de champ, entre les deux articulations calcanéo-cuboïdienne et astragalo-scaphoïdienne. Il part de la partie antéro-supérieure du calcanéum et envoie une branche au cuboïde en dehors, au scaphoïde en dedans; son bord inférieur, épais, se continue avec le plan des ligaments plantaires.

Exploration. — Pour déterminer le plan transversal de l'inter-ligne médiotarsien, les repères osseux sont :

1° Au bord interne du pied, vers la face plantaire, le *tubercule du scaphoïde*;

2° Au bord externe du pied, la *tubérosité du 5e métatarsien*.

On les sent comme il est dit p. 228 et 257, et il faut savoir que :

1° Le tubercule du scaphoïde déborde en arrière l'interligne de 5 mm environ;

2° La tubérosité du 5e métatarsien est à environ un travers de doigt en avant de l'interligne.

Ces repères étant pris sur le pied en position moyenne, on se souviendra que :

En valgus talus, le scaphoïde monte obliquement en haut et en dehors sur la tête de l'astragale, et son tubercule s'efface en s'éloignant de la petite apophyse de calcanéum, en même temps que l'astragale vient faire saillie au bord interne de la voûte aplatie;

En varus équin, le scaphoïde se porte, au contraire, en arrière, en bas, en dedans, et son tubercule vient presque au contact de la petite apophyse du calcanéum. La partie inféro-interne de la tête astragalienne n'est donc plus accessible à nos doigts; mais, par contre, sa partie supéro-externe, abandonnée par le scaphoïde, fait saillie à la partie moyenne du dos du pied.

Tracé. — C'est une guêtre dorsale et un lambeau plantaire, de même forme générale que pour la désarticulation de Lisfranc (fig. 445).

La *ligne dorsale* va du bord externe du pied, à un doigt en arrière

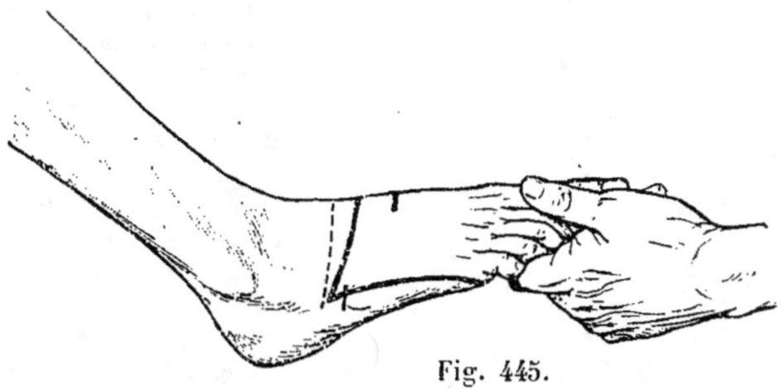

Fig. 445.

du tubercule du 5e métatarsien, au bord interne sur la partie antérieure du tubercule du scaphoïde. Elle part, en dedans surtout, vers le dos du pied et non vers la plante. Elle n'est pas droite, mais légèrement convexe en avant, passant sur la ligne médiane du pied à un travers de doigt en avant du plan transversal de l'interligne.

Le *lambeau plantaire* est circonscrit par deux lignes longitudinales suivant les bords correspondants du pied, sur les faces tangibles des métatarsiens, donc au-dessus des chairs plantaires; en avant, par une courbe parallèle à celle des articulations métatarso-phalangiennes, donc avançant plus en dedans qu'en dehors. Il est suffisant si l'on passe sous les têtes des métatarsiens; à l'amphithéâtre, sur un pied intact, on passe, comme pour la désarticulation de Lisfranc, presque dans les plis digito-plantaires.

Temps principaux de l'opération. — Les mêmes que pour la désarticulation de Lisfranc et dans le même ordre.

1° Couper la peau dorsale;

2° Couper la peau plantaire et entailler les muscles;

3° Désarticuler;

4° Achever par transfixion le lambeau plantaire.

On opère avec une lame de 15 cm.; le couteau dit « de Lisfranc » est d'un emploi commode.

La taille des parties molles se fait comme pour la désarticulation de Lisfranc.

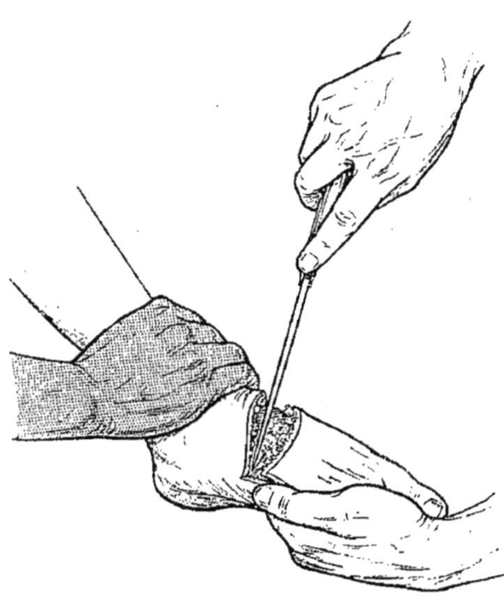

Même manière d'empaumer la plante du pied, le pouce sur le repère de gauche, l'index sur le repère de droite; de tendre la peau dorsale; de couper cette peau de gauche à droite, du talon à la plante, en employant toute la longueur de la lame; de circonscrire le lambeau plantaire et de l'entailler. Voyez p. 245 et suiv., les figures correspondantes à ces temps opératoires.

Il est élégant de tout de suite couper les tendons par un retour de lame à gauche et d'entrer directement dans l'articulation. Mais pour pouvoir continuer ainsi la désarticulation, vous auriez dû prolonger vers la plante votre incision dorsale et le résultat serait moins beau, avec un lambeau plantaire trop étroit à la base.

Mobilisez toujours avec soin les angles de jonction dorso-plantaire.

Fig. 446.

Désarticulation. — 1° *Entrer dans l'interligne à la face dorsale.* — Les débutants ont tendance à couper perpendiculairement au squelette, au ras de la peau rétractée (fig. 446), et de la sorte ils entrent souvent dans les articulations scaphocunéennes, ou bien ils s'escriment contre une surface osseuse, scaphoïde ou col de l'astragale selon que leur incision dorsale est en bonne place ou, défaut fréquent, trop en arrière.

Souvenez-vous, au contraire, que *si vous tordez l'avant-pied en varus equin*, la tête de l'astragale se découvre au dos du pied, au-dessus et en dehors du scaphoïde, et qu'elle y fait saillie. Si donc, dans cette position, vous appliquez votre lame, tranchant vers la jambe, à plat sur le flanc externe du dos du pied (donc manche en haut pour le côté droit, fig. 447; manche en bas pour le côté gauche), et si vous poussez devant vous, sans perdre le contact osseux, ce tranchant va buter contre la tête de l'astragale. Ayant senti cet arrêt, tournez votre lame à angle droit et, transversalement de gauche à droite, en relevant le manche, coupez de la pointe les ligaments dorsaux : et l'interligne, écarté par l'attitude en varus équin, bâille sous vos yeux (fig. 448).

2° *Couper le ligament en Y.* — Sur cette figure, entre les deux joints astragalien (supéro-interne, convexe en avant) et calcanéen (inféro-externe, concave en avant), vous voyez avec netteté l'arrivée au dos du pied du *ligament en Y*, cloison qui va de champ du calcanéum aux deux flancs par lesquels se touchent le scaphoïde en dedans et le cuboïde en dehors. Et vous comprenez que vous couperez ce ligament, clef de voûte de l'articulation, si, manche haut, vous appliquez le tranchant de la pointe contre son flanc gauche, lame piquée verticalement dans l'interligne de gauche et si, par petites secousses du poignet dans

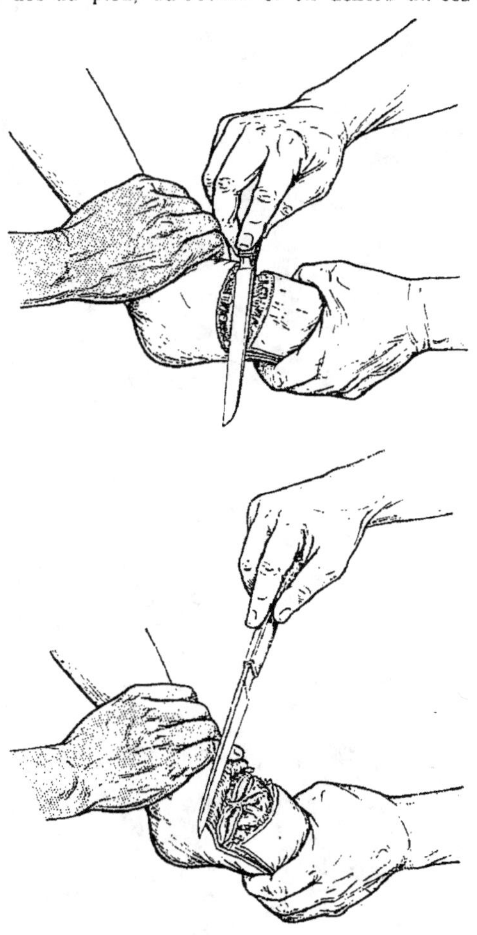

Fig. 447 et 448.

un plan transversal, vous coupez de gauche à droite, tout en continuant à peser sur l'avant-pied en varus. C'est le geste représenté sur la figure suivante, p. 262; vous attaquez avec environ 1 centimètre de lame et, en deux ou trois coups, de plus en plus profonds, vous arrivez à la plante.

3° Désinsérer les ligaments plantaires. — Lorsque le ligament est coupé, l'avant-pied s'abaisse en flexion plantaire sous la pesée de votre gauche, et dans l'interligne qui bâille largement vous voyez les ligaments plantaires, puissants, calcanéo-cuboïdien et scaphoïdien ; sur les côtés, l'avant-pied est retenu par deux tendons puissants, le court péronier au 5e métatarsien, le jambier postérieur au scaphoïde. Appuyant sur le dos de l'avant-pied, dont vous faites un peu basculer en avant la surface scaphoïdo-cuboïdienne, de la lame verticale et transversale, au ras des os dont vous suivez la concavité plantaire, vous coupez de la pointe ces tissus fibreux, qui doivent rester dans le lambeau, de l'extrême gauche à l'extrême droite, en plusieurs coups (fig. 450). Sachez qu'il faut, au bord interne, contourner, au delà de l'interligne, la saillie du scaphoïde pour couper le jambier postérieur ; sachez que parfois le bec du cuboïde, en dehors, fait une assez forte saillie en arrière, sous la plante.

Lorsque les os sont ainsi dénudés de 2 à 3 cm., il vous reste à mettre la lame à plat entre eux et le lambeau, tranchant vers les orteils, à réarticuler, *à ressortir en transfixant* (voy. p. 257).

Le résultat est bon si les téguments dorsaux pendent de quelques millimétres au-devant des os et forment une petite pochette à chaque bord du pied, à leur jonction avec la plante.

Il faut avoir soin, encore plus que dans l'amputation de Lisfranc, de raser de très près les os pour garder tous les tissus fibreux plantaires et tout le matelas musculaire : le lambeau relevé devant les os restants est ainsi épais et, surtout si l'on a soin de lui suturer les tendons dorsaux, résiste mieux ainsi à l'action du triceps dorsal, qui a tendance à faire basculer le calcanéum en équinisme. Sur le vivant, n'hésitez pas à faire, s'il y a assez de peau plantaire, la désarticulation pré-scaphoïdienne.

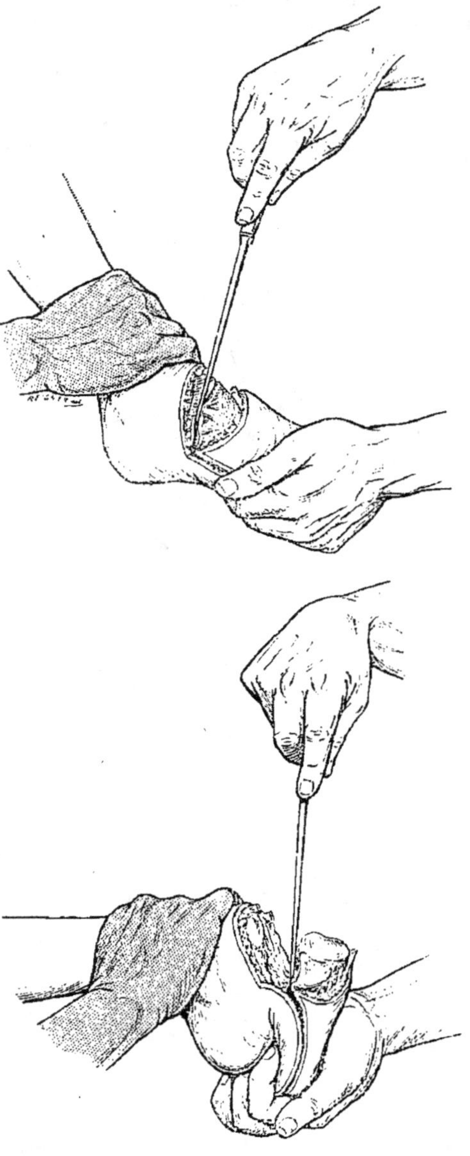

Fig. 449 et 450.

XIV. — DÉSARTICULATION SOUS-ASTRAGALIENNE

Anatomie. — Il faut ouvrir deux articulations, que l'on aborde par la face dorsale et externe du pied :

A. — *L'astragalo-scaphoïdienne*, qui nous est déjà connue (Voy. p. 258, désarticulation médiotarsienne);

B. — La *calcanéo-astragalienne* :

1° Le *plan sur lequel repose l'astragale est formé par* :

a) La *face supérieure du calcanéum*;

b) Le *ligament calcanéo-scaphoïdien*, étendu en avant et en dedans de la petite apophyse du calcanéum à la 1/2 circonférence correspondante et au tubercule du scaphoïde ; ligament doublé par le tendon du jambier postérieur et souvent par un os sésamoïde.

Sur le calcanéum on voit *deux surfaces articulaires* :

α) En arrière (commençant à l'aplomb de la jambe, à 5 cm. en avant de la pointe du talon) une grande surface un peu convexe (pour le couteau à peu près plane) oblique en avant, *en bas* et en dedans;

β) En avant une petite surface à peu près horizontale, un peu plus haute en dedans et en arrière; légèrement concave. Elle constitue la face supérieure de la petite apophyse du calcanéum.

Ces deux surfaces convergent en dedans, où elles ne sont séparées l'une de l'autre que par une rainure étroite; cette rainure s'élargit et se creuse en dehors.

L'astragale peut être comparé à un escargot qui sort la tête en creusant le ventre : sous la queue et le corps est, en arrière, une facette large qui repose sur la facette calcanéenne postérieure: sous la tête est une facette divisée en deux parties, une par la facette calcanéenne, une pour le ligament calcanéo-scaphoïdien. Le creux du ventre, lui aussi large en dehors, étroit en dedans, s'élève au-dessus du creux calcanéen, d'où une *excavation sous-astragalienne*, en entonnoir évasé en dehors et en avant.

L'astragale est monté de travers sur le calcanéum : l'axe de son corps est à peu près antéro-postérieur, mais sa tête oblique en dedans et en bas tandis que celle du calcanéum oblique en dehors et en haut.

L'articulation antérieure est continue avec l'astragalo-scaphoïdienne.

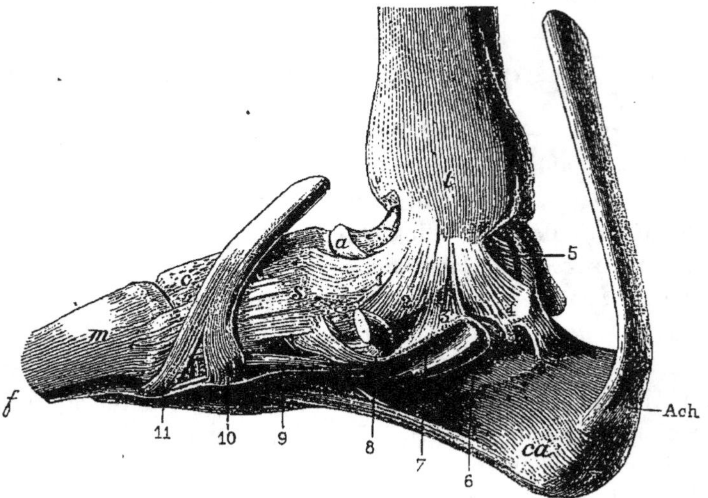

Fig. 451. — Articulation du cou-de-pied, côté droit, face interne.
a, tête astragalienne ; *s*, scaphoïde ; 8, tendon jambier post.; 10 et 11, jambier ant.

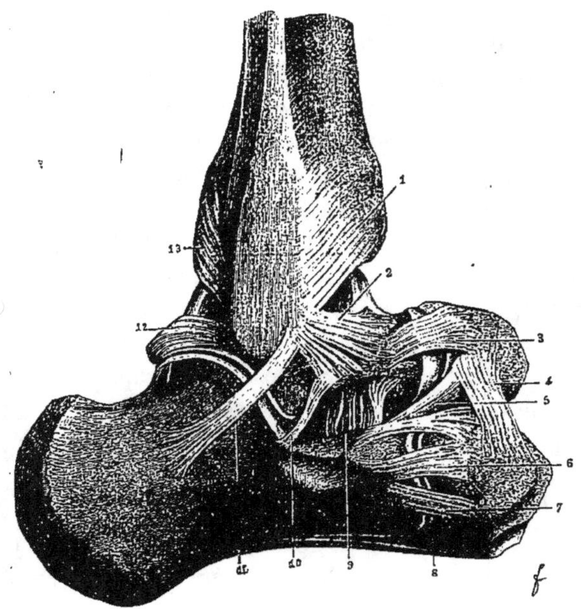

Fig. 452. — Articulation du cou-de-pied, côté droit, face externe.
5. Ligament en Y, sa branche scaphoïdienne, et d'ici se voit sa branche cuboïdienne 3 et 6,
ligaments dorsaux faciles à couper.

2° Les *ligaments* qui maintiennent cette jointure, très serrée, fort peu mobile, sont :

a) Les fibres superficielles, trans-astragaliennes, des *ligaments tibio-tarsiens*, c'est-à-dire :

α) En dehors, le ligament péronéo-calcanéen ;

β) En dedans, le plan calcanéo-gléno-scaphoïdien du ligament latéral interne. Ce ligament, puissant, se continue, sous la petite apophyse du calcanéum, avec la gaine du fléchisseur propre du gros orteil; sous le ligament glénoïdien et le scaphoïde, avec la gaine du tendon jambier postérieur.

b) Le *ligament interosseux sous-astragalien*, double haie à lames convergentes en dedans, comme les bords de l'excavation ci-dessus décrite, où il s'insère le long des surfaces articulaires. La haie antérieure est beaucoup plus puissante que la postérieure. Ces fibres ligamenteuses sont obliques en avant, en dedans et un peu en haut, presque horizontales; si la pointe du caicanéum est attirée en avant, en bas et en dedans par la position de l'avant-pied en varus équin, elles se rapprochent de la verticale et, donnant ainsi du jeu à l'articulation, permettent le glissement du calcanéum en avant. C'est dans cette position que l'interligne astragalo-calcanéen postérieur bâille au côté externe du pied, à peu près à hauteur de la malléole externe, et qu'on peut y introduire une lame.

3° Le *canal calcanéen*, au flanc interne de cet os, contient les tendons, vaisseaux et nerfs qui passent de la face postérieure de la jambe à la plante du pied. Ces organes (tendons fléchisseurs et jambier postérieur; vaisseaux et nerfs tibiaux postérieurs), sont bridés par le ligament annulaire interne, qui va de la queue de l'astragale et de la petite apophyse du calcanéum au bord correspondant de l'aponévrose plantaire interne et au tubercule postéro-interne du calcanéum. D'où un canal ostéo-fibreux entre ce ligament et la face interne lisse excavée du calcanéum. Derrière la queue de l'astragale, puis sous la petite apophyse du calcanéum, le tendon du fléchisseur propre est appliqué directement contre l'os. En arrière du canal calcanéen s'insère au calcanéum l'énorme tendon d'Achille.

Exploration. — Sur le pied, exploré comme il est dit p. 226, il faut marquer : 1° Les malléoles;

2° L'insertion calcanéenne du tendon d'Achille (facile à sentir si on le tend par flexion du pied);

3° Les tubérosités du scaphoïde au bord interne du pied ; du 5e métatarsien au bord externe ;

4° Le flanc interne du 1er cunéiforme ; l'articulation scapho-cunéenne, laquelle est à l'alignement transversal du tubercule du 5e métatarsien ; et l'articulation cunéo-métatarsienne du premier ;

5° Le tendon extenseur du gros orteil (rendu visible si on le tend par flexion de cet orteil).

Tracé. — Sur le flanc externe du pied, à un bon travers de doigt sous la pointe de la malléole externe, marquez une ligne horizontale allant du bord du tendon d'Achille à l'aplomb du tubercule du 5e métatarsien (fig. 453). A ce niveau, recourbez-la en guêtre pour traverser le dos du pied et aboutir sur le relief du tendon de l'extenseur

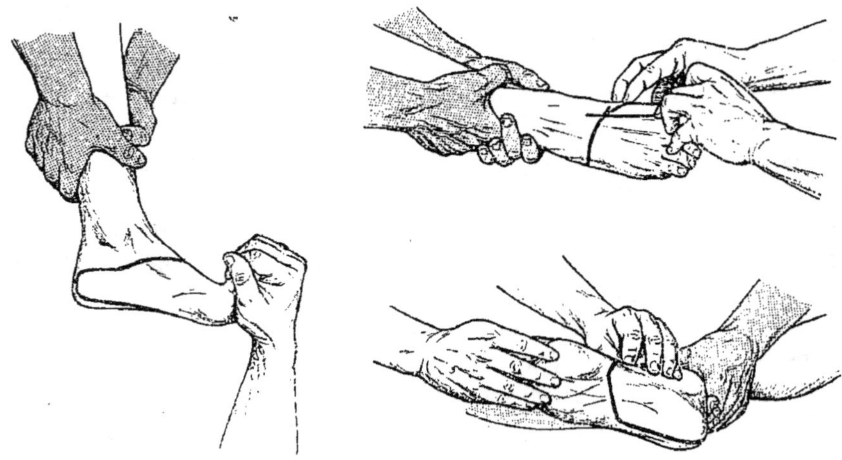

Fig. 453, 454 et 455.

propre du gros orteil, à l'aplomb du tubercule du 5e métatarsien, donc au niveau de l'interligne scapho-cunéen (fig. 454). Là, portez-vous en avant, pour traverser en diagonale le flanc du 1er cunéiforme de façon que, parti au dos de la scapho-cunéenne vous arrivez à la plante sous la cunéo-métatarsienne (c'est-à-dire à mi-longueur du pied). Vous traversez cette plante, en arrondissant, pour gagner son bord externe à hauteur du tubercule du 5e métatarsien (donc un peu obliquement en dehors et en arrière) et de là, longeant le bord externe de la plante, vous revenez à angle droit à votre point de départ, contre le bord externe du tendon d'Achille (fig. 455).

Sur les figures suivantes, de Farabeuf, on voit le lambeau plantaire et son adaptation.

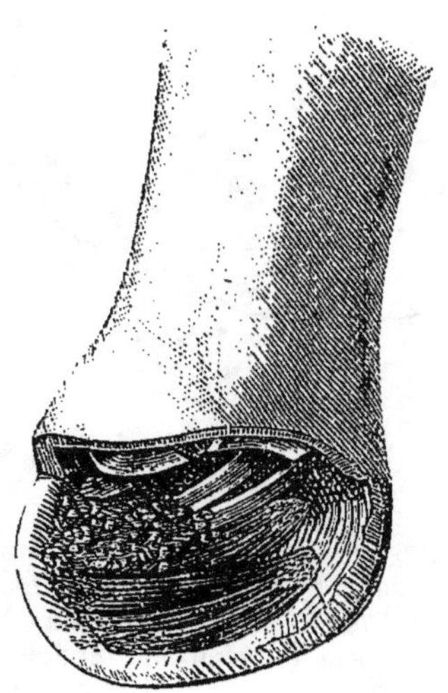

Fig. 455 *bis.* — Désarticulation sous-astragalienne (face externe, pied gauche), lambeau d'élection flottant.

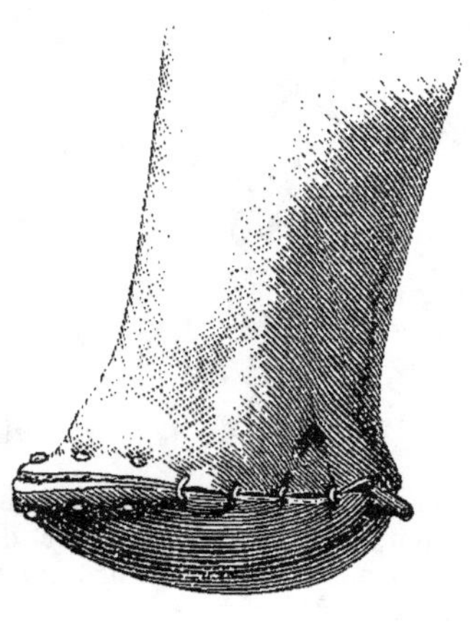

Fig. 455 *ter.* — Désarticulation sous-astragalienne après la suture du lambeau (face externe, pied gauche).

Temps principaux. —- Il faut : 1° Couper la peau et entailler jusqu'à l'os les parties molles plantaires;

2° Désarticuler, en abordant l'articulation par sa face externe:

3° Libérer le lambeau plantaire en détachant les parties molles du canal calcanéen et en coupant le tendon d'Achille.

On opère avec un couteau à lame courte (6 cm.) et large.

Le manuel opératoire doit être décrit successivement pour le côté gauche et pour le côté droit.

I. **Côté gauche** (côté facile). — 1° *Section de la peau.* — L'aide est placé en dedans, et sa gauche lui suffit pour empaumer la face postéro-externe du membre, tendre la peau et faire basculer en dedans le genou demi-fléchi. Il présente ainsi la face dorso-externe du pied à peu près horizontal.

De ce côté, *la section de la peau se fait en deux temps.*

1er *temps.* — Placé en dehors du membre, empaumez cette face dorsale de l'avant-pied et, appliquant le talon du couteau, pointe un peu basse, sur le relief du tendon extenseur, coupez à plein tranchant, de gauche à droite, la guêtre dorso-externe, que vous exposez peu à peu, en arrivant à son extrémité droite, en tordant le pied à gauche **tandis que** l'aide augmente l'adduction du genou ; et vous terminez en recourbant votre incision, de la pointe, en secouant, le long du bord externe du tendon d'Achille, ne vous arrêtant qu'à la plante du talon (fig. 456 A et B).

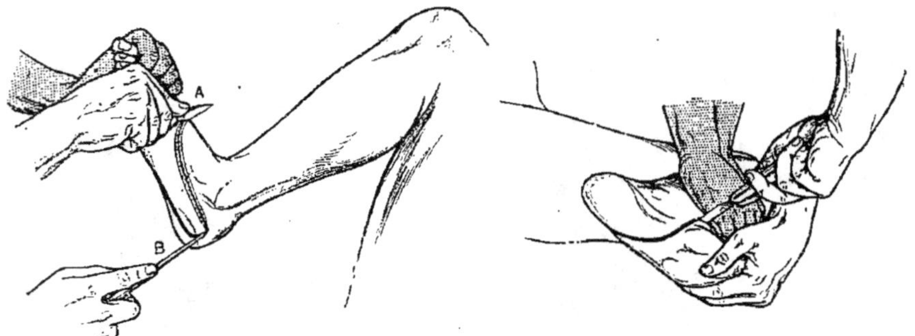

Fig. 456 et 457.

2e temps. — Par un petit déplacement, portez-vous en dedans du membre, que l'aide met, demi-fléchi, en abduction. De votre gauche en pronation, empaumez, pouce sous les orteils, le bord externe de l'avant-pied, pesez sur cet avant-pied qui va se tordre à droite, et de la pointe partez, sur le relief du tendon extenseur propre, dans le bout de votre incision première, votre droite sous votre gauche (fig. 457). Descendez à la plante, que vous coupez à fond et en biseau, selon la ligne indiquée et, ramenant peu à peu votre gauche vers vous en même temps, présentez-vous directement cette plante, jambe horizontale, genou dans la recti-

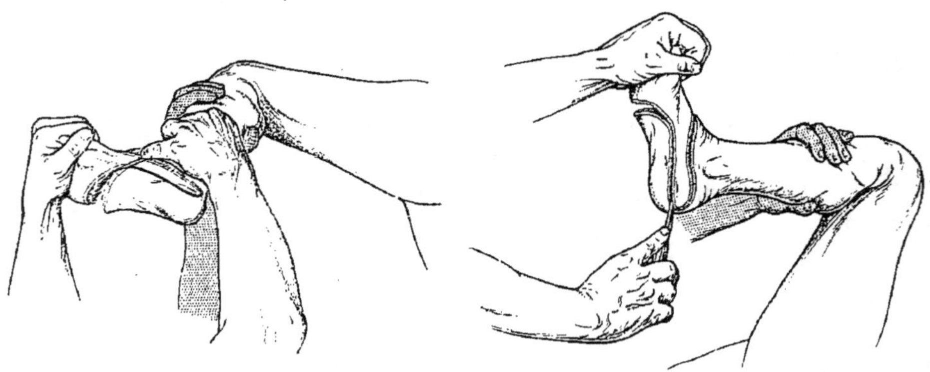

Fig. 458 et 459.

tude (fig. 458), puis voyez le bord externe le long duquel vous descendez jusqu'au talon où, en rétrogradant au besoin un peu, vous rejoignez la queue recourbée de votre incision première (fig. 459).

Il faut couper à fond la plante et le bord externe, en sciant de la pointe qui ne doit pas perdre le contact de l'os. Il est mieux de couper du premier coup, également, les tendons dorsaux, mais cela est facile à rectifier avant de désarticuler, en libérant la peau.

2° *Désarticulation. Position du membre.* — L'aide fléchit le genou à angle droit. et de la gauche le met en adduction et rotation interne. ce qui porte en dehors la jambe et le pied ; la région sus-malléolaire interne reposant sur le bord de la table contre lequel il l'appuie de la droite, en même temps qu'avec le bord cubital de celle-ci il rétracte la peau de la guêtre dorso-externe.

De votre droite en supination, empaumez la plante de l'avant-pied, pouce sur le 5° métatarsien, et portez cet avant-pied en équinisme, et en varus, ce qui fait saillir la tête de l'astragale contre laquelle vous entrez, perpendiculairement au bord dorso-interne du pied, dans l'articulation astragalo-scaphoïdienne. Contournez cette tête, sous laquelle votre lame sera horizontale et, pesant de votre pouce sur le bord externe du pied, coupez de gauche à droite, toujours horizontalement : vous sectionnez la haie interosseuse à petits coups de scie, enfonçant la pointe dans la partie étroite du tunnel à mesure que vous avancez du talon, et vous arrivez dans l'articulation calcanéo-astragalienne postérieure (fig. 460) Sous votre pesée, l'articulation bâille, la face dorsale du calcanéum bascule vers vous et, sans quitter de la pointe le contact de l'os, vous rasez ses faces supérieure et interne. largement exposées devant vous (fig. 461). Il est prudent et facile de commencer dès ce moment la section du tendon d'Achille et le décalottement de la coque talonnière en secouant doucement la pointe, légèrement engagée derrière l'extrémité du calca-

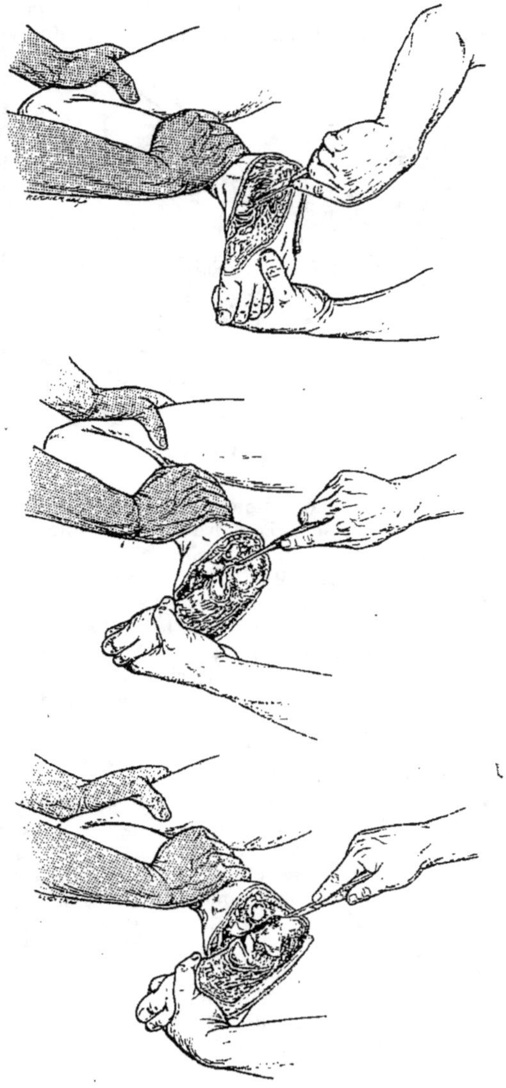

Fig. 460, 461 et 462.

néum. On peut même, sans peine, achever presque complètement cette décortication, le talon étant exposé par forte torsion du pied en flexion et varus, ce qui fait saillir vers vous la partie rétro-astragalienne du calcanéum (fig. 462).

3° *Libération du lambeau.* — Le pied étant ainsi bien libéré au talon, accrochez de votre pouce le bord interne, à hauteur du 1ᵉʳ cunéiforme et, faisant basculer plante en haut, suivez le canal plantaire de l'extrême droite à l'extrême gauche, coupant le jambier postérieur contre le scaphoïde, puis les fibres calca-

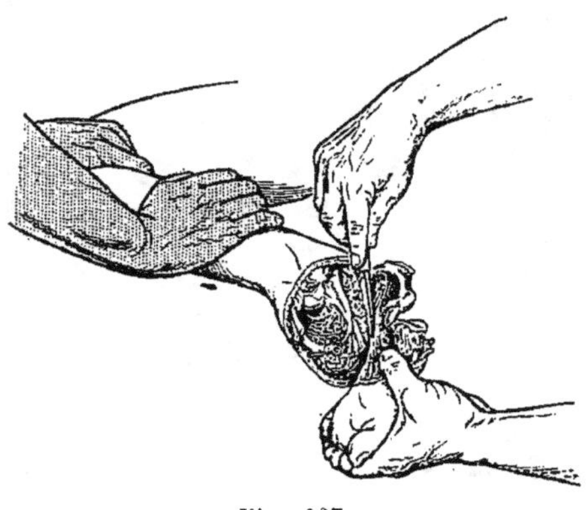

Fig. 463.

néo-scaphoïdiennes du ligament latéral interne de l'articulation tibio-tarsienne, puis la gaine du fléchisseur propre sous la petite apophyse du calcanéum qui peut alors basculer vers vous. Les autres chairs plantaires tiennent peu à l'os. Recommençant à plusieurs reprises, renversant de plus en plus le pied, pour exposer de plus en plus le canal plantaire, finalement horizontal et regardant en haut quand, au bord externe, vous rejoignez votre incision cutanée. Sachez que ce canal plantaire est oblique en bas et en avant, que vous devez en suivre la courbe d'une main légère, tranchant incliné vers l'os, couteau

presque horizontal ; que chaque coup de couteau doit commencer à l'extrême gauche, dans l'incision plantaire et se terminer à l'extrême droite, en contournant la pointe du calcanéum (fig. 463).

2° **Côté droit** (difficile). — 1° *Section de la peau.* — Elle se fait *en un temps.* L'aide, placé en dehors, empaume le bas de la jambe de sa droite en supination, pouce transversal au-dessus de la malléole externe, tendant la peau dorso-externe ; de la gauche en pronation, il empaume le genou, éminence thénar sur le condyle externe du fémur, pouce descendant sur la tête du péroné. Il fléchit le genou et, par adduction de la cuisse, le renverse en dedans ; de la sorte il expose au chirurgien, jambe à peu près horizontale, la face externe du membre devenue supérieure.

Placé à la pointe du membre et un peu en dehors, le chirurgien, de sa gauche en pronation forcée, empaume les orteils, pouce en dessous et, tordant cet avant-pied en bas et à droite, voit apparaître la pointe du talon et la partie externe de la plante. Alors, poignet fléchi, manche haut, tranchant vers la mal-

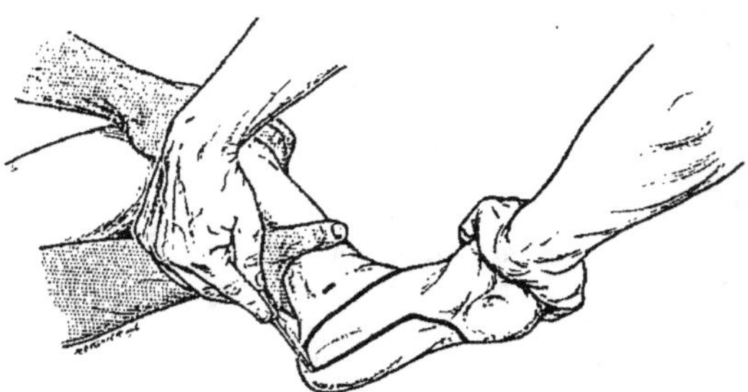

Fig. 464.

léole, il pique sa pointe aussi près que possible de la plante, le long du bord externe du tendon d'Achille et, secouant le poignet, monte tout droit jusqu'à l'aplomb de la pointe malléolaire et tourne (fig. 464).

A ce moment, il commence à détordre le pied, portant de sa gauche les orteils en haut et à gauche, tandis que, par mouvement inverse, la lame est tirée (inclinée à 45° environ) le long de la guêtre dorsale (fig. 465), et le pied se trouve dans la rectitude (l'aide ayant en même temps diminué l'adduction du genou) quand il arrive, de la pointe, au relief du tendon extenseur propre du gros orteil (fig. 466).

Là, il pivote sur la pointe et, commençant à renverser le pied à gauche, traverse en diagonale le flanc du 1er cunéiforme, puis traverse la plante, qu'il a droit devant lui (fig. 467), tournant peu à peu sur son pied gauche pour être au bord externe du membre, à hauteur de la jambe, de façon à tirer droit l'incision au bord externe de la plante, exposé par légère inclinaison à gauche (fig. 468). Il a soin de recourber en haut l'extrémité calcanéenne, pour rejoindre exactement son point de départ, contre le bord externe du tendon d'Achille.

Cette incision doit couper les parties molles jusqu'au squelette. En particulier, il est indispensable de *couper à fond les parties molles plantaires*, en secouant la pointe sans quitter le contact des os, aussi bien sous la plante qu'au bord externe du pied. Il est bon de tailler cette semelle légèrement en biseau. S'il le faut, on repasse dans l'incision jusqu'à ce qu'on soit sûr d'avoir coupé à fond. Cette libération doit être complète sous le talon et derrière lui.

Le contour étant ainsi tracé, on peut soit désarticuler d'abord, soit disséquer le lambeau avant de désarticuler. Je décrirai comme type le procédé à désarticulation préalable.

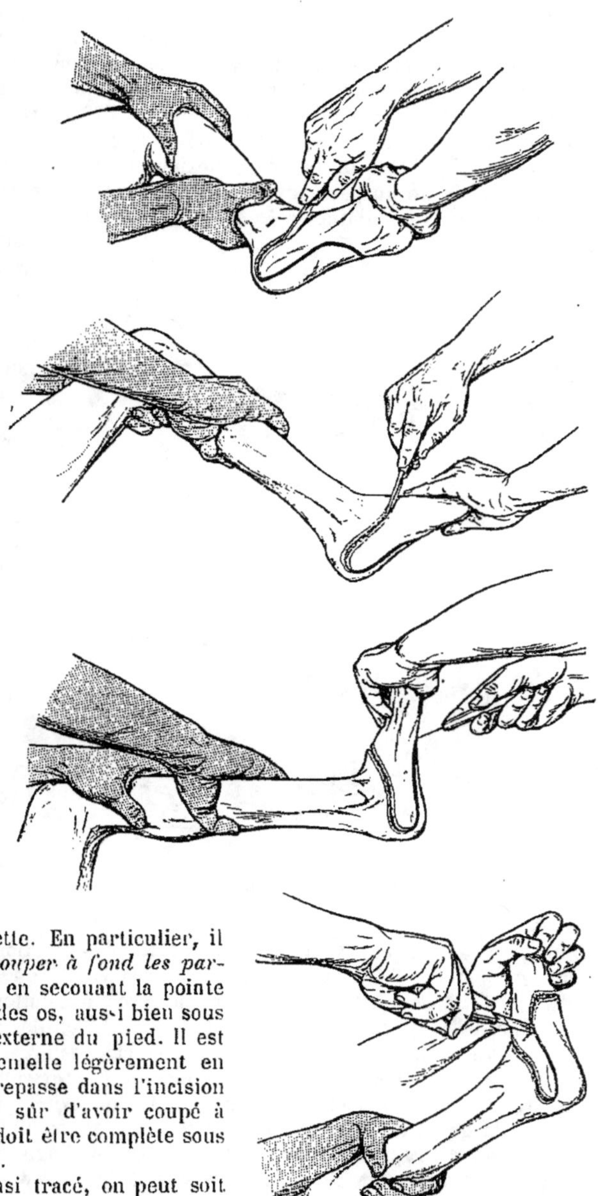

Fig. 465, 466, 467 et 468.

2° Pour *désarticuler*, vous pouvez faire mettre le membre sur le bord de la table, dans la même position que pour le côté gauche, mais il suffit que l'aide vous le présente à peu près horizontal, en demi-flexion, genou renversé en dedans, et en rétractant avec le bord cubital de sa droite la guêtre cutanée.dorso-externe (fig. 469). Revenez à la pointe du membre et, doigts recourbés sous la plante, appliquez alors le talon de votre gauche sur le dos du pied et pesez, en varus légèrement équin ; et de la droite en flexion et pronation forcées, piquez horizontalement votre lame un peu à gauche du creux astragalo-calcanéen, tranchant vers vous, donc dans l'articulation calcanéo-astragalienne postérieure, au flanc gauche

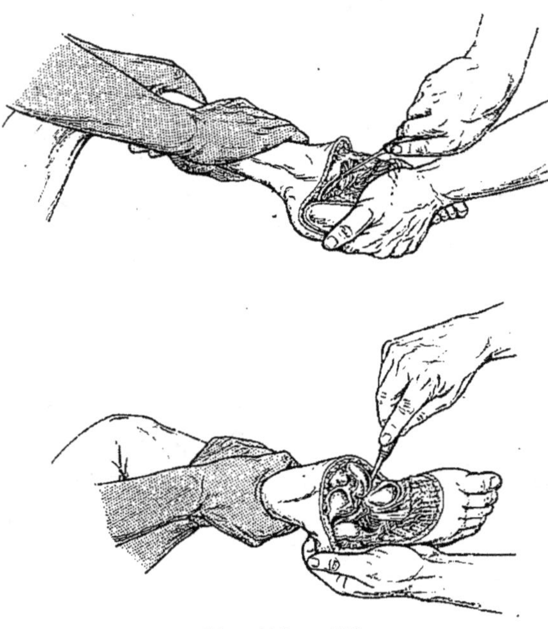

de la haie ligamenteuse sous-astragalienne, que vous couperez de gauche à droite, par petits mouvements d'éventail autour de la pointe qui, poussée en même temps, s'enfonce peu à peu dans la partie antéro–interne, étroite, de l'excavation. Sous votre pesée, le joint bâille de plus en plus, et vous arrivez ainsi, sous la tête de l'astragale, dans l'articulation antérieure. Contournez la tête de l'astragale, ainsi devenue apparente, et vous la séparez facilement du scaphoïde (fig. 470). Le pied bascule alors en dedans autant que vous voulez sous la pesée de votre pouce qui accroche son bord interne, à la jonction avec les chairs plantaires qu'il vous faut maintenant désinsérer (fig. 471 et 472).

Fig. 469 et 470.

3° *Libération du lambeau.* — Pour cette désinsertion, l'évidement du canal calcanéen peut se faire sans peine et avec sécurité du talon vers les orteils, à condition que vous ayez soin de commencer par décalotter la face postérieure du talon, puis de couper complètement le tendon d'Achille, à votre extrême gauche, ce qui se fait de la pointe à plat contre le calcanéum. Le talon s'abaisse alors (fig. 471), et, tenant le pied transversalement devant vous, vous suivez de votre lame, tranchant un peu tourné vers l'os, la concavité du calcanéum, en coupant avec soin la gaine du fléchisseur propre du gros orteil sous la petite apophyse (c'est le moment représenté sur la figure) ; et vous agissez toujours par coups de couteau successifs, de l'extrême gauche à l'extrême droite, le manche tenu légèrement et tournant dans votre main à mesure que la pointe tourne contre l'os.

Cette manière de procéder est plus commode que celle où, à main renversée (fig. 472), et faisant face au talon, on désinsère le lambeau des orteils vers le talon.

Farabeuf conseille, pour éviter ces manœuvres difficiles, de *libérer le lambeau*

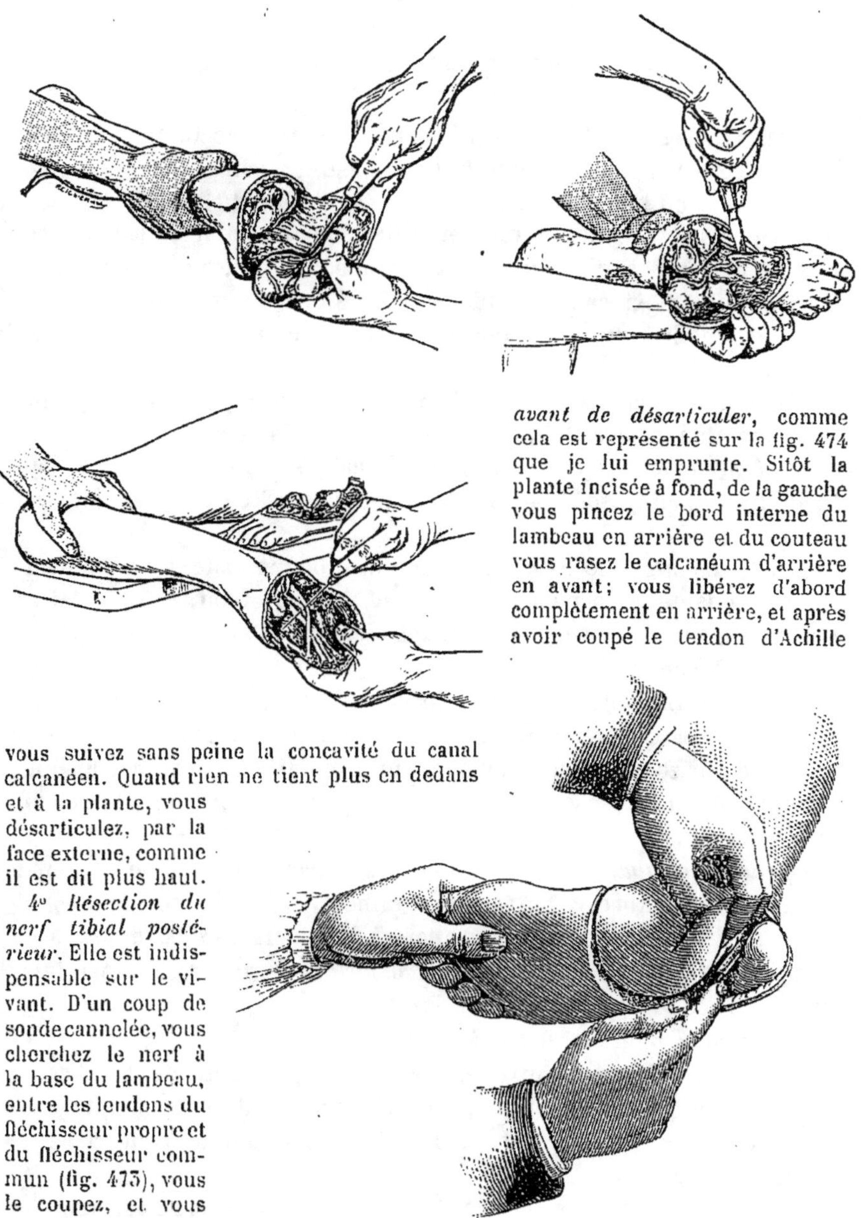

avant de *désarticuler*, comme cela est représenté sur la fig. 474 que je lui emprunte. Sitôt la plante incisée à fond, de la gauche vous pincez le bord interne du lambeau en arrière et du couteau vous rasez le calcanéum d'arrière en avant; vous libérez d'abord complètement en arrière, et après avoir coupé le tendon d'Achille vous suivez sans peine la concavité du canal calcanéen. Quand rien ne tient plus en dedans et à la plante, vous désarticulez, par la face externe, comme il est dit plus haut.

4° *Résection du nerf tibial postérieur.* Elle est indispensable sur le vivant. D'un coup de sonde cannelée, vous cherchez le nerf à la base du lambeau, entre les tendons du fléchisseur propre et du fléchisseur commun (fig. 473), vous le coupez, et vous arrachez sa partie antérieure.

Fig. 471, 472, 473 et 474.

XV. — DÉSARTICULATION TIBIO-TARSIENNE

Anatomie. — Tibia et péroné solidement accouplés forment une chape, sous laquelle joue la poulie astragalienne.

La chape, ou mortaise, est formée par le plan horizontal (le bord postérieur est cependant un peu inférieur) du plateau tibial; sur chaque côté descend à angle droit la malléole, l'interne faisant corps avec le tibia; l'externe constituée par le péroné. La malléole péronière descend plus bas que la tibiale et se trouve sur un plan un peu postérieur.

L'astragale porte sur chaque flanc une facette à peu près verticale, continue à angle droit (émoussé) avec la poulie dorsale.

Les *ligaments antérieurs* sont négligeables : quelques fibres doublent la capsule, sous-jacente aux tendons extenseurs et jambier antérieur.

Les *ligaments latéraux* s'insèrent de chaque côté à la malléole correspondante et forment *deux plans* : un profond, qui s'arrête à l'astragale ; un superficiel qui franchit cet os (plan transastragalien) et va au calcanéum.

Le *plan transastragalien* (ou superficiel) est formé : en dehors, par le ligament péronéo-calcanéen, arrondi, oblique en bas et en arrière (presque horizontal) ; en dedans, par un éventail qui va au calcanéum, au ligament calcanéoscaphoïdien et à la gaine du jambier postérieur, au scaphoïde.

Le *plan astragalien* (ou profond) est formé de chaque côté par deux ordres de fibres : antérieures, minces, allant au col de l'astragale; postérieures, puissantes, allant à la queue de l'astragale, à la gouttière du fléchisseur propre du gros orteil. On ne peut désarticuler que si on coupe les fibres postérieures.

Les *tendons* latéraux et postérieurs sont :

1° Les péroniers latéraux derrière la malléole externe, se recourbant sous elle pour s'appliquer à la face externe du calcanéum ;

2° Le jambier postérieur et le fléchisseur commun derrière la malléole interne ;

3° Le fléchisseur propre, presque transversal derrière l'astragale et se recourbant en avant sous la petite apophyse du calcanéum;

4° Le tendon d'Achille, très volumineux, allant à la face postérieure du calcanéum dont il laisse libre, glissant sur elle par une petite bourse séreuse, le quart supérieur. Il est séparé, par deux méplats, des bords postérieurs des malléoles.

Exploration. — Il faut sentir la pointe et le bord antérieur

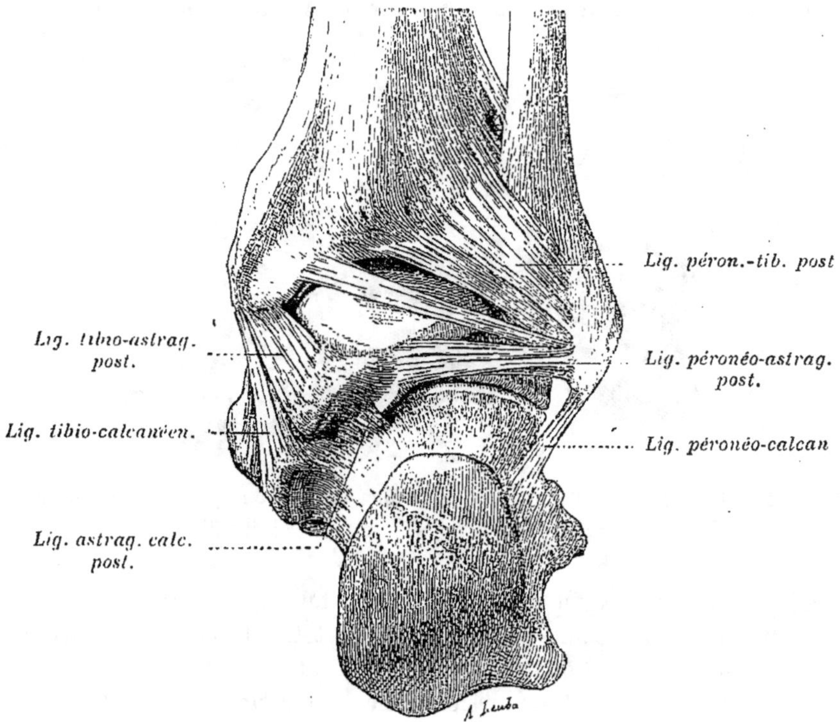

Fig. 475. — Articulations tibio-tarsienne et péronéo-tibiale inférieure, vue postérieure.

des deux malléoles. L'*interligne* tibio-tarsien monte le long de ces deux bords et, entre eux, passe transversalement sous le bord antérieur du plateau tibial; on le sent en imprimant au pied des mouvements alternatifs de flexion et d'extension : dans la flexion, la poulie astragalienne se cache sous le tibia; elle fait saillie en avant d'elle dans l'extension.

Un peu postérieure, la malléole externe descend à environ un travers de doigt plus bas que l'interne.

Tracé. — D'assez nombreux tracés ont été proposés. On peut opérer avec un lambeau semblable à celui de la désarticulation sous-astragalienne, à un travers de doigt en dedans. Le procédé le plus facile et le meilleur est celui de Syme, à *lambeau talonnier*.

Une *incision en sous-pied*, perpendiculaire à la plante, part en dedans à un doigt au-dessous de la malléole interne et se termine en

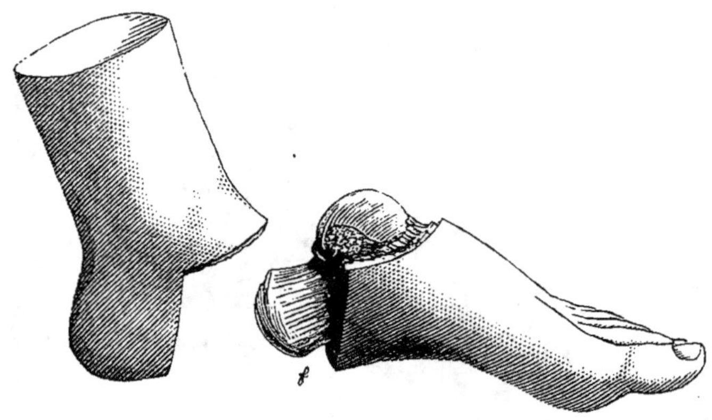

Fig. 476. — Désarticulation tibio-tarsienne, procédé de Syme, profil interne du lambeau talonnier. — Incisions : sous-pied et courte guêtre.

dehors sous le sommet de la malléole externe. *Au dos du pied*, on réunit par le plus court chemin les deux têtes de cet U, en passant par conséquent à un doigt environ au-devant de l'interligne.

La désarticulation tibio-tarsienne ne donne un bon résultat fonctionnel que si on amène sous la section osseuse la peau plantaire matelassée et si la cicatrice est franchement supérieure. Si l'état des téguments ne permet pas ce résultat, mieux vaut pratiquer l'amputation sus-malléolaire (voy. p. 148).

Temps principaux. — Il faut :

1° Couper la peau latérale et plantaire ;

2° Couper la peau dorsale et entrer au dos de l'articulation ;

3° Désarticuler, par section des ligaments latéraux ;

4° Couper le tendon d'Achille et décortiquer le talon ;

5° Scier les malléoles.

Même couteau que pour la sous-astragalienne.

1° *Incisions latérale et plantaire.* — L'aide, placé en dehors, serre le bas du fémur, genou presque à angle droit, entre son thorax et son coude et, tenant les parties postéro-latérales de la jambe des deux mains, pouce en dessus. présente le membre horizontalement.

Le chirurgien, placé devant la pointe du membre, de sa gauche saisit, pouce sous la plante. les orteils et les têtes des métatarsiens. Il renverse le pied à droite pour voir à gauche. coude élevé et, passant la droite sous la gauche, pique son bistouri à la tête gauche de l'U, perpendiculairement à la plante, qui est verticale devant lui. Coupant de gauche à droite, en même temps que de la gauche il renverse peu à peu le pied de droite à gauche, il s'arrête à la tête droite de l'U (fig. 477 et 478). Il doit couper de bout en bout, en secouant la lame, *à fond*, sans que la pointe quitte le contact de l'os.

Cela fait, confiant les orteils à l'aide qui, de sa main externe les tient verticalement, on décortique de 2 à 5 cm. le lambeau sur ses faces latérales et plantaire, en l'accrochant avec le pouce gauche et en tournant deux ou trois fois, lame à plat contre le calcanéum, entre le lambeau et les faces gauche, plantaire, puis droite de l'os. Il faut que sur ces trois faces rien ne tienne plus, que tous les tendons latéraux soient coupés et que les tubérosités postérieures de la plante calcanéenne soient dégagées.

2° *Incision dorsale.* — L'aide abaisse la jambe à 45° environ et vous empaumez le dos du

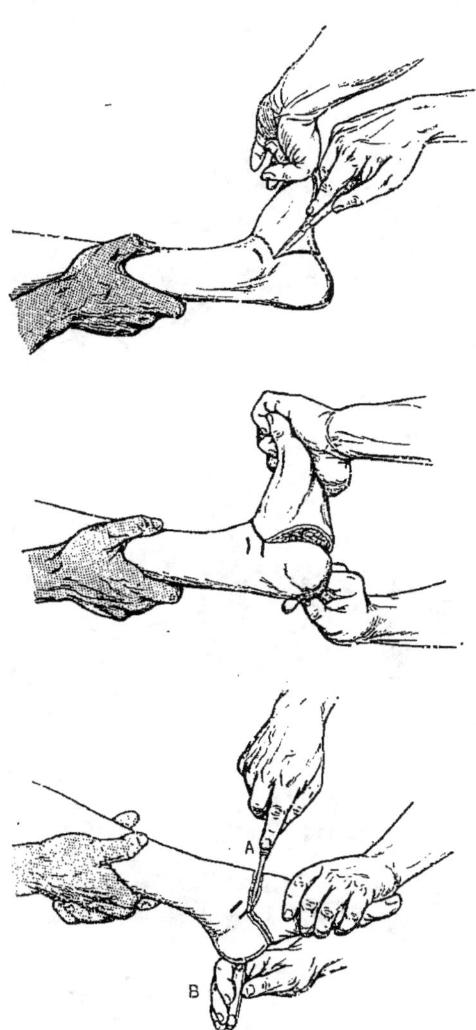

Fig. 477, 478 et 479.

pied de votre gauche qui l'abaisse un peu en équinisme ; puis de gauche à droite, à pleine lame, coupez la peau dorsale (fig. 479, A) en ressortant de la pointe, manche en bas alors tenu comme un archet (fig. 479, B) ; coupez à fond peau et tendons ; vous êtes à peu près sur le col de l'astragale, lorsque le pied est à angle droit sur la jambe.

5° *Désarticuler*. — Alors, au ras de la peau que l'aide rétracte avec le bord cubital de sa main externe, entrez transversalement dans l'*interligne dorsal*, pied en équinisme, un peu en deçà du bord tibial, et vous voyez apparaître la poulie astragalienne, flanquée de chaque côté des interlignes longitudinaux juxta-malléolaires.

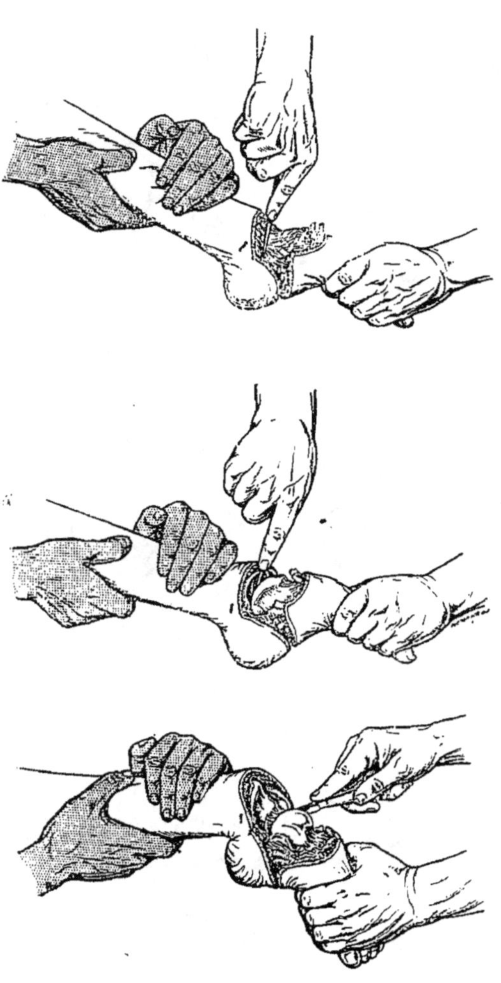

Fig. 480, 481 et 482.

Ces malléoles sont unies au tarse par deux plans ligamenteux : un superficiel, transastragalien, se fixant en bas au calcanéum; un profond inséré à l'astragale devant, sous et derrière la facette articulaire correspondante. La partie postérieure de ce plan profond s'insère à la queue de l'astragale, contre la gouttière du long fléchisseur propre du gros orteil; il est puissant, en dehors surtout (ligament péronéoastragalien postérieur).

L'équinisme donne du jeu à ces deux joints, car l'astragale est plus large en avant qu'en arrière. On augmente ce léger bâillement pour celui de droite en portant le pied à gauche, pour celui de gauche en portant le pied à droite.

L'entrée est plus large, très facilement visible, entre la base de la malléole et le bord de la poulie astragalienne, en sorte que le procédé facile consiste à procéder des deux côtés comme cela est représenté (fig. 482 et 483) pour l'*interligne de droite*.

Le pied étant en équinisme et tordu à gauche, introduisez votre lame de champ (environ 2 cm de pointe) entre l'astragale et la malléole, tranchant en bas (fig. 482) et coupez sur le flanc de l'astragale d'abord, du calcanéum ensuite. Sous l'effort de votre gauche, l'astragale se luxe et bascule de plus en plus et vous pouvez alors, de la pointe enfoncée plus loin, couper en un second coup les fibres astragaliennes postérieures (fig. 483).

Pour l'interligne de gauche (pied en équinisme et renversé à droite), la manœuvre peut être exactement la même, mais un chirurgien exercé opère de façon plus rapide et plus élégante.

De la lame mise de champ, en rétrogradant, il aligne, de la pointe vers la base, le bord antérieur de la malléole, bien visible à la base, et il coupe les ligaments antérieurs sur le calcanéum d'abord, l'astragale ensuite, de l'extérieur vers l'intérieur (fig. 480). L'articulation bâille sous l'action de la gauche et la pointe peut alors, pénétrant plus profondément, couper le ligament astragalien postérieur (fig. 481).

En opérant de la sorte, on peut désarticuler sans changer de position : entrer à gauche en rétrogradant, suivre le dos de l'astragale et sortir à droite (dans l'ordre des figures).

4° *Décortiquer le talon.* — Lorsque les deux joints malléolaires sont ouverts, le pied bascule librement, et si vous poussez l'avant-pied avec votre gauche, vous faites saillir devant vous l'extrémité talonnière du calcanéum, adhérente au tendon d'Achille et à la coque cutanée. Et par coups successifs, en secouant la pointe (peu engagée pour ne pas perforer le lambeau), vous isolez le calcanéum en suivant, lame à plat contre lui, ses faces gauche, supérieure (puis postérieure quand la supérieure est libérée), et droite, coupant en demi-cercle autour de l'os rasé de près, allant toujours, à profondeur égale, de l'extrême gauche à l'extrême droite, tandis que votre gauche tord le pied de droite à gauche pour exposer successivement les parties à votre tranchant (fig. 484).

Pour exécuter correctement

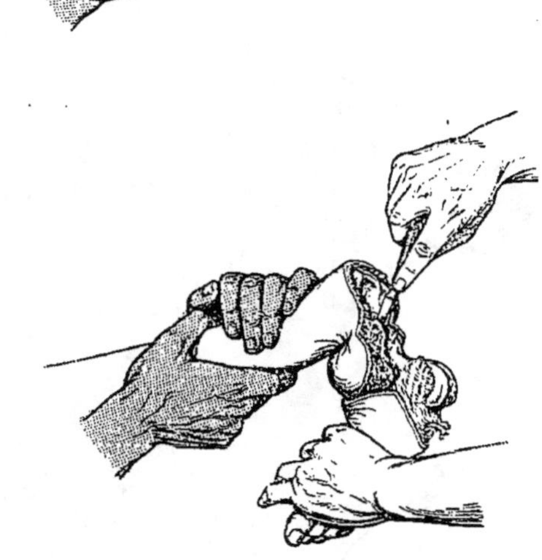

Fig. 483 et 484.

cette décortication, il faut tirer sur le pied en même temps que vous l'abaissez, et ne pas oublier que si la peau est épaisse, avec le tendon d'Achille qui la double, derrière le talon, elle est mince sur les côtés ; c'est là surtout qu'un opérateur novice est exposé à la perforer, et c'est pour cela que dès le premier temps il est utile d'avoir libéré cette peau d'avant en arrière sitôt achevée l'incision plantaire en sous-pied, d'avoir coupé à fond contre le calcanéum les tendons latéraux. Si vous n'avez pas pris cette précaution, la peau latérale se plisse et vous coupez la base de ces plis au cours de la manœuvre ici décrite. Si vous n'êtes pas sûr de la précision de vos mouvements, faites recliner par un écarteur les bords latéraux du lambeau.

5° *Libérer les os jusqu'au niveau de la section osseuse.* — Cela se fait comme pour relever une manchette, lame à plat entre chairs et os, en deux coups demi-circulaires, un en avant, un en arrière, tournant de gauche à droite autour du squelette (fig. 485). Vous commencez par fendre en long les gouttières tendineuses rétro-malléolaires, pour que les tendons viennent dans le lambeau, puis, d'un coup de couteau circulaire, quittant la pointe du membre pour vous placer de façon à avoir le pied à votre gauche, vous coupez le périoste.

6° *Scier.* — Saisissez dans le prolongement de son axe, la malléole interne avec un davier (davier de Farabeuf, petit écartement) : elle est solide et l'externe ne l'est point. Sciez alors, main haute, en attaquant d'abord le tibia, ensuite le péroné et en revenant pour finir au tibia (fig. 486).

Il faut appliquer la scie au ras du plateau tibial, juste au-dessus de la base des malléoles, en sorte qu'elle passe sous la petite dépression du tibia à sa jonction avec le péroné. Il reste ainsi, à la partie externe du tibia, un petit cercle cartilagineux, et sur la partie sciée un petit trou correspondant. L'inconvénient pratique de scier 2 à 5 mm. plus haut est nul; l'élégance est plus grande si l'on sait montrer du coup d'œil.

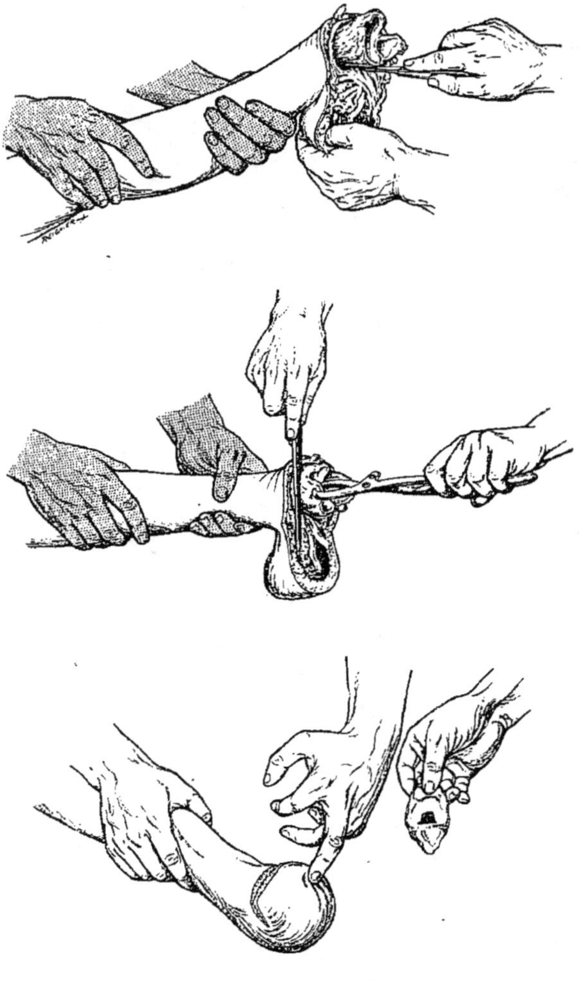

Le lambeau talonnier s'applique très bien sous la section osseuse, comme cela est représenté fig. 487. On voit que la cicatrice, antéro-supérieure, est à l'abri de toute pression dans la marche. Le tendon d'Achille double le lambeau, auquel il reste adhérent en bas si on a rasé de près le calcanéum en le décortiquant. On le maintient en avant en lui suturant les tendons antérieurs.

Fig. 485, 486 et 487.

XVI. — DÉSARTICULATION DU GENOU

Anatomie. — Il y a au genou deux articulations : 1° la fémoro-rotulienne ; 2° la fémoro-tibiale.

L'*articulation fémoro-rotulienne* ne nous intéresse pas, car dans la désarticulation typique, telle qu'on la pratique à l'amphithéâtre, on laisse la rotule dans le lambeau. Mais cette rotule, sur la base et les bords de laquelle s'insèrent les fibres du quadriceps fémoral, est unie par sa pointe à la tubérosité antérieure du tibia, par le volumineux *tendon rotulien*. Dans l'extension du genou, la rotule est à la cuisse, au-dessus de l'interligne fémoro-tibial. Dans la demi-flexion (position où l'on entre dans la jointure) elle devient tangente à la trochlée fémorale, donc porte à faux par sa pointe (et par sa base) et ne touche le fémur que par sa partie moyenne.

L'*articulation fémoro-tibiale* est horizontale et transversale, comprise entre les deux condyles fémoraux que sépare en arrière une large échancrure, et le plateau tibial auquel sont annexés les ménisques. Il y a, en effet, deux surfaces, tibiales et deux ménisques, entre lesquels s'élève l'*épine tibiale*, bifide.

Les *ligaments* sont :

1° Le *ligament latéral externe*, oblique en bas et en arrière, cylindrique, épais, qui va du tubercule du condyle externe du fémur à la tête du péroné, en bridant le tendon du muscle poplité contre le fémur et en s'appliquant à la face profonde du tendon du biceps, auquel pour l'opérateur il est annexé ;

2° Le *ligament latéral interne*, oblique en bas et en avant, long, aplati en ruban, qui va du tubercule du condyle interne du fémur à la face interne du tibia, sous les tendons de la patte d'oie.

Ces deux ligaments, entre le tubercule du condyle et l'interligne fémoral, ont un trajet libre assez long : c'est là qu'il faut les couper, sur l'os ; car au-dessous du fémur ils adhèrent par leur face profonde à la circonférence du ménisque correspondant ; or il faut enlever les ménisques avec le tibia.

3° Le *ligament croisé antérieur* qui s'insère en avant de l'épine tibiale et monte, très oblique en arrière, vers la face interne du condyle externe. Dans la flexion du genou, il se couche entre les deux pointes de l'épine tibiale : en sorte que, dans cette position, sur le tibia faisant billot, il est très facile de le couper transversalement.

3° Le *ligament croisé postérieur*, qui va à la face externe du condyle

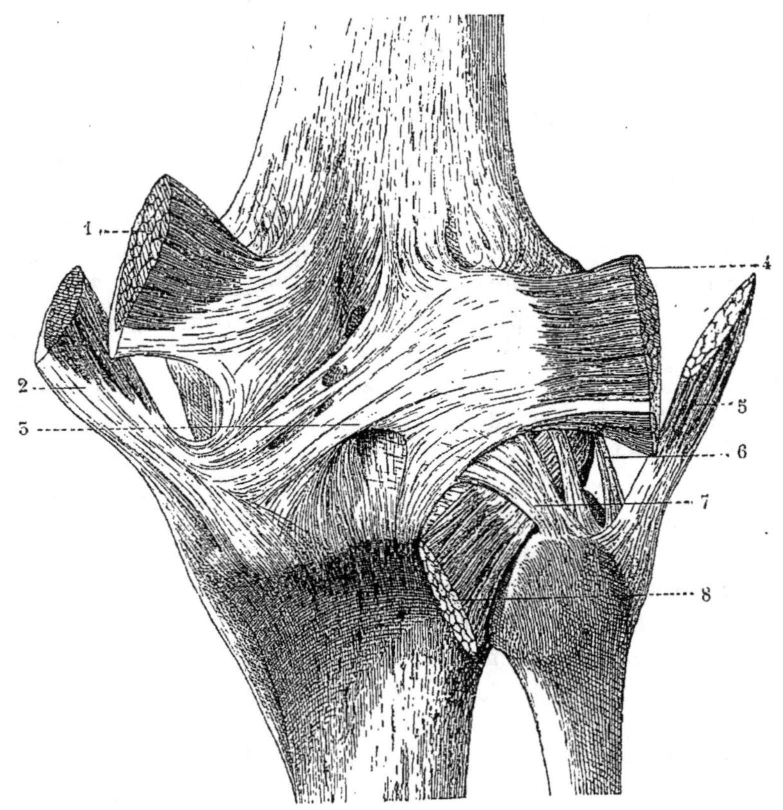

Fig. 488. — Articulation du genou, vue postérieure.

1. Jumeau interne ; 2. Demi-membraneux ; 3. Lig. poplité oblique ; 4. Jumeau externe ; 5. Biceps, 6. Lig. latéral ext. ; 7. Lig. poplité arqué ; 8. muscle poplité.

interne, s'insère au bord postérieur du plateau tibial, loin derrière l'épine, à une échancrure assez large située entre les deux surfaces articulaires. Si donc, comme c'est le cas, on l'aborde d'avant en arrière, il faut le couper transversalement, lame presque parallèle à la face postérieure du tibia, contre ce bord osseux.

4° Le *ligament postérieur* et ses annexes (tendon du demi-membraneux, coques et tendons des jumeaux) entoure la partie postérieure des condyles et forme un plan fibreux résistant qui, derrière le croisé postérieur, va au bord postérieur de l'extrémité tibiale.

Les *vaisseaux poplités* et le nerf *sciatique poplité interne* sont près de ce ligament, dans l'échancrure intercondylienne.

Exploration. — Il est facile de sentir et de marquer les bords de la rotule, puis, en imprimant à la jambe des mouvements alternatifs de flexion et d'extension, l'interligne (large; il a la hauteur du ménisque) entre le condyle du fémur et le plateau tibial.

Tracé. — Il faut avoir, en principe, une cicatrice rejetée en arrière. On obtient ce résultat par un *tracé elliptique*, d'exécution fort élégante, dont le point supérieur est en arrière, à un demi-diamètre du membre au-dessous de l'interligne et le point inférieur sur la crête tibiale à un diamètre au-dessous de cet interligne.

Mais si le mollet est maigre et le genou gros; si la peau manque de souplesse, vous aurez de la peine à relever la peau antérieure. Aussi je

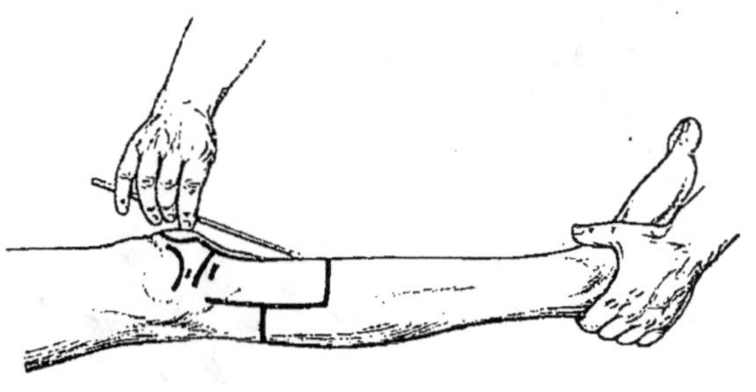

Fig. 489.

vous conseille d'opérer de préférence par le *procédé à lambeau antérieur*.

Le *diamètre antéro-postérieur* du membre étant évalué, le *lambeau antérieur*, qui doit avoir la longueur de ce diamètre, est limité par deux branches latérales et symétriques, alignées à l'aplomb de la tête du péroné (donc un peu derrière du diamètre transversal) et s'arrêtant à 1 doigt au-dessous de l'articulation.

Réunissant transversalement les deux branches de l'U au-dessous de leurs têtes, on taille un *lambeau postérieur* ayant comme longueur la moitié du diamètre.

Temps principaux de l'opération. — Il faut :

1° Couper la peau, en avant d'abord, puis en arrière ;

2° Relever jusqu'à la base de la rotule le lambeau antérieur ;

3° Entrer dans l'articulation transversalement sous la pointe de la rotule ;

4° Couper les ligaments latéraux ;

5° Couper les ligaments croisés ;

7° Désinsérer le ligament postérieur contre le tibia et ressortir en transfixant.

On opère avec la lame de 15 cm.

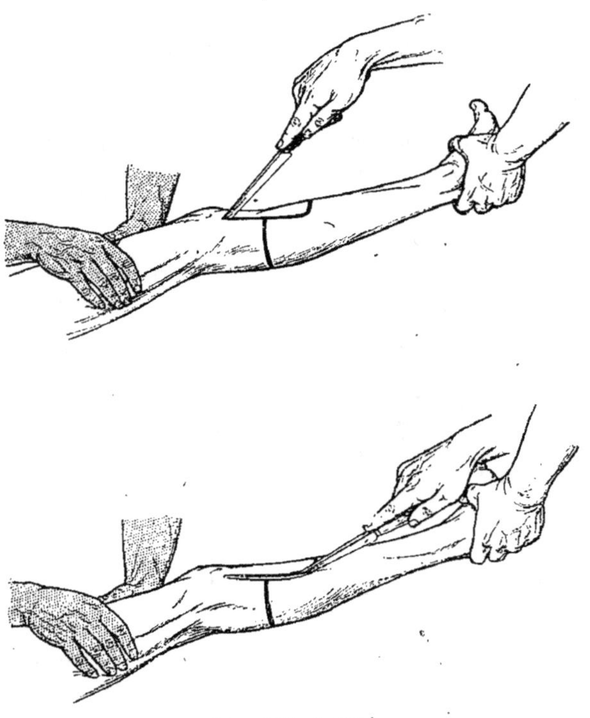

Fig. 490 et 491.

Il suffit d'*un aide*, placé au flanc externe de la cuisse. Il est plus commode d'en avoir deux.

1° *Taille de la peau*. — Placé à la pointe du membre, saisissez le pied de votre gauche et, genou en extension, tordez à droite pour voir la tête gauche de l'U, où vous attaquez de la pointe (fig. 490), lame à 45°, pour tirer sur la branche correspondante. Tournez de la pointe (fig. 491), en arrondissant un angle droit, traversez transversalement sur le membre en rotation nulle (fig. 492); tournez à droite (fig. 493), puis remontez le long de la branche droite de l'U, en face de laquelle vous vous êtes placé par un déplacement vers la face du membre qui était à votre droite, tordant à ce moment le membre à gauche (fig. 494).

Libérez la peau en repassant dans l'incision. A ce moment, vous êtes placé en

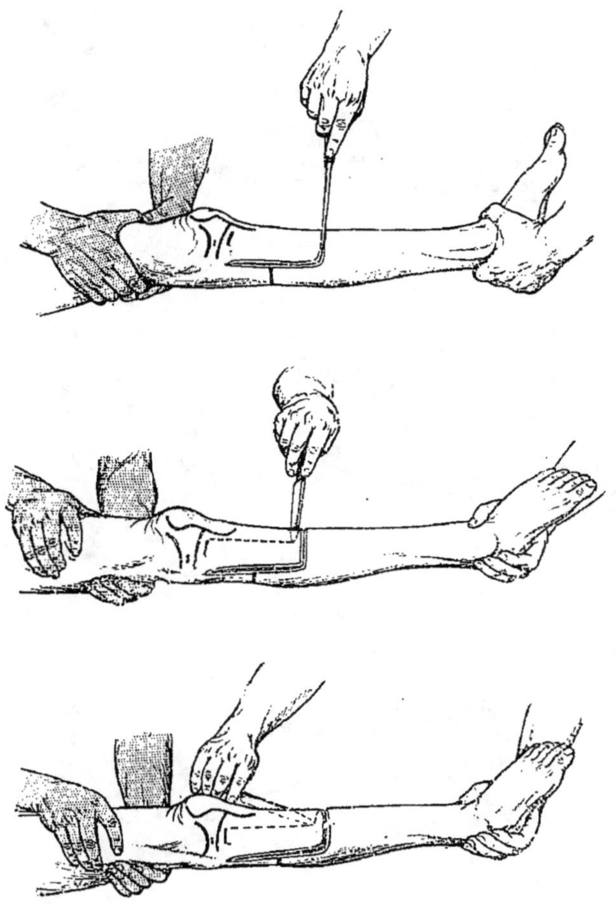

Fig. 492, 493 et 494.

dedans du membre droit, en dehors du membre gauche et vous coupez, par dessous le membre, la peau postérieure transversalement, du talon (pointe haute) à la pointe (manche haut). La manœuvre est la même que pour la section de la peau postérieure après taille du lambeau antérieur à la cuisse. Vous pouvez tenir vous-même le pied de la gauche; il est plus commode de le confier à un aide.

Il faut mobiliser avec grand soin la peau, surtout aux angles.

2° *Dissection du lambeau.* — Vous devez la commencer vous-même, en confiant le pied à un aide, membre en extension, en pinçant le bord du lambeau de vos

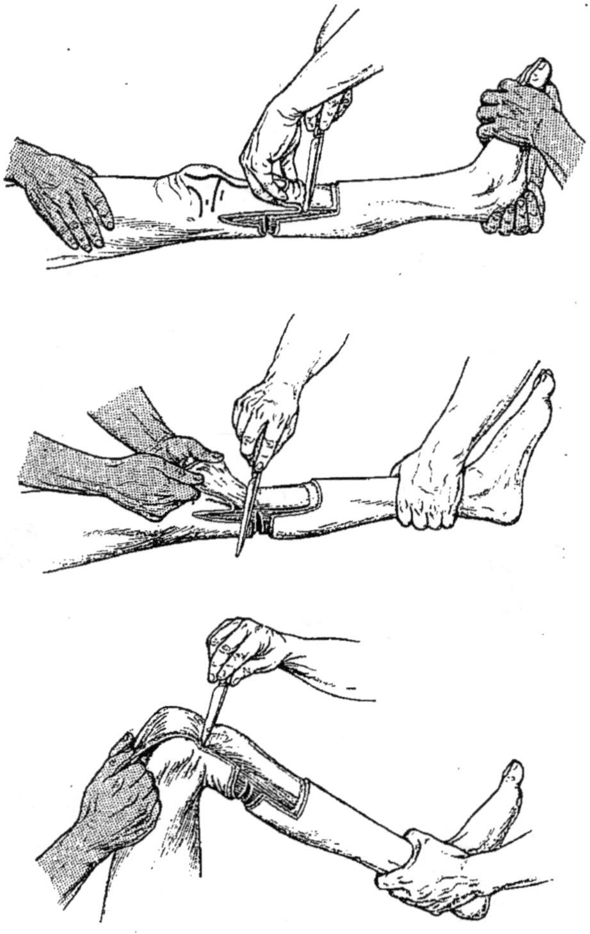

Fig. 495, 496 et 497.

doigts gauches et en le libérant, lame à plat, en une demi-manchette, haute de 2 à 3 travers de doigt (fig. 495).

Votre aide peut alors le saisir à deux mains et le tirer à lui en l'étalant (fig. 496), tandis que de votre gauche vous reprenez le cou-de-pied, en rotation nulle; et sous la traction de l'aide vous voyez se soulever entre le plan ostéo-aponévrotique et le lambeau des tractus celluleux blancs, que vous coupez par coups d'archet successifs, de gauche à droite et de droite à gauche, tranchant en biseau vers le tibia, fléchissant peu à peu le membre jusqu'à ce que cette flexion arrive à angle aigu. Vous allez ainsi jusqu'à ce que la face antérieure de la rotule est décortiquée (fig. 497).

Assurez-vous-en par un petit choc du dos de la lame; puis, sous la pointe de la rotule, appliquez votre tranchant sur le tendon rotulien, en biseau ascendant

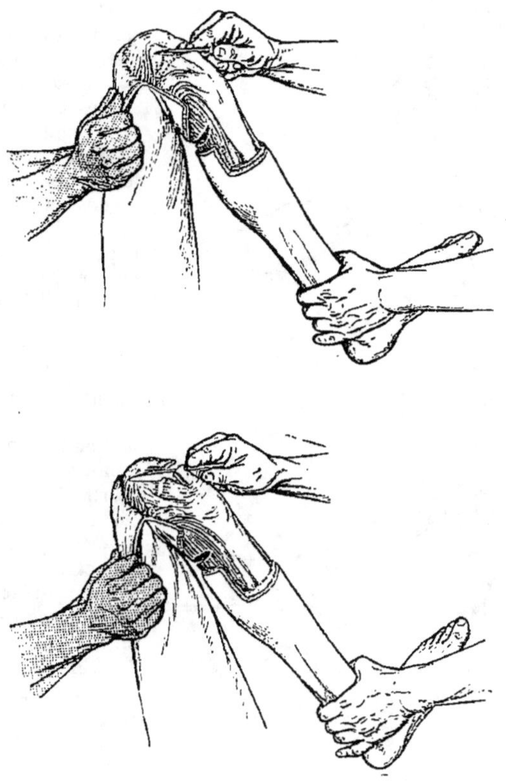

Fig. 498 et 499.

(fig. 498), et coupez jusqu'à ce que vous soyez arrêté par les condyles fémoraux (fig. 499). L'aide tirant toujours, la rotule s'éloigne de vous, et dans l'articulation qui bâille devant vous, fléchie *ad maximum*, vous voyez le ligament adipeux Vous le coupez droit devant vous, d'un coup de pointe ; ou bien en le chargeant transversalement en passant derrière lui et en ressortant tranchant en haut et vers vous.

A ce moment la partie antérieure des condyles est largement exposée à votre vue et vous avez à couper :

1° Les ligaments latéraux ;

2° Les ligaments croisés.

5° *Section des ligaments latéraux.* — Le genou fléchi à peu près à l'angle droit, vous commencez par le ligament de gauche, en renversant le genou à droite (pied tordu à gauche par votre gauche). Je vous conseille (cela n'est pas indispensable, mais cela facilite la besogne), d'attaquer d'abord, d'un coup de pointe *sur le condyle fémoral,* au-dessus du ménisque, la partie antérieure du ligament latéral; puis, en restant toujours sur le condyle, un peu au-dessus du rebord cartilagineux, l'os vous donnant donc appui, vous poussez votre lame en arrière, aussi loin que possible (fig. 500) : il n'y a pas de danger si la peau est bien libérée. Lorsque tout est coupé, et que l'articulation fémoro-méniscale bâille largement, tordez le pied à droite, ce qui incline le genou à gauche, remontez avec la lame pour contourner le fémur au ras du cartilage et finissez. manche bas, en coupant *sur le condyle et aussi loin que possible en arrière,* manche bas, le ligament de votre droite, en partant du talon (fig. 501) et en finissant de la pointe (fig. 502).

A votre gauche d'abord, à votre droite ensuite, vous attaquez en flexion modérée, et vous augmentez cette flexion, en la portant à angle aigu lorsque de la pointe vous coupez la partie postérieure du ligament. A ce mouvement de flexion progressive vous combinez une inclinaison à droite pour le ligament gauche, à gauche pour le ligament de droite.

Il est indispensable que la peau postérieure soit partout très bien libérée et que l'aide puisse la rétracter au-dessus des condyles; sans cela vous l'entaillez.

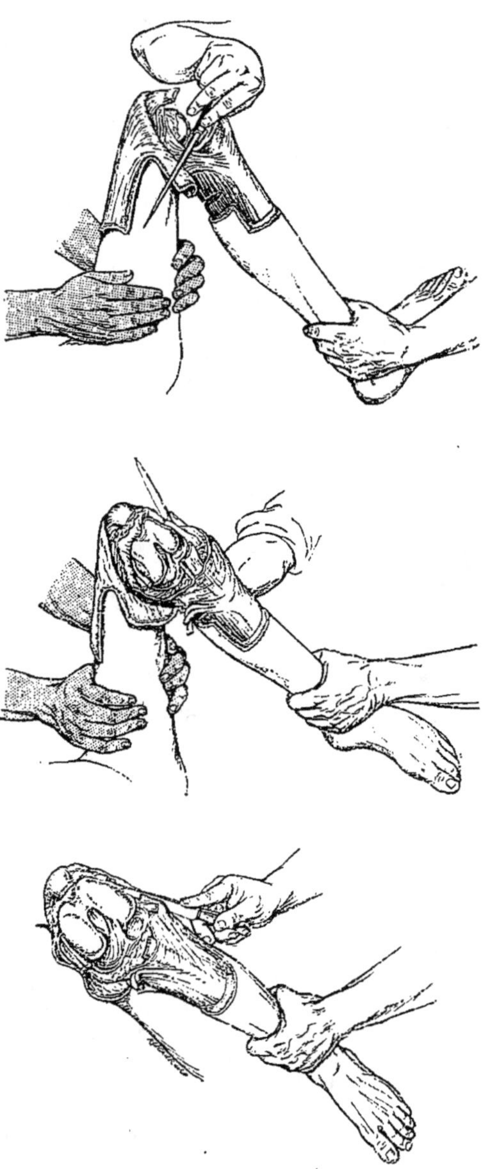

Fig. 500, 501 et 502.

4° Section des ligaments croisés. — Vous étiez un peu à droite du membre.
Remettez-vous droit en face en
même temps que votre gauche
quitte le pied et empaume la face
postérieure de la jambe en haut
du tibia, cuisse à peu près à 45°,
jambe pendante verticalement.
De la gauche, tirez à vous horizontalement : le tibia avance,
tendant sous votre œil le croisé
antérieur, qui se couche, presque horizontal d'avant en arrière,
sur le plateau tibial, entre les
deux épines, et vous le coupez
transversalement, tranchant perpendiculaire au plateau tibial
qui fait billot (fig. 503). Alors,
sous la traction de votre gauche,
le tibia se luxe complètement en
avant et le croisé postérieur
apparait : il monte presque verticalement du bord postérieur
du tibia au condyle interne, et
de la pointe, de son flanc gauche à son flanc droit, au ras de
ce bord du tibia, vous le coupez
(fig. 504).

Le tibia vient un peu plus à
vous ; derrière lui, à plat contre
lui, tranchant en bas et en avant,
mettez votre lame ; puis réarticulez et, membre en extension,
ressortez en sciant au ras de la
peau postérieure (fig. 505).

Pour la prothèse avec appui
direct, la désarticulation du genou est souvent médiocre : une
peau mince est comprimée par
des condyles saillants. Le résultat de *l'amputation intra-condylienne* est peut-être meilleur.
On opère comme il vient d'être
dit, avec incisions latérales remontant jusqu'au niveau (et en
arrière) des tubercules des condyles fémoraux. On scie au ras
des condyles après avoir désarticulé, on enlève la rotule et on
a un bon matelas fibro-tendi-
neux.

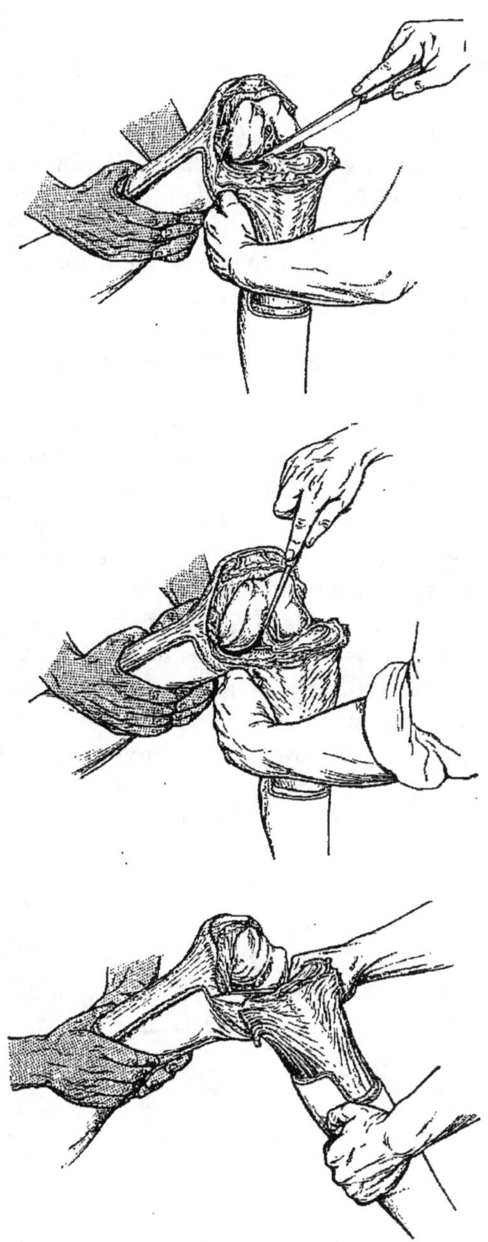

Fig. 503, 504 et 505.

XVII. — DÉSARTICULATION DE LA HANCHE

Je n'en dirai que quelques mots, pour vous indiquer les principes, parce que ce n'est pas une opération « d'examen » : on ne peut guère exiger d'un élève, que de connaître l'anatomie de l'articulation et la manière d'y pénétrer.

Le *procédé de concours*, celui par lequel un candidat prouve qu'il manie le couteau avec élégance et sécurité, est celui à *lambeau antérieur*.

Sur le vivant, il doit céder le pas au procédé *en raquette*, que la queue de celle-ci soit antérieure ou externe, avec ligature des vaisseaux avant de désarticuler. Le danger est en effet dans l'hémorragie, aussi bien par les vaisseaux secondaires que par le tronc fémoral antérieur. Aussi un procédé très pratique consiste-t-il à faire d'abord une amputation circulaire sous-trochantérienne, à assurer l'hémostase de la tranche, puis à dénuder le moignon osseux et à aborder l'articulation par une fente externe.

C'est le procédé que je vais décrire, puisqu'aussi bien, et à bon droit, dans les exercices des pavillons on ne fait jamais désarticuler la hanche sur un membre qui n'a pas déjà subi une amputation, haute ou basse.

Je vais décrire les manœuvres pour le *côté gauche*. Il suffit d'un aide placé en dehors, à hauteur du flanc.

Donc, *la cuisse étant amputée*, empaumez de votre gauche la face

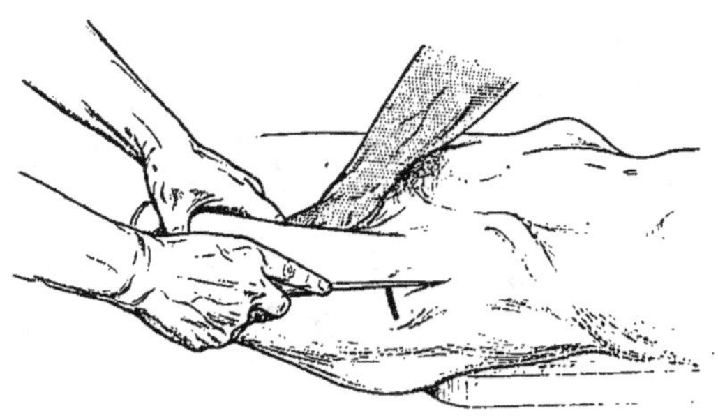

Fig. 506.

antérieure du moignon, que vous portez en adduction et en légère flexion. Vous piquerez votre pointe à mi-chemin entre le bord supérieur du grand trochanter et de la crête iliaque (fig. 506), jusqu'au contact du col, et vous tirerez d'un trait une incision longitudinale qui suive le bord antérieur du grand trochanter, puis le fémur, jusqu'à la tranche de l'amputation. La pointe ne doit pas quitter le contact de l'os; l'incision doit être faite à fond, de bout en bout.

L'aide en saisit les deux lèvres, chacune d'une main, et les écarte, en même temps que, de votre gauche, vous prenez dans le davier de Farabeuf (au grand écartement) le moignon fémoral. La face externe

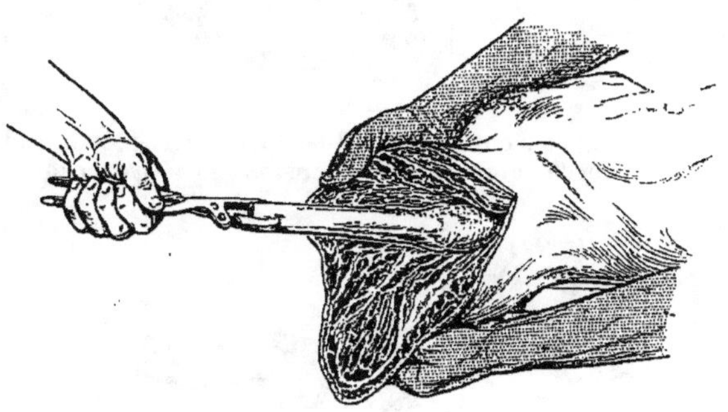

Fig. 507.

du fémur, dénudée, est ainsi devant vous et en tirant le long d'elle, de bout en bout, deux ou trois coups de pointe en avant, puis autant en arrière, vous rasez l'os et le libérez complètement (fig. 507).

Vous avez alors sous l'œil la face antérieure du grand trochanter et de la capsule qui recouvre col et tête; en arrière, ces parties tiennent encore à la fesse. Cela étant il faut :

1° *Fendre la capsule.* — Cela se fait à mi-hauteur du col, parallèlement à l'axe de ce col (donc obliquement en bas et en dehors sur le sujet supposé vertical), en tirant d'un coup de pointe. Tordez le fémur en extension et rotation externe et piquez votre pointe aussi loin que possible, sur le rebord de l'os iliaque, de façon à fendre le bourrelet glénoïdien, puis la capsule, ne vous arrêtant qu'au grand trochanter.

2° *Couper les deux lèvres de la capsule.* — Les deux lèvres de la fente sont tendues par l'extension du membre. Vous les relâchez par flexion. Elles s'écartent l'une de l'autre et laissent chacune bâiller un

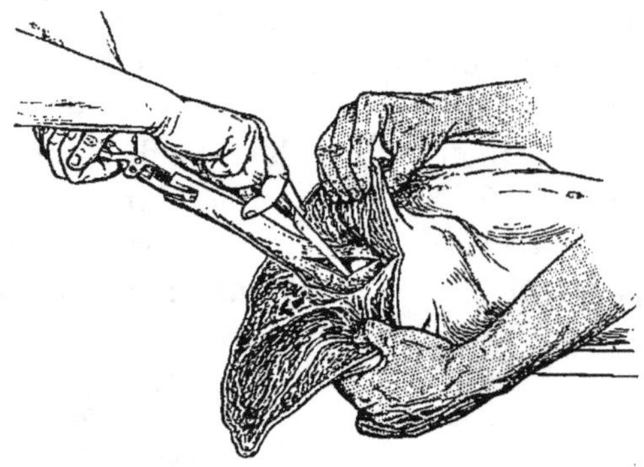

Fig. 508. — Pointe engagée entre le col et la lèvre externe de la capsule : rabattez la main droite et tordez à gauche en extension ; la lèvre capsulaire se coupe.

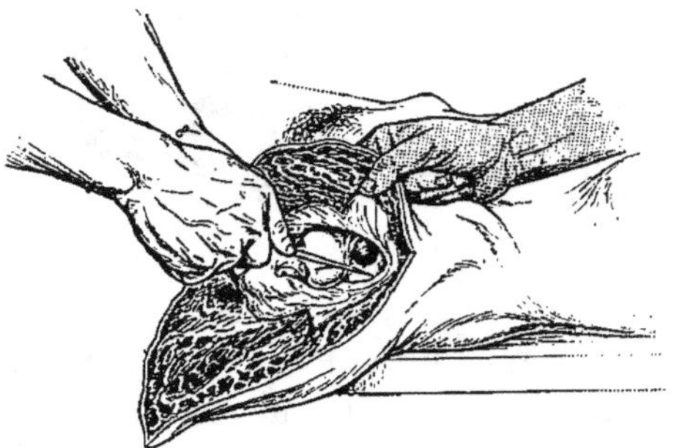

Fig. 509. — Section du ligament rond après luxation de la tête par flexion et adduction.

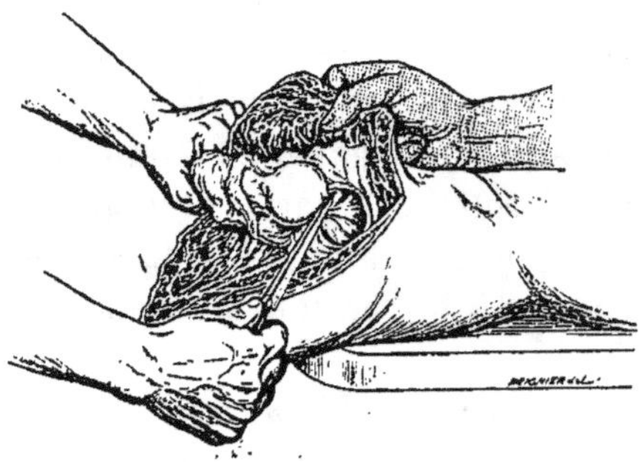

Fig. 510. — Section de la partie postérieure de la capsule.

intervalle entre elles et le bord correspondant du col. Il faut couper
les deux moitiés de la capsule à leur insertion sur la ligne inter-
trochantérienne.

Voici la manœuvre pour la cuisse gauche.

La cuisse étant fléchie, et en abduction légère, insinuez votre
pointe à plat entre la face antérieure du col et la lèvre externe de
la capsule, tranchant vers le grand trochanter, perpendiculairement
à l'axe du col. Lorsqu'elle a dépassé le bord supérieur du grand trochanter, relevez le manche pour engager le couteau toujours à plat
derrière la face postérieure du col. Puis faites un double mouvement :
de la gauche portez le fémur en extension, adduction, rotation interne,
ce qui tend la lèvre externe de la capsule et coince la lame entre
elle et le bord supérieur de l'os ; de la droite rabattez le manche vers
vous, en visant le bord postérieur du grand trochanter, et vous
coupez de dehors en dedans, au ras de l'os les insertions supérieures,
et un peu postérieures de la capsule (faisceau horizontal du ligament
de Bertin). Cette manière d'opérer est semblable à celle par laquelle
vous chargez et coupez les tendons derrière les malléoles dans l'amputation sus-malléolaire (voy. p. 150).

La manœuvre est la même, mais à l'envers, pour la lèvre interne
(faisceau vertical du ligament de Bertin). Il faut abaisser le manche
pour faire passer la pointe à plat sous le col ; puis mettre le fémur
en extension, abduction et rotation externe pour coincer la lame,
tranchant vers vous, entre le ligament, le col et le petit trochanter,
au ras duquel vous coupez.

Pour la cuisse droite vous commencez en dedans et finissez en
dehors.

Si alors votre fente longitudinale a bien divisé le bourrelet glénoïdien en même temps que la capsule, la tête se luxe en avant sous
l'action de la rotation externe. D'un coup de pointe, vous tranchez le
ligament rond sur la tête fémorale qui fait billot (fig. 509), et il ne
vous reste plus qu'à ressortir en rasant transversalement la face
postérieure du col et du grand trochanter (fig. 510).

TABLE DES MATIÈRES

PREMIÈRE PARTIE

Ligatures des artères.

DEUXIÈME PARTIE

Amputations et désarticulations.

CHAPITRE I

Amputations dans la continuité.

CHAPITRE II

Désarticulations.

76585. — Imprimerie LAHURE, 9, rue de Fleurus, à Paris.